全国卫生职业院校实验实训教学规划教材

护理学基础实训教程

主　编　曾晓英　全能花

副主编　王燕萍　徐国莲

编　者　（按姓氏汉语拼音排序）

花慧慧（江西中医药高等专科学校）

江　敏（江西中医药高等专科学校）

居丽华（萍乡市卫生学校）

全能花（南昌大学第五附属医院）

王燕萍（江西中医药高等专科学校）

徐国莲（江西中医药高等专科学校）

易国萍（宜春职业技术学院）

曾晓英（江西中医药高等专科学校）

科学出版社

北　京

内 容 简 介

本书以能力培养为本位，注重贯穿以患者为本的护理理念，是护理学基础课程改革的最新成果。全书介绍了基础型护理技术、综合型护理实训项目的操作流程和评分标准，以及常用护理礼仪。本书内容丰富，编排简洁，脉络清晰，注重吸收学科新技术、新方法，实用性强。

图书在版编目（CIP）数据

护理学基础实训教程 / 曾晓英，全能花主编．—北京：科学出版社，2016.3

全国卫生职业院校实验实训教学规划教材

ISBN 978-7-03-047509-1

Ⅰ．护…　Ⅱ．①曾…　②全…　Ⅲ．护理学－高等职业教育－教材　Ⅳ．R47

中国版本图书馆CIP数据核字（2016）第044394号

责任编辑：张立丽 / 责任校对：杜子昂
责任印制：徐晓晨 / 封面设计：金舵手世纪

科 学 出 版 社 出版
北京东黄城根北街16号
邮政编码：100717
http://www.sciencep.com
北京建宏印刷有限公司 印刷
科学出版社发行　各地新华书店经销
*
2016年3月第 一 版　开本：787×1092　1/16
2020年8月第三次印刷　印张：14
字数：332 000
定价：55.00 元
（如有印装质量问题，我社负责调换）

前　言

《护理学基础实训教程》尝试对传统实训教材模式进行改革，将护理实训教学独成体系，以能力培养为基点，注重贯穿以患者为本的护理理念，吸收一些新技术、新方法，进一步提高护理学生的临床动手能力和创新能力，为临床各专业课的学习奠定了基础，是护理学基础课程改革的最新成果。

本教材分护理学基础概述、护理基本技术和综合护理实训项目三篇，主要涵盖了基础型护理技术和综合型护理实训项目。第一篇重点阐述了护理学基础在护理专业中的地位、护理学基础的发展趋势、护理技术的内涵、护理技术的学习策略；第二篇系统介绍了护士必须掌握的各项基础护理技术操作。结合临床情境和相关病例，并运用图解的形式详细阐述了各项实训的实训目的、实训准备、实训方法、实训流程、注意事项、操作用语等，步骤清楚，可操作性强。另外，每个实训项目均配备了操作考核评分标准，采用以评估、计划、实施、评价为主线的护理模式，将实践教学与护理程序、整体护理紧密联系，启发学生对临床护理问题的思考，培养学生分析问题、解决问题的能力。既便于指导学生技术操作的规范化，也方便考试或考核时选用。第三篇涵盖了临床护理人员必须掌握的综合护理技能操作，以冀强化护理操作的临床应用。附录篇介绍了护理操作口诀及简易流程、临床护理人文关怀示例、常用护理工作礼仪、护患沟通实例分析、护理专业团队设计性实训项目。

本教材编写过程中，查阅了大量书籍文献，参考了相关教材和资料，博采众长。同时得到了各位编者的大力支持，在此深表感谢！

尽管我们尽心尽力地编写教材，但能力和水平有限，书中难免存在疏漏之处，恳请专家、同仁和读者不吝指正。

曾晓英

2016年1月

目　　录

第一篇　护理学基础概述

第二篇　护理基本技术

第三篇　综合护理实训项目

附 录

第一篇　护理学基础概述

第一章

护理学基础在护理专业中的地位

护理学基础是护理专业的最基础和最主要的课程，在护理教育教学中发挥着重要作用。其中的实训技术是护理工作中基本的技术操作，熟练掌握基础护理操作技能是作为一名合格护士的必备条件。近年来，随着医学科学技术的进步和护理学科的迅速发展，护理学基础的内容不断得到更新，护理技术不断拓展，技术流程更为科学、优化。

一、护理学基础是综合性应用科学

护理学基础注重基本理论、基本知识、基本技能的训练，传授临床护理的基础知识要点，满足社会及医疗卫生事业对护理技术的需求。学习护理学基础，可以帮助护理人员掌握护理基础理论知识与操作方法，熟悉临床护理技术操作流程，培养护士良好的职业素质，提高临床实践能力，以满足临床护理工作的需要。因此，护理学基础是以自然科学和社会科学理论为基础的研究维护、促进、恢复人类健康的护理理论、知识、技能及其发展规律的综合性应用科学。

二、护理学基础是护理教育的核心

近年来，护理事业迅速发展，护理面临着越来越多的问题，新技术和新业务不断地引进和开展，对护理人员提出了新的要求和挑战。护理学基础技术的标准化、规范化体现着护理人员的职业素养和专业水平。不断学习基础理论前沿知识，掌握基础护理技术的内涵和特点，解决临床护理实际问题是护理教育的核心。实践教学对学生的职业化、专业化发展具有非常重要的作用。

笔 记 栏

三、护理学基础是临床工作的根本

掌握护理学基础技术，可以使临床护理工作更加安全、有效，适应护理工作的需要。患者住院的全过程需要护理人员提供良好的基础护理服务，护理技能操作是护士进入临床为患者服务的重要手段，通过护理技能操作可以体现护士的综合能力。护理技术流程中对护士的要求能培养护士的素质，流程的要点体现在对患者意愿的尊重，保护其身心健康，使护士建立人文关怀理念等。对医院感染控制的强调，使护士建立对患者及操作者的保护意识，避免产生不必要的纠纷和护理问题。

笔 记 栏

第二章

护理学基础的发展趋势

护理学基础是一门实践性很强的应用学科，是以基础医学、临床医学、预防医学、康复医学以及与护理相关的社会、人文科学理论为基础，形成其独特的理论体系、应用技术和护理艺术。

近年来，随着医学科学技术的进步，护理学科的迅猛发展以及新材料的广泛应用，护理学基础技术不断得到更新和拓展，并形成其独特的专业特点。

一、贯穿以人为本的理念

护理是科学与人文的结合，将人文关怀融入护理过程中，为个体提供人性化服务，是护理工作的核心内涵的体现。随着人们对于自身健康越来越重视，对护理工作的要求也越来越高，护理服务应不断适应人民群众日益多样化、多层次的健康需求。护士除了加强对患者自身的关注外，还需要关注患者的所处环境、心理状态、物理因素等对疾病康复的影响。整体护理是以现代护理观为指导，以人为中心，以护理程序为基础框架，并且把护理程序系统化地运用到临床护理和护理管理中去的指导思想。

二、更新和拓展护理技术

近些年，护理学科理论不断发展，知识体系、护理理念和服务内涵也在不断丰富，给护理技术提供了新的理论指导，护理技术再不是单一的操作技术，而是需护士从操作目的、评估、计划、实施、评价、健康教育、注意事项七个方面为患者提供整体服务的过程。结合护理学科特点和新的发展形势，潜心研究护理学科的发展规律，运用护理程序、循证护理等方法深入探讨基础护理技术的新方法、新技术，建立与国际护理学科发展趋势相适应、体现我国国情特点和人民群众健康需求的学科层次结构，才能为护理学科的发展构建良好框架。

笔记栏

三、优化护理操作方法

随着科学技术的发展，护理学理论知识的不断更新，护理新材料的不断开发和应用，护理操作方法也随之得到不断地更新和优化。在入院护理方面，患者更换卧位可使用翻身垫，转运患者可使用过床板；血标本采集方面也以采血针、采血管、动脉血气针代替了过去的注射器采血。在无菌技术方面，便于携带的复合碘医用消毒棉签在临床广泛使用，代替了过去的2%碘伏消毒液、75%乙醇溶液；免洗手消毒凝胶（简称手消液）的出现减少了护士的洗手次数；医用防护口罩的推广使隔离技术不断完善。在生活护理方面，一次性口腔护理包的出现，减少了护士进行口腔护理前用物准备的时间；鼻饲患者肠内营养泵的使用，使营养液提供的量更加精确。在基础治疗技术方面，识别患者目前主要采用腕带。静脉输液技术也出现了静脉留置针、经外周置入中心静脉导管（PICC）等新方法。在危重患者抢救技术方面，一次性氧气湿化装置的使用加快了给氧速度；全自动洗胃机也使洗胃技术更安全、高效。护理新产品的不断开发和引进，在为患者提供方便的同时，也提高了护理人员的工作效率，促进了临床基础护理技术的发展。

笔 记 栏

第三章

护理技术的内涵

通过护理技能操作体现护士的理论知识和综合素质。护理技能融入了人文学科理论和概念，要求在各项护理技术操作中体现对患者的心理护理、个人隐私的保护、人格的尊重，以培养学生良好的职业态度、工作作风及职业应有的人文精神。

一、运用护理程序方法

借鉴护理程序的工作方法，每一项实训技术均包括实训目的、实训准备、实训方法、实训流程、注意事项等内容，并结合临床情境和相关病例，强化护理操作临床应用。每项技术评分标准均由评估、计划、实施、评价等组成，每一步骤相互关联，相互依存，体现护理操作的完整性。

二、融入护理人文关怀

对于患者而言，每项技术操作都是陌生的干预措施，在其内心深处或多或少都存在抵触情绪。只有向患者讲明操作的目的、实施方法及注意事项后，才能得到患者的理解和配合。因此，每一项实训技术中要突出操作用语。以静脉血标本采集法为例，有些检查项目要求患者空腹，如果患者进食或饮水就不可能获得相应的准确数据；采血后如果患者不了解正确的按压方法，也有可能造成皮下渗血，造成皮肤的青紫。因此，要给予患者必要的健康指导，需空腹采血前要通知患者禁食、水，避免因进食而影响检验结果；采血后，告知患者正确的按压方法，避免因按压时间、力度不足出现血肿及出血。取得患者的理解、配合，不仅是成功实施技术操作的需要，也体现了对患者的尊重，有助于提高患者对治疗的依从性，也有助于构建和谐的护患关系。

三、体现护理工作专业化

护理服务是护理人员运用专业理论、专业技术及护理管理为减轻患者痛苦、促进康复而进行的一系列活动，其主要内容包括协助诊疗、专业照顾、沟通协调、患者教育及心理支持。临床护理技术是护士工作的主要任务之一，因此，护理技术操作的规范化、标准化体现着护理水平及质量的层次。例如，静脉血标本采集法中，护士在整个操作过程中扮演着非常重要的角色，一是评估者，二是计划者，三是实施者，四是评价者，五是教育者；整个护理技术操作过程中，护士发挥着不可替代的重要作用，也体现了护理工作的专业化。

笔 记 栏

第四章

护理技术的学习策略

护理学基础集护理基本理论、基本知识、基本技术、护理方法和护理艺术于一体，是护理专业的一门主干课。学好护理学基础，熟练掌握基础护理技能，有利于护士自觉履行职责，提高临床护理实践能力，为患者提供高质量的护理服务。

一、理论知识与临床实践并重

护生既要通过系统的理论学习掌握基础护理技术的基本流程，为下一步进入临床实践打下坚实的基础；又要重视实践锻炼、示教室操作练习和临床的见习、实习，将书本理论知识运用到临床护理实践中，刻苦训练护理技术，加深对理论基础知识的理解和记忆。护生应掌握护理学基础的概念和意义，不断提高基本技术操作的熟练程度，树立热爱生命、立志从护的信念。

二、抓住精髓，把握重点

在学习基础护理理论知识的同时，可采取情景模拟、角色扮演、专题讨论等教学活动方式，更好地抓住临床常用护理技术操作的精髓。

通过学习，牢牢树立以患者为中心的服务观点，培养关心、爱护、尊重患者的行为意识；掌握临床护理技能操作，具有对患者进行护理评估和应用护理程序实施常用护理技术的操作能力；了解护理技术的新理念和新方法。

笔记栏

第二篇　护理基本技术

第五章

铺床技术

病床是病室中的主要设备，是患者睡眠和休息的设备。卧床患者的治疗、饮食、排泄、活动都需要借助病床来完成，因此，病床要保持整洁、舒适，床上用物要定期更换。

本章主要介绍备用床铺床法、麻醉床铺床法和卧有患者床更换床单法。

实训5-1 铺备用床

一、实训目的

1. 了解铺备用床目的及注意事项。
2. 学会包折床角、套被套的方法和铺备用床的技术。

二、临床情景

患者，男性，40 岁。既往有心脏病史，当天因心脏不适，家属发现后立即联系医院“120”，医生告诉护士 10 分钟后患者进入心脏内科。请问：作为当班护士，你应如何完成此项操作?

三、实训用物

（1）床、床垫、床褥、棉胎、被套、大单、枕套、枕芯。
（2）治疗车、床刷、一次性刷床套、医疗垃圾桶。

笔记栏

四、铺备用床的方法

铺备用床的方法见图 5-1～图 5-19。

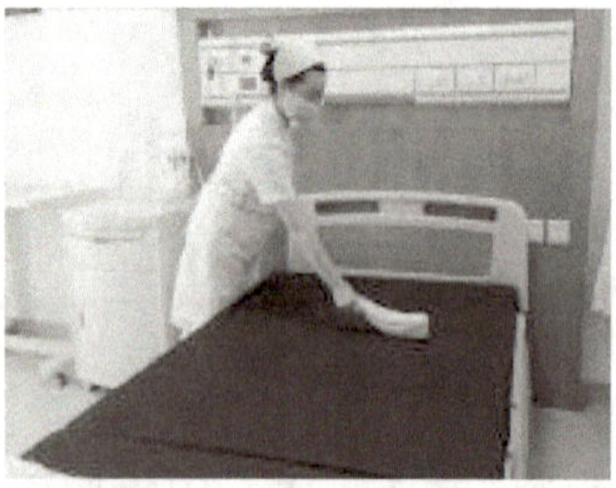
图 5-1 湿式清扫床垫

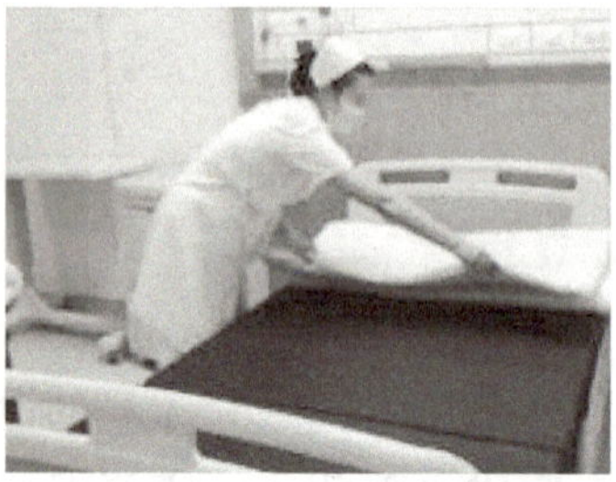
图 5-2 铺床褥

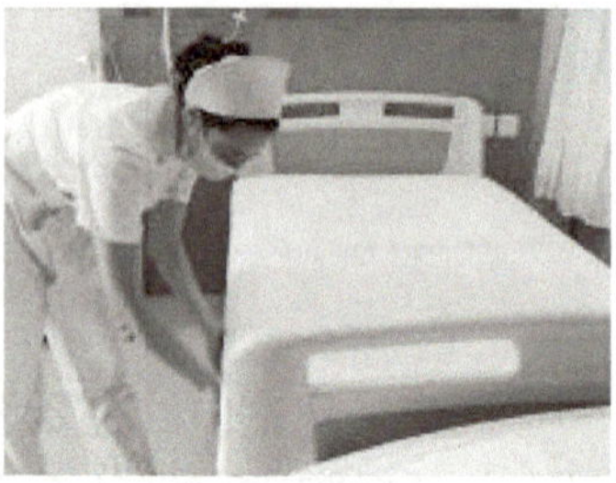
图 5-3 铺大单

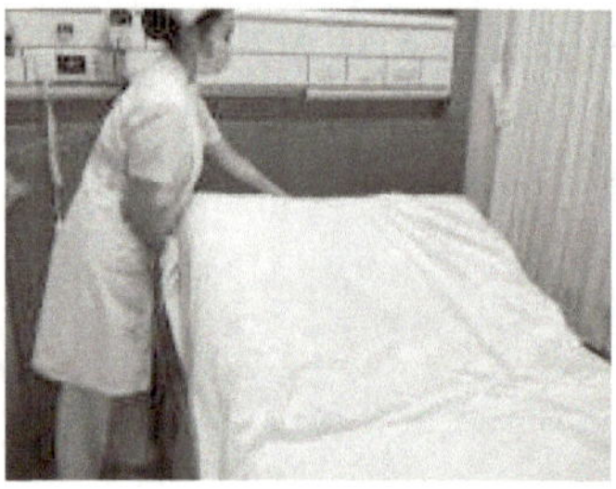
图 5-4 将大单塞入床垫下

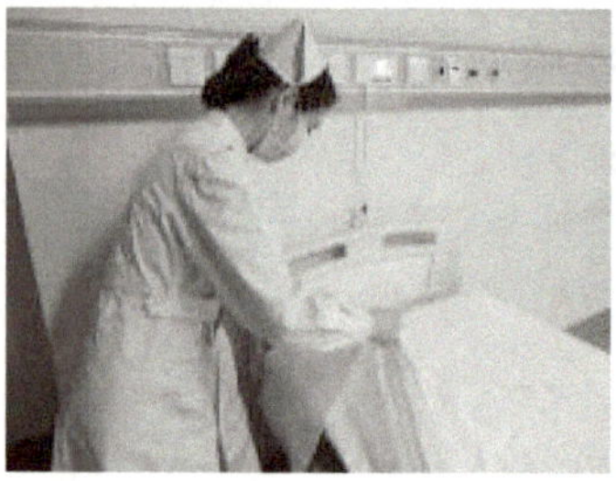
图 5-5 大单边缘与床沿垂直

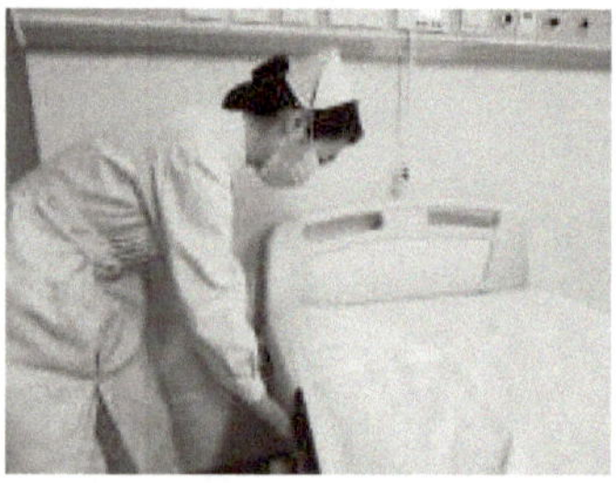
图 5-6 将下半三角平整地塞入床垫下

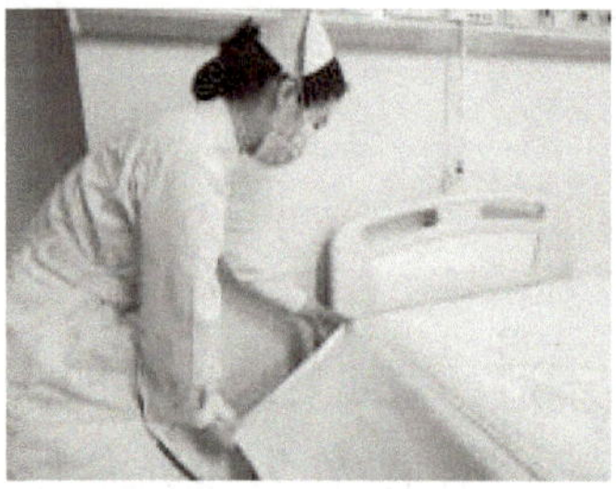
图 5-7 角边缘与床头平行

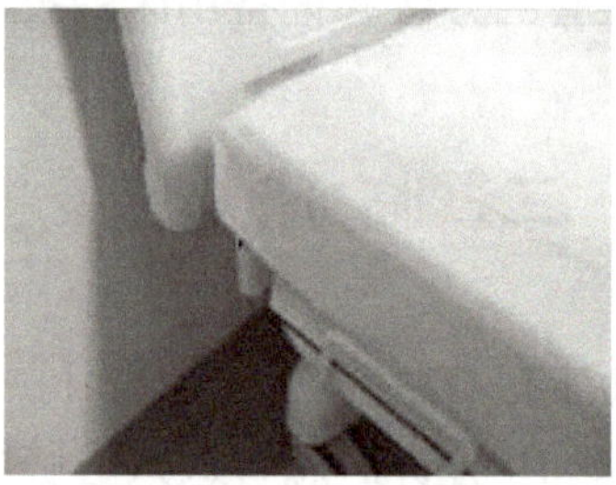
图 5-8 剩余部分塞入床垫下（直角）

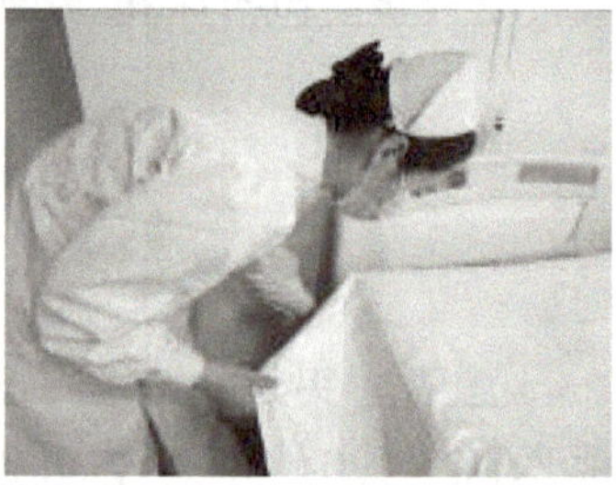
图 5-9 将大单塞入床垫下

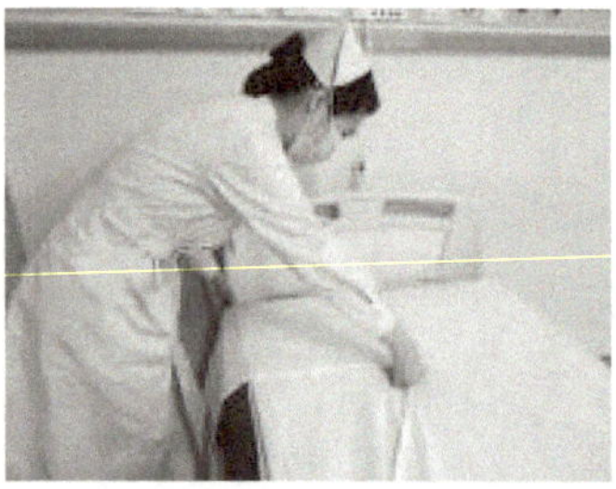
图 5-10 沿大单边缘拉成三角形

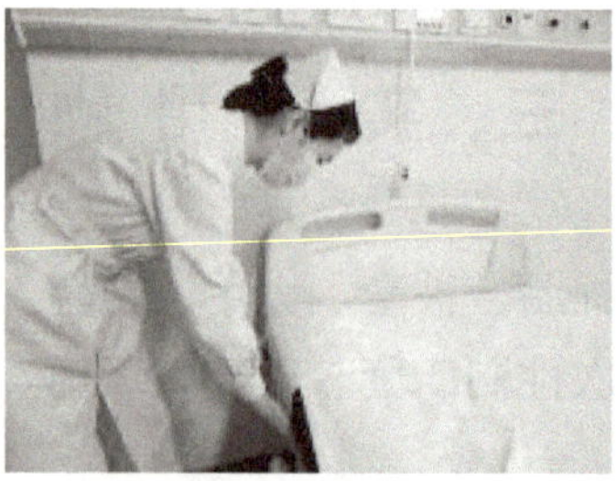
图 5-11 下半三角塞入床垫下

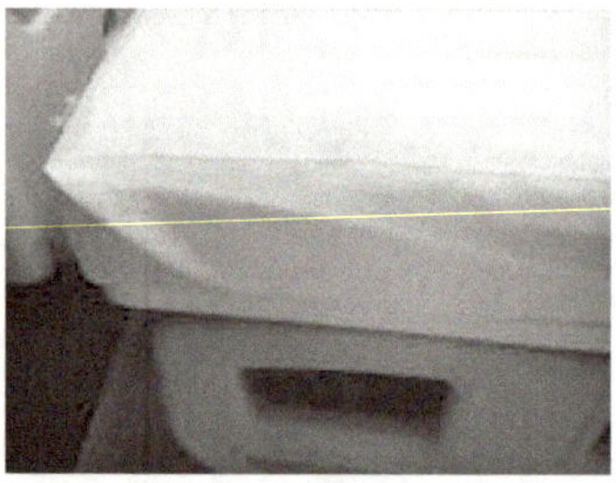
图 5-12 上半三角翻下塞入床垫下（斜角）

笔记栏

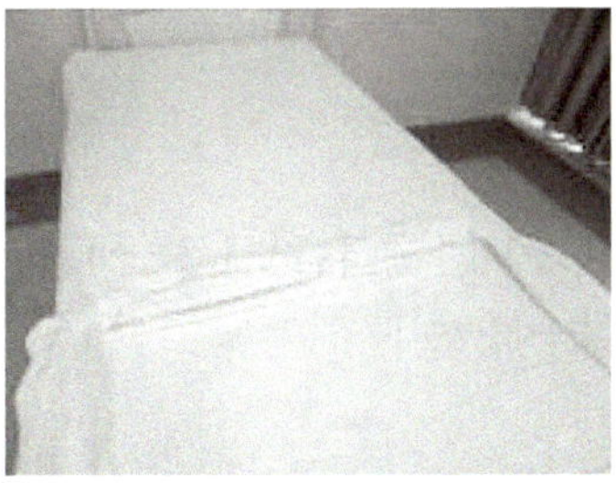

图 5-13 被套开口于床尾

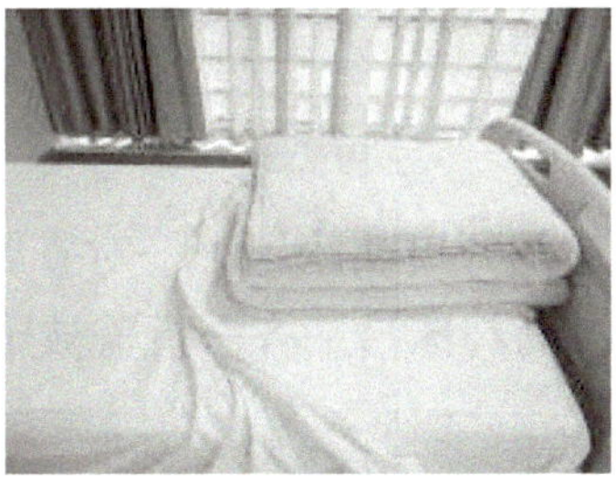

图 5-14 棉胎放入开口处

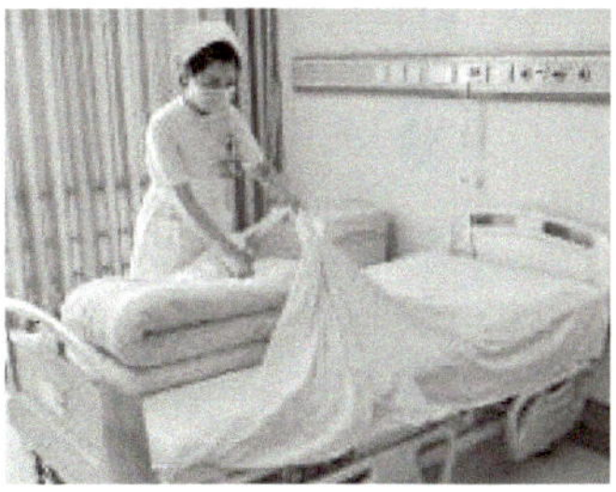

图 5-15 棉胎平铺于被套内

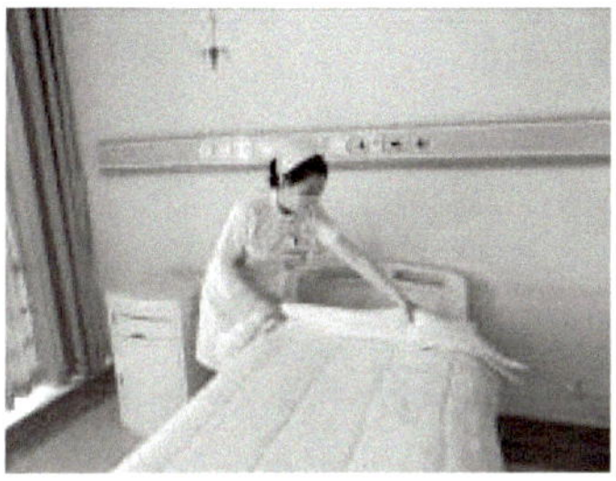

图 5-16 棉胎铺于被套上

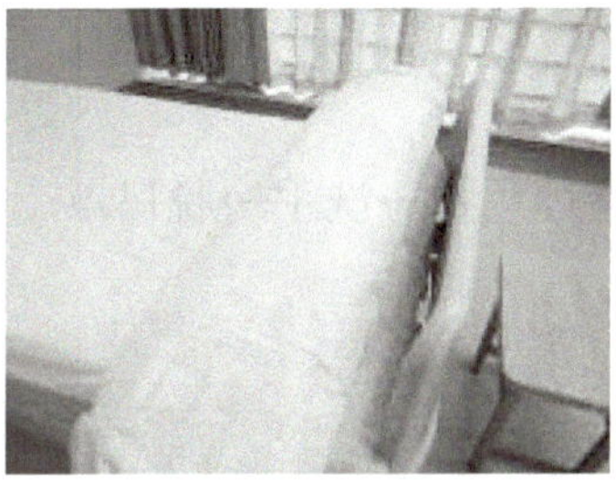

图 5-17 上缘与被套封口边齐

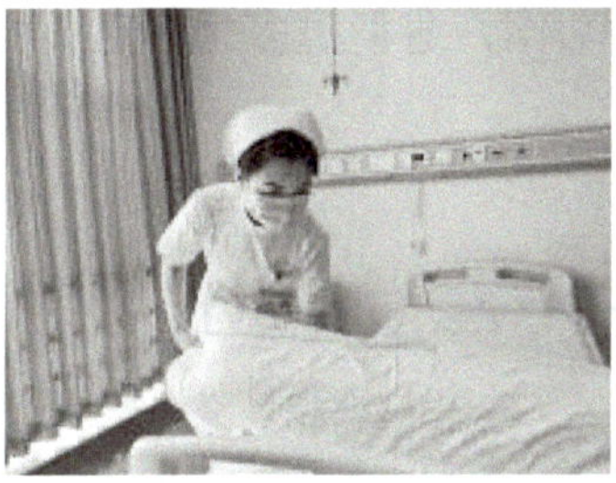

图 5-18 棉胎与被套从床头卷至床尾

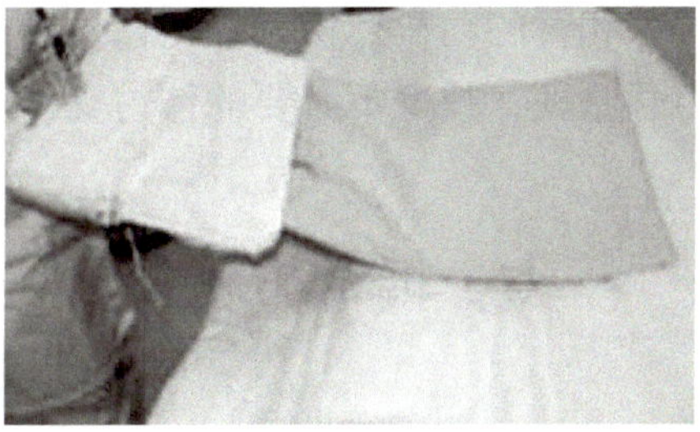

图 5-19 套枕套

五、实训流程

准备：环境评估→自身评估→用物评估（查对：用物）

↓

扫床：携用物至床尾→移床旁桌椅→用物放至床旁椅上（按先后顺序）→翻床垫→扫床垫→铺床褥

↓

铺大单：放置大单→包折床角（直角法或斜角法）→先床头后床尾→同法铺对侧→四角铺平拉紧

笔记栏

套被套：放置被套（S形，开口朝床尾）→对齐展开→向上翻转约 1/3 →套棉胎→系带→铺被筒与床沿平齐→折盖被尾端于床垫下

套枕套：套枕套→轻拍平放床头（开口背门）→移回床旁桌、椅

整理：整理用物→洗手→脱口罩

六、注 意 事 项

注意节力原则：操作时身体靠近床边，双脚分开，双膝稍屈，降低重心，确保身体平衡，手和臂的动作要协调，尽量用连续动作，避免过多地抬起、放下，正确应用人体力学原理，减少不必要的体力支出。

七、铺备用床考核评分标准（表 5-1）

表 5-1 铺备用床考核评分标准

	操作步骤	技术要求	分值
评估	评估患者	1. 患者是否在进餐或接受治疗	4
		2. 同病室患者有无进餐或接受治疗	
	评估环境	环境符合操作要求	2
	评估用物	实训用物齐全，放置合理，病床性能良好，床旁设施完好，床垫干燥、无破损	5
	自身评估	仪表大方，举止端庄，着装符合要求，洗手，戴口罩	4
计划	护理目标	各层床单中线对齐，四角折叠方正，床铺平整、舒适、整洁、美观	5
实施	扫床	1. 检查床的各部件有无损坏、有无松动	12
		2. 移开床旁桌、椅的距离正确	
		3. 翻转床垫、扫床	
	铺大单	1. 正确应用人体力学原理	18
		2. 中线对齐、顺序正确，先床头后床尾	
		3. 四角折叠方正、整齐、美观	
	套被套	1. 被头充实、平整，无皱褶，与床头平齐	18
		2. 两侧内折与床沿平齐	
		3. 被尾系好带并平整压于床垫下	

笔 记 栏

续表

	操作步骤	技术要求	分值
实施	套枕套	1. 套枕套于枕芯上，四角充实	9
		2. 轻拍平放床头，开口背门	
	整理	1. 用物归位	8
		2. 洗手、脱口罩	
评价	节力原则	运用节力原则，无多余往返，无零碎动作	10
	熟练程度	准确、迅速、实训流程熟练，动作规范	4
	操作时间	5 分钟内完成操作，每超时 30 秒钟扣 0.5 分	1

实训5-2 铺麻醉床

一、实训目的

1. 了解铺麻醉床的目的及注意事项。
2. 学会使用橡胶单、中单及铺麻醉床的技术。

二、临床情景

患者，女性，35 岁，已婚。停经 42 天。下腹部疼痛 4 小时，呈撕裂样且持续性，入妇产科就诊，经检查医生诊断为：急性异位妊娠。遵医嘱完善术前准备，在硬膜外麻醉下行“右侧输卵管切除术”，2 小时后将返回病房。请问：作为当班护士，你应如何准备床单位？

三、实训用物

1. 铺床用物 床垫、床褥、棉胎或毛毯、枕芯、清洁大单、被套、枕套各 1 条，中单及橡胶单各 2 条，床刷、一次性刷床套、护理车、污物袋。

2. 麻醉盘 治疗巾内置：开口器、压舌板、拉舌钳、通气导管、牙垫、治疗碗、镊子、纱布数块、吸氧管、吸痰管、棉签。

3. 治疗巾外置 血压计、听诊器、输液架、护理记录单及笔、弯盘、胶布等。

四、铺麻醉床的方法

铺麻醉床的方法见图 5-20～图 5-26。

笔记栏

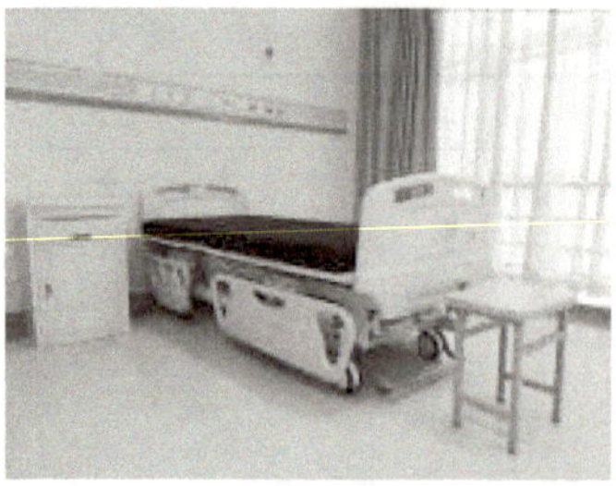
图 5-20 移动桌凳

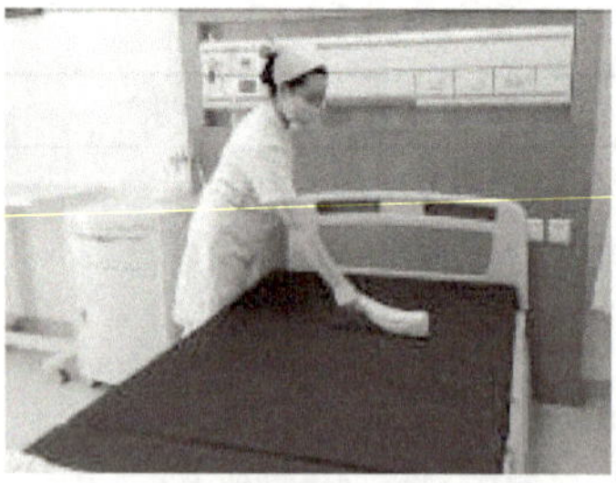
图 5-21 湿式清扫床垫

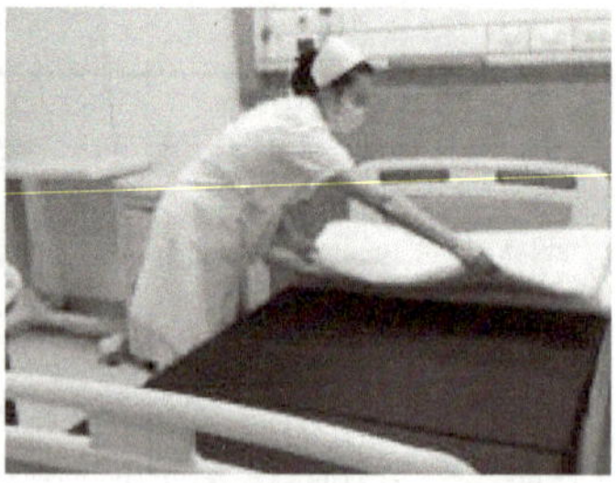
图 5-22 铺床褥

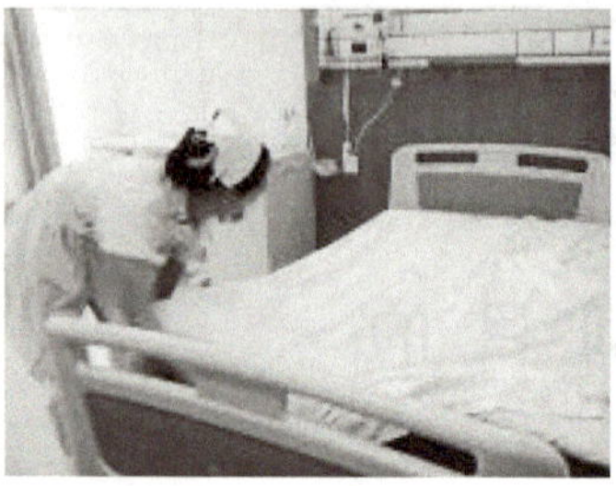
图 5-23 铺大单

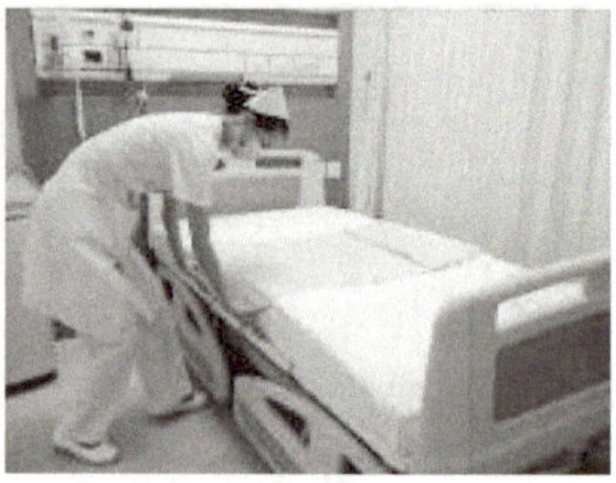
图 5-24 铺橡胶单、中单

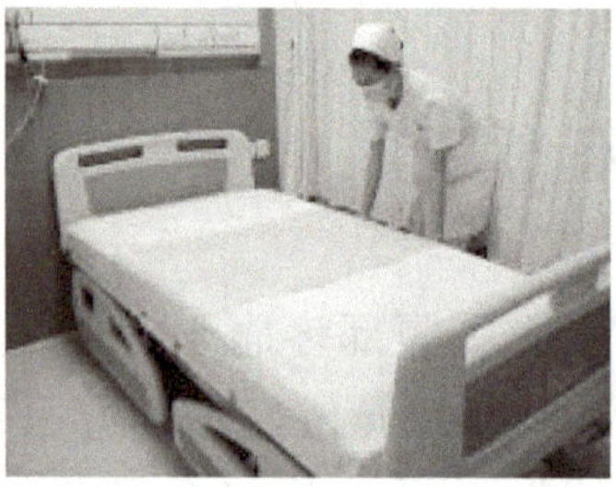
图 5-25 铺好对侧各单

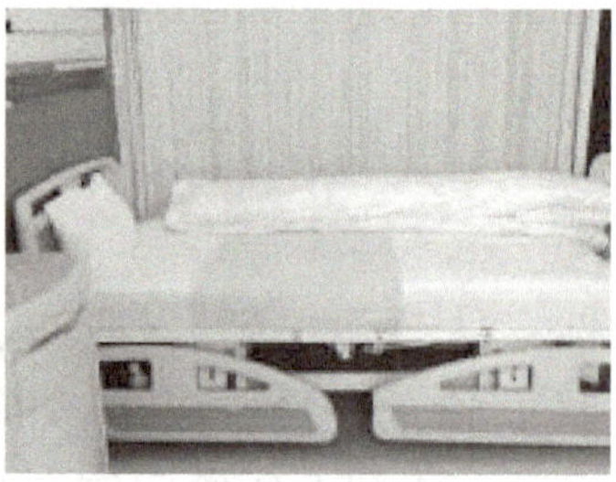
图 5-26 麻醉床

五、实 训 流 程

准备：环境评估→自身评估→用物评估（查对：用物）

↓

扫床：携用物至床尾→移开床旁桌椅→用物放至床旁椅上（按先后顺序）→翻床垫→扫床垫→铺床褥

↓

铺大单：放置大单→包折床角（直角法或斜角法）→先床头后床尾→同法铺对侧→四角铺平拉紧

笔记栏

铺橡胶单、中单：铺橡胶单（对齐床中部）→下垂部分塞于床垫下→同法铺另一橡胶单→同法铺中单→铺大单（同铺备用床）

套被套：放置被套（S形，开口朝床尾）→对齐展开→向上翻转约1/3→套棉胎→系带→铺被筒与床沿平齐→盖被扇形三折于一侧

套枕套：套枕套→横立床头→移回床旁桌、椅→麻醉护理盘置床旁桌

整理：用物归位→洗手→脱口罩

六、注意事项

1. 麻醉床为清洁被单，保证患者舒适、安全。
2. 床铺平整、清洁、舒适、美观。
3. 注意节力原则 操作时身体靠近床边，双脚分开，降低重心，上身保持直立，双膝稍屈，确保身体平衡，使用肘部力量，动作平稳，节力省时。

七、铺麻醉床考核评分标准（表5-2）

表5-2 铺麻醉床考核评分标准

操作步骤		技术要求	分值
评估	评估患者	评估患者的诊断、病情、手术和麻醉方式	3
	评估环境	环境符合操作要求，同病室无患者做治疗或进食	2
	评估用物	1. 检查床部件有无损坏、松动 2. 按医嘱备药，酌情备急救药，实训用物齐全，放置合理	6
	自身评估	仪表大方，举止端庄，着装符合要求，洗手，戴口罩	4
计划	护理目标	保护患者术后舒适、安全，使被褥不被血液或呕吐物污染	5
实施	扫床	1. 检查床的各部件有无损坏、有无松动 2. 移开床旁桌、椅的距离正确 3. 翻转床垫、扫床	6

笔记栏

续表

	操作步骤	技术要求	分值
实施	铺大单	1. 正确运用人体力学原理	10
		2. 中线对齐、顺序正确，先床头后床尾	
		3. 大单床头床尾包紧，床角整齐美观	
	铺橡胶单、中单	1. 正确应用人体力学原理	20
		2. 根据患者病情和手术部位放置橡胶单和中单	
		3. 下垂部分塞于床垫下	
		4. 各层中线对齐、顺序正确	
	套被套	1. 被头充实、平整、内外无皱褶	15
		2. 盖被上端与床头平齐，尾端向内折叠与床尾齐	
		3. 被尾系好带并将盖被扇形三折于床的一侧，开口向门	
	套枕套	1. 套枕套于枕芯上，四角充实，横立于床头（开口背门）	6
		2. 移回床旁桌，椅放折叠盖被的同侧	
		3. 麻醉护理盘放于床旁桌上	
	整理	1. 用物分类处理	7
		2. 洗手、取口罩	
评价	节力原则	运用节力原则，无多余往返，无零碎动作	10
	熟练程度	准确、迅速，操作流程熟练，动作规范	5
	操作时间	操作时间不超 7 分钟，每超时 30 秒钟扣 0.5 分	1

实训 5-3　卧有患者床更换床单法

一、实训目的

1. 了解卧有患者床更换床单法的目的及注意事项。
2. 学会更换床单时保护患者安全及卧有患者床更换床单法。

二、临床情景

患者，男性，89 岁，脑血栓偏瘫患者。查体：T 36.8℃，P 102 次 / 分，R 18 次 / 分，BP 134/80mmHg。今晨患者在排便时污染床铺。请问：你作为当班护士怎样为患者更换床单使其舒适？

三、实训用物

笔记栏

1. 大单、橡胶单、中单、被套、棉胎、枕套。

2. 床刷、一次性刷床套、护理车，必要时备便器、医疗垃圾筒、生活垃圾筒。

四、实训流程

准备：核对医嘱→患者评估→环境评估→自身评估→用物评估

↓

核对解释：携用物至床旁→核对解释→关门窗→移床旁桌椅

↓

松被扫单：松被尾→协助患者侧卧（背向护士）→松近侧各单→中单卷于患者身下→扫净橡胶单→卷大单→扫净床褥

↓

铺各单：铺大单（同备用床）→放平橡胶单→铺清洁中单→协助患者侧卧铺对侧→撤污单置床尾→扫净橡胶单→取出污单→扫净床褥→枕头移至床中部→协助患者平卧

↓

更换被套：清洁被套打开尾端→取出棉胎→S形置于清洁被套内→展开拉平→撤污被套→系带→折被筒（尾端内折）

↓

更换枕套：轻取枕头→撤污枕套→套好枕套→置患者头下（开口背门）

↓

整理记录：协助取舒适卧位→床旁桌椅归位→分类处理用物→洗手→脱口罩→记录→签名

五、注意事项

1. 注意节力，正确应用人体力学原理，减少不必要的体力支出。
2. 保护患者安全，冬天防止患者受凉。
3. 注意观察病情及患者的皮肤有无异常改变。
4. 为防止交叉感染，采用一床一巾湿扫法。

笔记栏

六、操 作 用 语

×××您好！为了让您更舒适一些，我帮您更换一下床单、被套好吗？

现在请您侧身背向我，好吗？有何不适请及时告诉我，现在请您平卧，给您换被套，您现在感觉怎么样？有没有什么不舒服？

谢谢您的配合，等会儿我再来看您，如果您感到不舒服请按呼叫器，好吗？

七、卧有患者床更换床单操作考核评分标准（表5-3）

表5-3 卧有患者床更换床单操作考核评分标准

	操作步骤	技术要求	分值
评估	评估患者	1. 评估患者病情、肢体活动情况、更换卧位能力 2. 解释该项操作的相关事项，取得患者配合	6
	评估环境	环境符合操作要求，病室内无患者治疗或进餐	2
	评估用物	实训用物齐全，物品折叠规范，放置顺序正确，置于治疗车上，摆放合理美观	3
	自身评估	仪表大方，举止端庄，着装符合要求，洗手，戴口罩	4
计划	护理目标	1. 保持病室整洁、美观，使患者睡卧舒适 2. 防止压疮及其他并发症的发生	5
实施	核对解释	1. 携用物至病床旁，核对解释 2. 移床旁桌椅	6
	松被扫单	1. 松开床尾盖被，酌情拉起对侧床挡 2. 协助患者翻身侧卧，枕头移向对侧 3. 扫净褥垫	8
	铺各单	1. 取清洁大单，对齐中线，将远侧半边向内卷至患者身下，再将近侧半边铺好拉平 2. 将橡胶单下拉铺平，铺清洁中单 3. 各层污单卷出，置于污物袋或治疗车下层 4. 将患者身下清洁大单、橡胶单、中单逐层拉出铺好	20
	更换被套	1. 被尾及两侧齐床缘 2. 了解患者卧位舒适，观察患者反应 3. 撤污被套于治疗车下层	15
	更换枕套	1. 套枕套于枕芯上，四角充实 2. 轻拍平放床头，放于患者头下	8

笔记栏

续表

	操作步骤	技术要求	分值
实施	整理记录	1. 协助患者取舒适卧位 2. 还原床旁桌、椅 3. 用物处理，洗手，脱口罩，记录	8
评价	节力原则	运用节力原则，无多余往返，无零碎动作	5
	熟练程度	实训流程熟练，动作轻柔	4
	人文关怀	沟通有效，关爱患者，言语行为符合临床要求	5
	操作时间	20 分钟内完成操作，每超时 30 秒钟扣 0.5 分	1

笔 记 栏

第六章

患者搬运和移动技术

患者搬运和移动技术是指躯体活动受限的患者在入院、接受检查和治疗、室外活动及出院时需要护士根据病情选用不同的运送工具，如轮椅、平车或担架等为患者提供帮助，以满足患者的需要的护理技术。

本章介绍的搬运和移动技术包括轮椅运送法、平车运送法和重患者翻身术。

实训 6-1　轮椅运送术

一、实训目的

1. 了解轮椅运送目的及注意事项。
2. 学会轮椅运送方法及处理运送过程中的应急情况。

二、临床情景

患者，女性，40 岁。左侧膝关节韧带损伤 1 周，尚不能行走，但能坐起，自述：左侧膝关节疼痛加重。查体：T 36.8℃，P 100 次 / 分，R 23 次 / 分，BP 120/80mmHg；医嘱：左侧膝关节 X 线片，st。请问：作为责任护士，你应如何运送患者至 X 线检查室？

三、实训用物

实训用物包括轮椅、拖鞋，根据季节备毛毯、别针，需要时备软枕。

笔记栏

四、轮椅运送的方法

轮椅运送的方法见图 6-1、图 6-2。

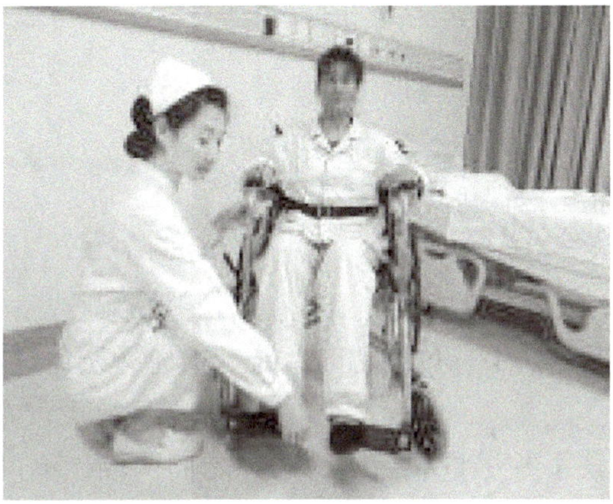

图 6-1　扶患者上轮椅

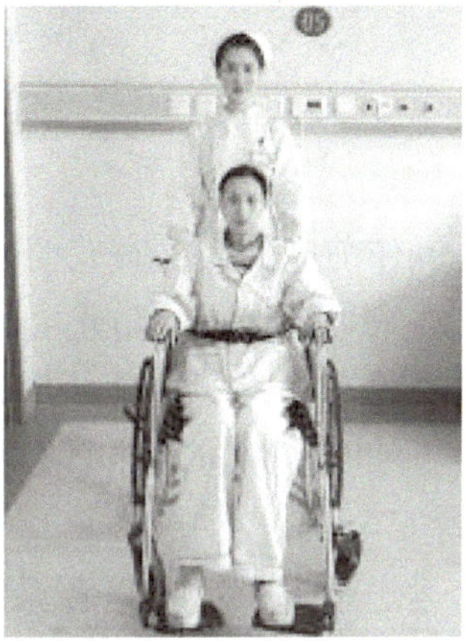

图 6-2　轮椅运送

五、实 训 流 程

准备：核对医嘱→患者评估→环境评估→自身评估→用物评估（轮椅性能良好）

↓

放置轮椅：携用物至床旁→核对解释→轮椅与床尾平齐→翻脚踏板→固定轮椅

↓

上轮椅：协助坐起→协助穿衣、鞋袜→协助下床（患者双手置护士肩上，护士双手抱患者腰部）→坐入轮椅（嘱握住轮椅把手）→患者双脚置于脚踏上

↓

盖毛毯：（必要时未上轮椅前）铺毛毯，上端高于颈部约 15cm →上端向外反折约 10cm →围住颈部→别针固定→围裹两臂成袖筒→别针固定腕部→围好上身→包裹下身

↓

推轮椅：整理床单位（暂空床）→观察→松闸→推至目的地

↓

笔记栏

下轮椅：固定床尾→翻脚踏板→面向患者→两脚分开→两手置于患者腰部→患者双手置护士肩上→下轮椅

↓

整理记录：取舒适体位→整理床单位→轮椅放回原处→洗手→记录→签名

六、注 意 事 项

1. 操作前应仔细检查轮椅性能，以保证患者安全。
2. 注意患者保暖，防止受凉。
3. 推轮椅时速度要慢，并随时观察患者病情，以免患者感觉不适或发生意外。
4. 下坡时应减速，并嘱患者抓紧扶手。过门槛时，跷起前轮，避免过度震动，保证患者安全。
5. 运送患者时，嘱患者抓紧扶手并尽量靠后坐，身体勿向前倾，不可自行下轮椅。

七、操 作 用 语

×××您好！因您膝关节疼痛，遵医嘱您需要照X线片，用轮椅推您过去，好吗？请问您现在是否需要大小便？

您现在坐在轮椅上，手抓住扶手，尽量往后靠，谢谢您的配合。

×××在运送过程中，如果您有什么不舒服，请及时告诉我。

八、轮椅运送操作考核评分标准（表6-1）

表6-1　轮椅运送操作考核评分标准

操作步骤		技术要求	分值
评估	评估患者	1. 核对医嘱，选择合适的运送工具	6
		2. 了解患者身体状况、心理状态、活动耐受能力及各种管道情况	
		3. 患者了解轮椅运送的方法和目的，能够主动配合操作	
	评估环境	移开障碍物，保证操作宽敞	2
	评估用物	轮椅性能良好	3
	自身评估	仪表大方，举止端庄，着装符合要求	4
计划	护理目标	患者知晓轮椅运送的注意事项，运送过程中安全	5
实施	放置轮椅	携用物至床旁，核对解释，将轮椅与床尾平齐，翻起脚踏板，固定轮椅	6

笔 记 栏

续表

操作步骤		技术要求	分值
实施	上轮椅	1. 协助患者坐于床边，嘱其以手掌撑在床面维持姿势，协助穿衣、鞋袜 2. 护士面对患者双脚分开站立，患者双手置于护士肩上，护士双手抱患者腰部，协助下床 3. 转身坐入轮椅，嘱握住轮椅把手，翻下脚踏板，患者双脚置于脚踏板上	15
	盖毛毯	1. 如需要毛毯，在患者未上轮椅前，将毛毯铺于轮椅上，使上端高于患者颈部 15cm 左右 2. 患者坐于轮椅后，将毛毯上端的边缘向外反折约 10cm 围住患者颈部，别针固定，围裹两臂成袖筒，别针固定腕部，围好上身，包裹下肢和双脚	10
	推轮椅	整理床单位（暂空床），观察患者如无不适，松闸，推至目的地	10
	下轮椅	固定床尾，翻起脚踏板，护士立于患者面前，两脚前后分开，屈膝屈髋，两手置于患者腰部，患者双手放于护士肩上，协助下轮椅	12
	整理记录	1. 协助患者脱去鞋子和外衣，取舒适卧位，整理病床单位 2. 推轮椅回原处放置 3. 洗手，必要时记录 4. 交代注意事项，致谢	12
评价	质量标准	注意患者保暖，护送过程中安全，顺利，患者主动配合	5
	熟练程度	操作规范，动作轻稳、省力、协调	5
	人文关怀	沟通有效，关爱患者，言语行为符合临床要求	5

实训 6-2 平车运送术

一、实训目的

1. 了解平车运送的目的及注意事项。
2. 学会平车运送方法及处理运送过程中的应急情况。

二、临床情景

患者，男性，25 岁。因驾车出现交通意外，半小时后送往医院就诊，神志清楚，护送入院，颈腰不能动弹。护理体检：T 37℃，P 80 次 / 分，R 20 次 / 分，BP 100/70mmHg，由门诊送外科住院治疗，请拟定运送的方式及运送计划。

笔记栏

三、实 训 用 物

实训用物包括平车、带套的毛毯或棉被。如为骨折患者，备木板垫于平车上；如为颈椎、腰椎骨折或病情较重的患者，备中单。

四、搬运的方法

搬运的方法见图 6-3～图 6-7。

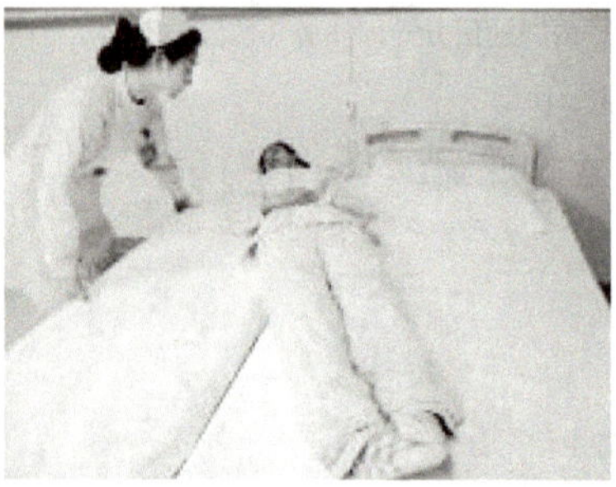
图 6-3　挪动法

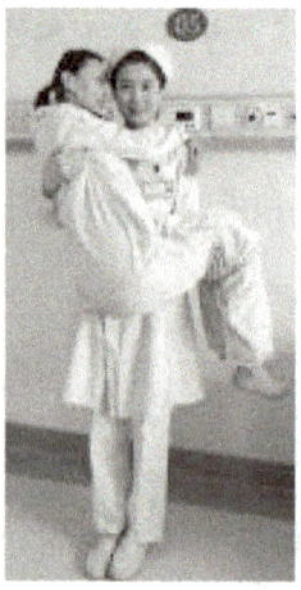
图 6-4　一人搬运法

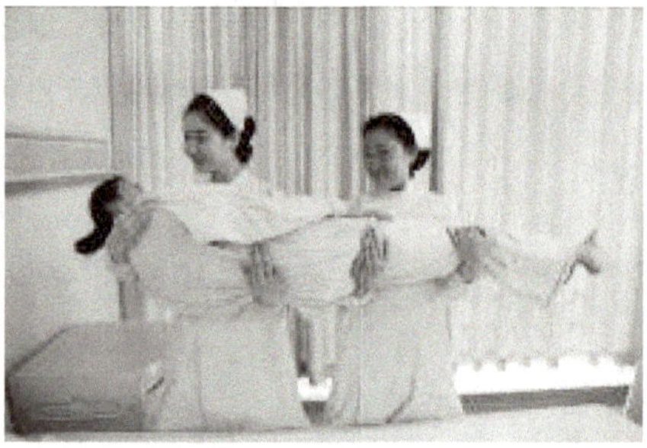
图 6-5　两人搬运法

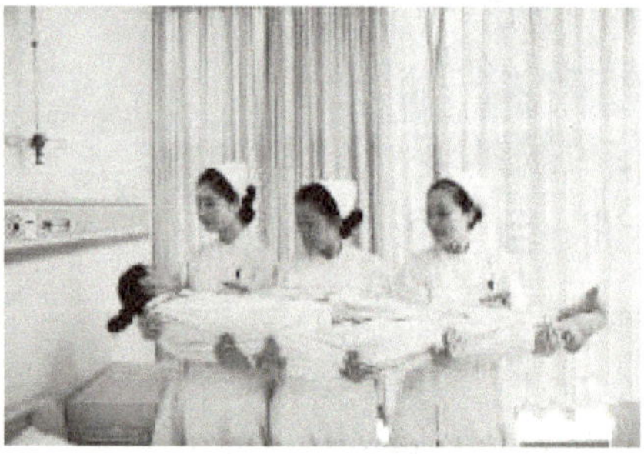
图 6-6　三人搬运法

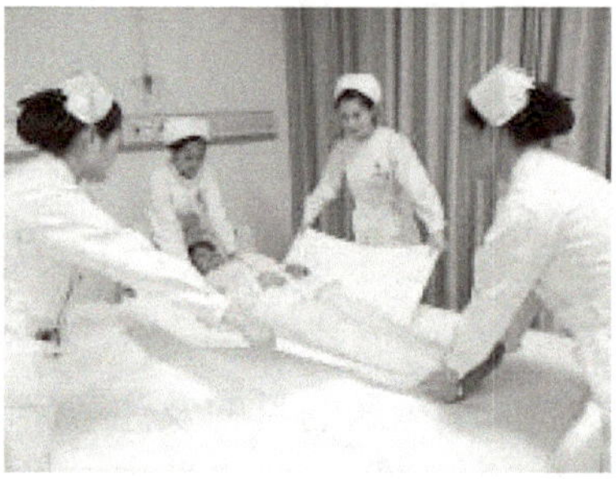
图 6-7　四人搬运法

五、实 训 流 程

准备：核对医嘱→患者评估→环境评估→自身评估→用物评估（平车性能良好）

↓

放置平车：推平车至床旁→核对解释→安置管道→移开床旁椅（移至对侧床尾）→松盖被→放妥平车

笔 记 栏

↓

挪动法：嘱患者移至床边→平车靠近床边→制动车闸→调整高度（病床与平车齐高）→协助挪动（按上半身、臀部、下半身）→头部卧于大轮端

↓

一人搬运法：放妥平车（平车头端与床尾成钝角）→制动车闸→护士一手自患者腋下伸至对侧肩外部→一手插至同侧大腿下→嘱手臂交叉攀附于搬运者肩背部→抱起患者

↓

两人搬运法：制动车闸→护士同侧→置患者双手至胸腹间→协助其移至近侧床边→一护士托头肩部、腰部→另一护士托臀部、腘窝处→两人同时托起

↓

三人搬运法：制动车闸→护士同侧→患者双手置胸腹间，协助其移至近侧床边→一护士托头肩部、胸背部→一护士托腰部、臀部→一护士托下肢→三人同时托起

↓

四人搬运法：制动车闸→腰、臀下铺中单→平车紧靠床边（大轮靠床头）→一护士（站床头）托头、颈部→一护士（站床尾）托下肢→另两护士（站于病床及平车两侧）抓中单四角→四人同时抬起

↓

安置体位：安置合适体位→盖被包裹（先盖脚部、两侧，露出头部，上层边缘翻领式折叠）

↓

安全护送：整理床单位（暂空床）→松闸→推至目的地

六、注意事项

1. 搬运时，动作轻稳，协调一致，尽量使患者的身体靠近搬运者。

2. 推车时，护士站在患者头侧，便于观察病情，注意患者的面色、呼吸及脉搏的变化。

笔记栏

3. 平车上下坡时，车速适宜，患者头部应在高处一端，进出门时，不可用车撞门，以免引起不适。

4. 搬运患者前后，应当固定好各种导管，防止脱落，如为骨折患者，应先在车上垫木板，并固定好骨折部位。

5. 冬季应注意保暖。

七、操 作 用 语

×××您好！我们现在将您搬至平车上，请您不要紧张，尽量保持身体放松，我们几个同时用力将您抬上平车，请您配合，好吗？

现在您已经在平车上了，这样躺着舒服吗？如果感觉不舒服、疼痛或者呼吸困难，请告诉我们。

已经回到病床了，先休息会儿，谢谢您的配合，等会儿我再来看您。

八、平车转运操作考核评分标准（表 6-2）

表 6-2 平车转运操作考核评分标准

操作步骤		技术要求	分值
评估	评估患者	1. 核对，选择合适的运送工具 2. 了解患者身体状况、心理状态、活动耐受能力及各种管路情况 3. 患者了解平车运送的方法和目的，能够主动配合操作	6
	评估环境	宽敞，环境符合操作要求	2
	评估用物	平车性能良好	3
	自身评估	仪表大方，举止端庄，着装符合要求，洗手，戴口罩	4
计划	护理目标	患者知晓平车运送的注意事项，运送过程中安全	5
实施	放置平车	推平车至床旁，核对解释，安置管道，将床旁椅移至对侧床尾，松盖被，放妥平车	8
	挪动法	嘱其自行移至床边，平车靠近床边，制动车闸，调整高度（病床与平车齐高），协助移动，按上半身、臀部、下半身的顺序，头部卧于大轮端；回床时，顺序相反	8
	一人搬运法	1. 放妥平车（平车头端与床尾成钝角），制动车闸 2. 护士一手自患者腋下伸至对侧肩外部，一手插至同侧大腿下，嘱患者手臂交叉攀附于搬运者肩背部，抱起患者至平车	8
	两人搬运法	1. 制动车闸 2. 两护士同侧，置患者双手至胸腹间，协助其移至近侧床边，一护士一手臂托住患者头肩部，一手臂托住腰部；另一护士一手臂托住患者臀部，一手臂托住腘窝处，两人同时托起	8

笔 记 栏

续表

操作步骤		技术要求	分值
实施	三人搬运法	1. 制动车闸 2. 三护士站在同侧床边，将患者双手置胸腹间，协助其移至近侧床边，一护士一手托住患者头肩部，另一手托住胸背部；一护士托腰臀部；另一护士托住患者下肢；三人同时托起患者走向平车	8
	四人搬运法	1. 制动车闸 2. 在患者腰、臀下铺中单 3. 平车紧靠床边，大轮靠床头，一护士站于床头托住患者的头、颈部；一护士站于床尾托住患者的下肢；另两护士分别站于病床及平车两侧，抓住中单四角，四人同时抬起	8
	安置体位	安置合适体位，盖被包裹患者，先盖脚部、两侧，露出头部，上层边缘翻领式折叠	9
	安全护送	整理床单位，铺暂空床，松闸，推送至目的地	8
评价	质量标准	关注患者舒适，保暖，动作稳准，护送过程安全、顺利	5
	熟练程度	爱伤观念强，操作流程熟练，动作规范	4
	人文关怀	沟通有效，关爱患者，言语行为符合临床要求	5
	操作时间	10 分钟内完成操作，每超时 30 秒钟扣 0.5 分	1

实训 6-3　重患者翻身术

一、实训目的

1. 了解重患者翻身的目的及注意事项。
2. 学会重患者翻身的操作方法。

二、临床情景

患者，女性，42 岁。因子宫肌瘤收治入院，择期行子宫肌瘤切除术，术后 2 天。请问：作为责任护士，你应如何协助患者翻身？

三、实训用物

实训用物包括一次性床刷套、翻身卡、翻身枕 2 个。

笔记栏

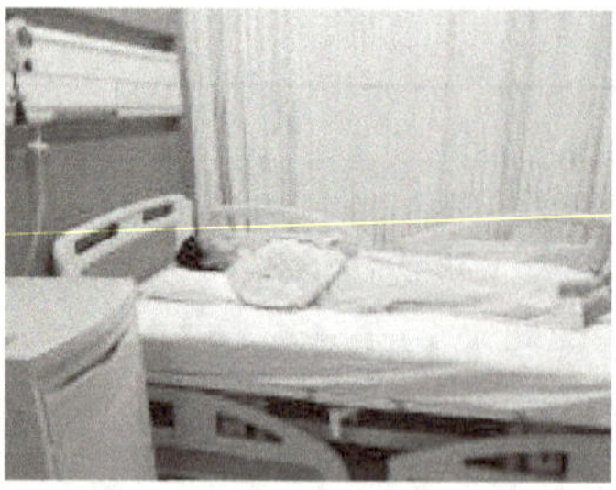

图 6-8 患者体位

四、重患者翻身的体位与方法

1. 体位 患者仰卧，两肘屈曲，两手放于腹部（图 6-8）。

2. 方法 见图 6-9～图 6-17。

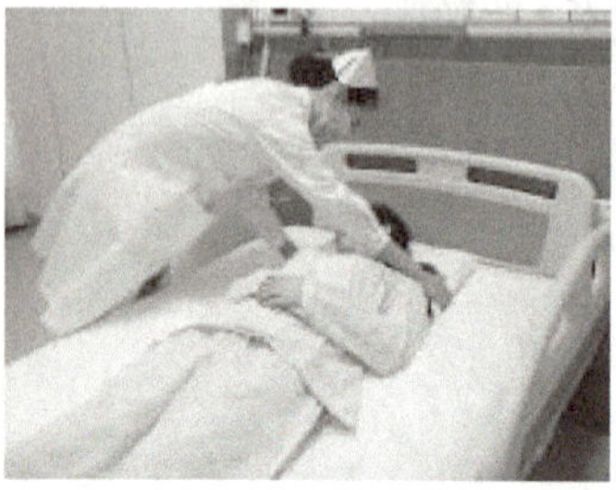

图 6-9 将枕头移向近侧

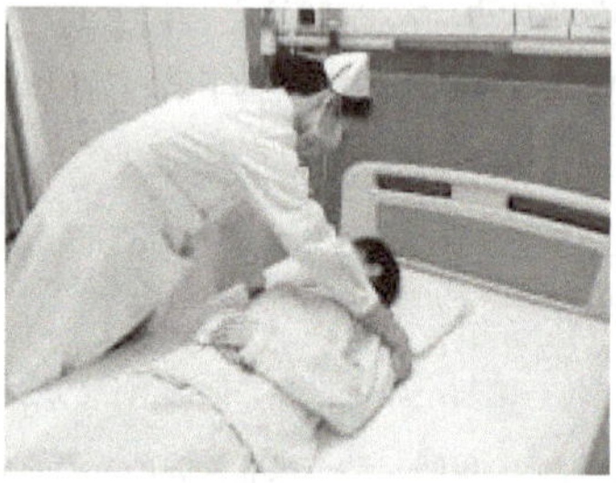

图 6-10 将患者肩部移向近侧

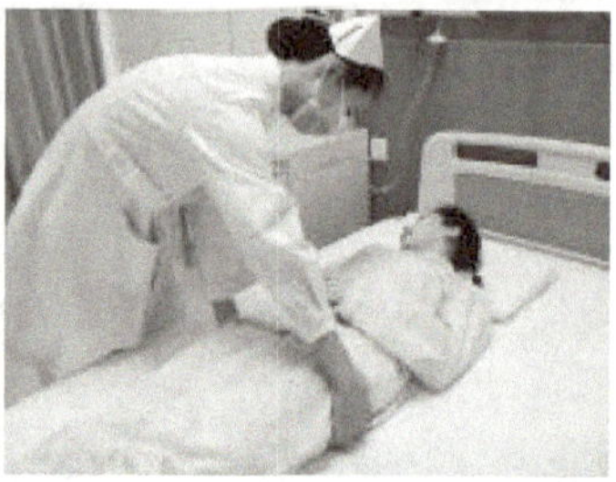

图 6-11 将患者臀部移向近侧

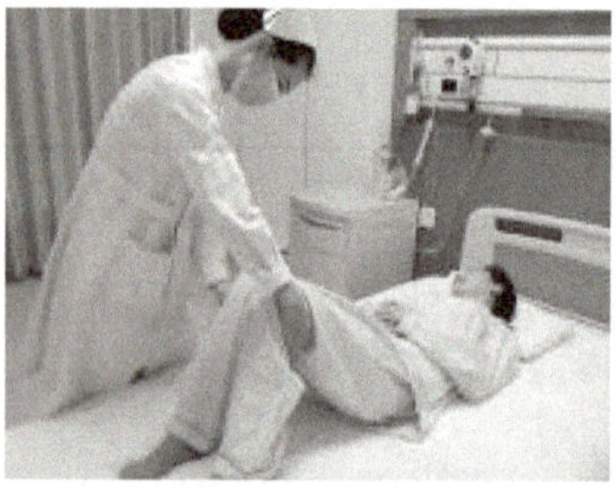

图 6-12 将患者双下肢移近、屈曲

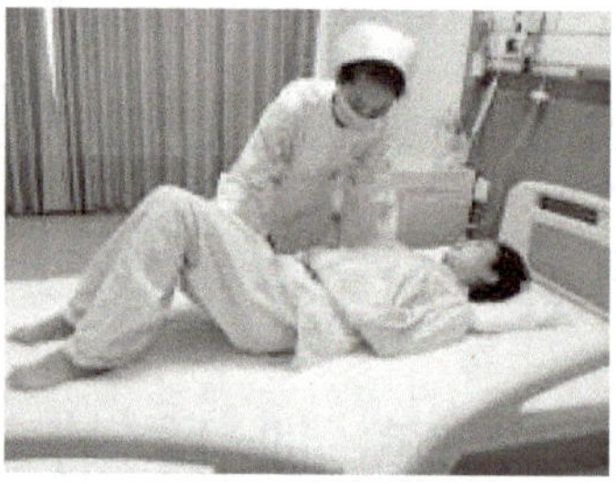

图 6-13 轻推将患者转向对侧

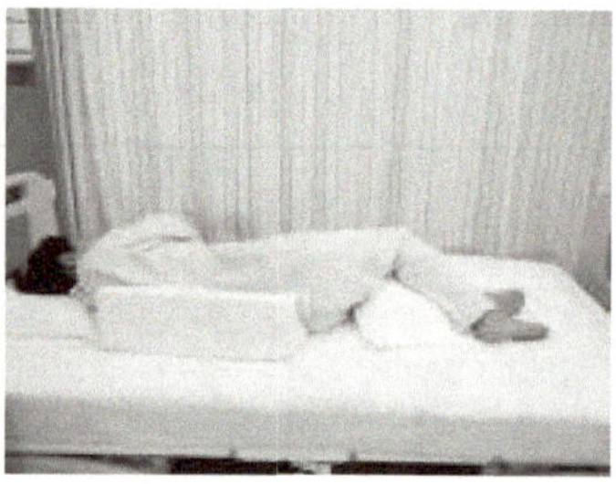

图 6-14 翻身枕支撑患者背部

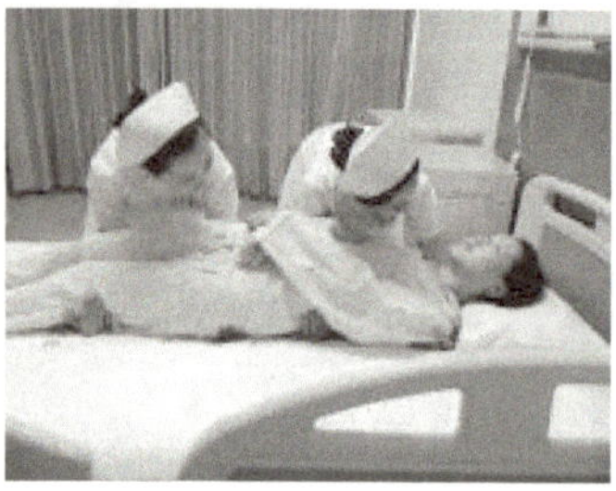

图 6-15 抬起患者并移向近侧

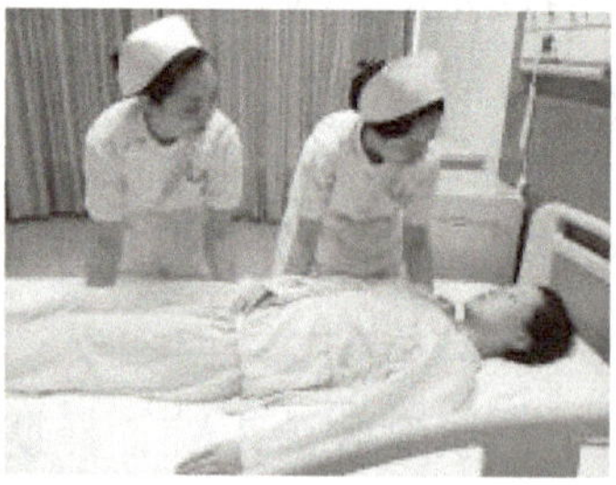

图 6-16 一人扶肩、腰部，另一人扶臀、膝部

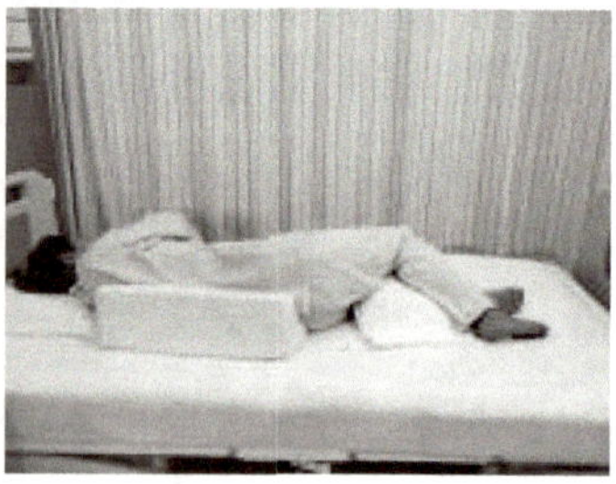

图 6-17 翻身枕支撑患者背部

五、实训流程

准备：核对医嘱→患者评估→环境评估→自身评估→用物评估

笔记栏

↓

固定床轮：携用物至床旁→核对解释→固定床轮（移开床旁桌、椅）→安置导管（妥善固定导管及输液装置）

↓

协助翻身：松开被尾（必要时将盖被置于床尾或一侧）→拉起对侧护栏→协助仰卧（双手置于腹部，双腿屈膝）→移至近侧（将患者肩部、臀部、双下肢移于近侧）→翻向对侧（一手托肩，一手托膝）

↓

置软枕：一枕放胸前（患者双手抱住）→一枕放双膝间（上腿弯曲，下腿伸直）→拉起近侧护栏

↓

整理记录：整理床单位→洗手→脱口罩→记录(翻身卡上记录时间及皮肤情况）

六、注 意 事 项

1. 根据患者的病情及皮肤受压情况，确定翻身间隔的时间。如发现患者皮肤有红肿或破损时，应及时处理，增加翻身次数，同时记录于翻身卡上。

2. 如患者身上带有各种导管，翻身前应将各种导管安置妥当，翻身后应检查导管有无脱落、移位、扭曲、受压，以保持通畅。

3. 翻身时，护士应注意节力原则，让患者尽量靠近护士，使重力线通过支撑面保持平衡，缩短重力臂，达到节力及安全的目的。

4. 注意患者的保暖，防止坠床。

七、操 作 用 语

××× 您好！为防止压疮，我来给您翻身侧卧，我动作会很轻柔的，麻烦您配合一下，好吗？

您做得很好，请您双手抱住软枕，这样是不是很舒适了呢？

谢谢您的配合，您好好休息，等会儿我再来看您。

笔 记 栏

八、重患者翻身操作考核评分标准（表 6-3）

表 6-3 重患者翻身操作考核评分标准

	操作步骤	技术要求	分值
评估	评估患者	1. 了解患者病情及配合能力	6
		2. 了解患者导管及局部皮肤情况	
	评估环境	环境符合操作要求，温度适宜，关门窗，放平床	2
	评估用物	用物准备齐全，放置合理	3
	自身评估	仪表大方，举止端庄，着装符合要求，洗手，戴口罩	4
计划	护理目标	患者及家属知晓翻身目的，能说出其注意事项并配合操作	5
实施	固定床轮	携用物至床旁，核对解释，固定床轮（酌情移开床旁桌、椅），妥善固定导管及输液装置	12
	协助翻身	1. 松开被尾，必要时将盖被置于床尾或一侧	26
		2. 拉起对侧护栏	
		3. 协助仰卧，让患者双手置于腹部，双腿屈膝，将患者肩部、臀部、双下肢移于近侧	
		4. 翻向对侧（一手托肩，一手托膝）	
	放置软枕	1. 一枕头放于胸前，用患者双手抱住，一枕头放于双膝之间，上腿弯曲，下腿伸直	15
		2. 拉起近侧护栏	
	整理记录	整理床单位，洗手，脱口罩，翻身卡上记录时间及皮肤情况	12
评价	质量标准	关注患者舒适、安全，保暖，动作轻柔	5
	熟练程度	操作流程熟练，动作规范，节力	4
	人文关怀	沟通有效，关爱患者，言语行为符合临床要求	5
	操作时间	5 分钟内完成操作，每超时 30 秒钟扣 0.5 分	1

笔记栏

第七章

医院感染防控技术

医院感染防控技术包括无菌技术、隔离技术。无菌技术是医疗、护理操作中防止一切微生物侵入人体和防止无菌物品、无菌区域被污染的一系列操作技术和管理方法，是预防医院感染的一项重要而基本的操作技术。隔离技术是采用各种方法和技术，防止病原体从患者及携带者传播给他人，保护易感人群免受病原体侵袭，以达到避免交叉感染目的的技术。

本章介绍的无菌技术主要包括无菌持物钳、无菌容器、无菌包的使用，无菌溶液的取用，铺无菌治疗盘及戴、脱无菌手套。本章介绍的隔离技术包括口罩的使用、七步洗手法以及穿、脱隔离衣和使用避污纸。

实训7-1 无菌技术

一、实训目的

1. 了解无菌技术的目的及注意事项。
2. 学会无菌持物钳、无菌包的使用及戴脱无菌手套等无菌技术。

二、临床情景

患者，男性，23岁。因车祸致全身多处擦伤入院。医生诊断：多发伤。查体：患者神志清楚，T 36.5℃，P 112次/分，R 22次/分，BP 94/62mmHg，患者左下肢可见一4cm×4cm大小的伤口，流血不止。医嘱：清创缝合术st。请问：作为当班护士，你应如何完成此项操作？

三、实 训 用 物

1. 治疗盘　皮肤消毒液（安尔碘、75% 乙醇）、无菌干棉签（一次性）、无菌镊、无菌罐（内有无菌纱块若干）、无菌巾包（内有治疗巾 2 条）、无菌包（内有换药碗）、无菌溶液、无菌手套。

2. 抹布、弯盘、启瓶器、卡片、笔、医疗垃圾筒、生活垃圾筒。

四、无菌技术使用方法

无菌技术使用方法见图 7-1～图 7-40。

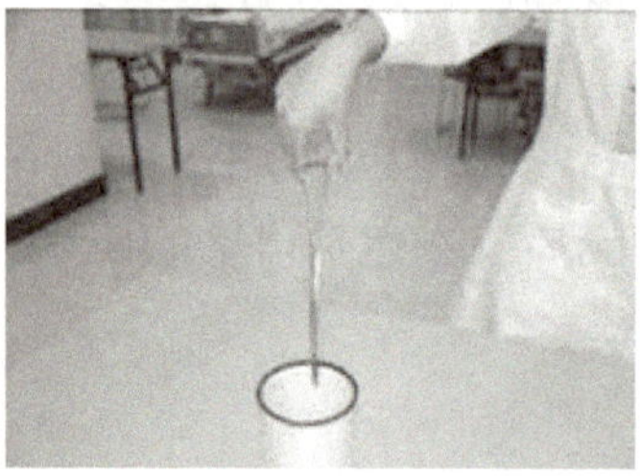

图 7-1　取无菌持物钳法

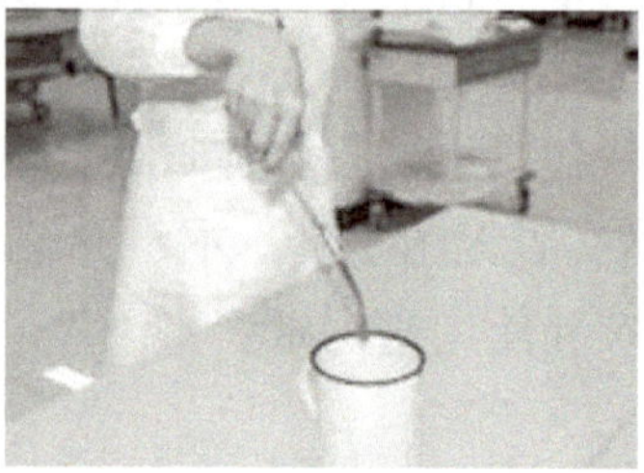

图 7-2　使用无菌持物钳法

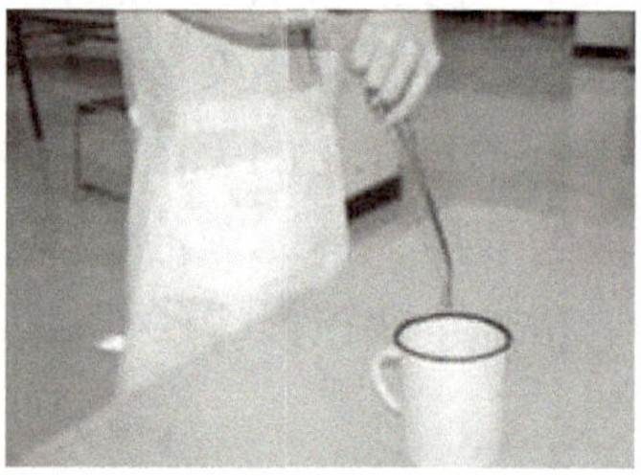

图 7-3　放无菌持物钳法

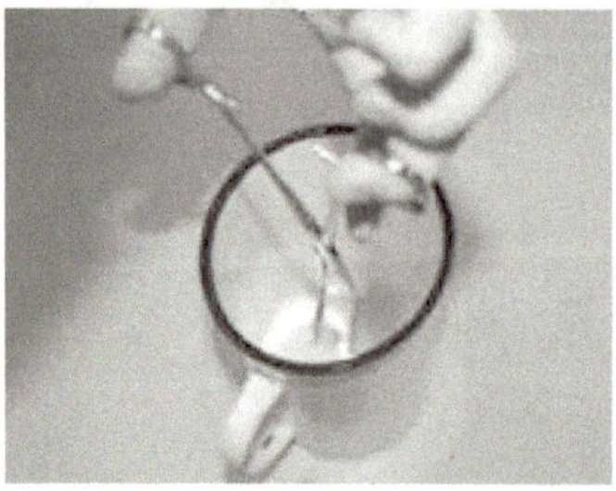

图 7-4　持物钳端打开备用

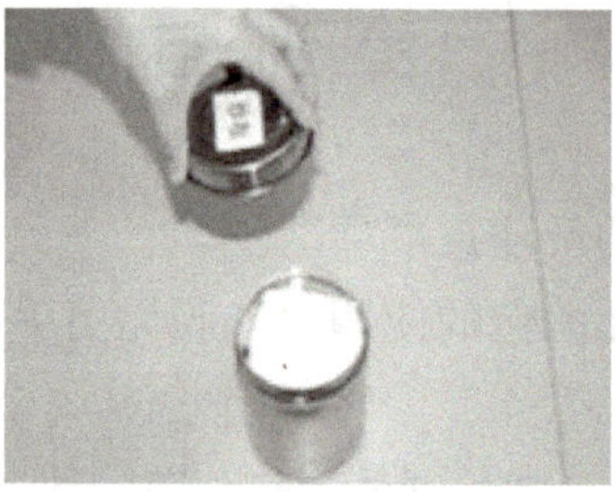

图 7-5　打开无菌容器盖

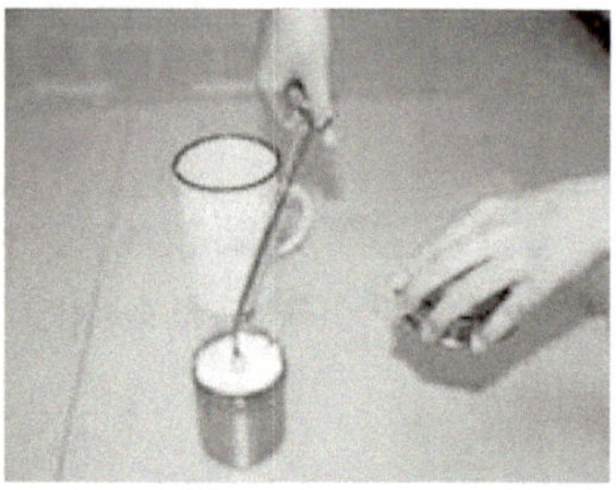

图 7-6　取无菌物品

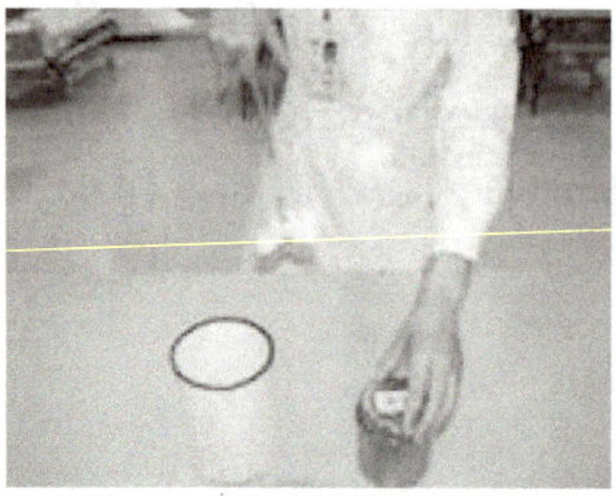

图 7-7　盖严无菌容器盖

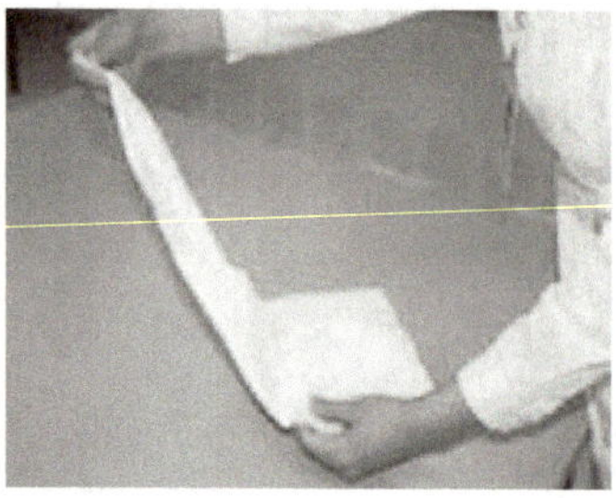

图 7-8　打开包布外角

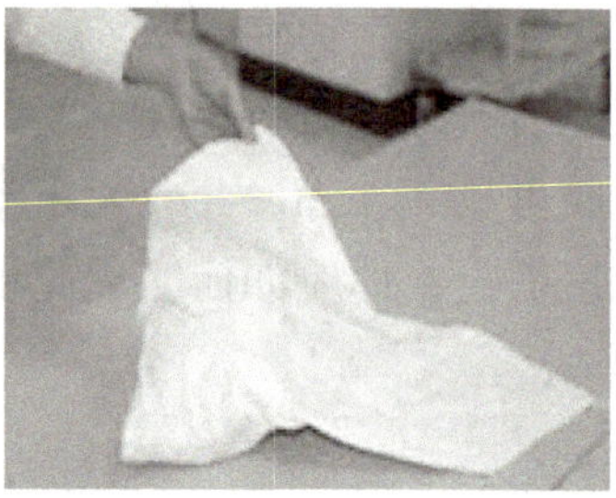

图 7-9　左手打开左侧包布角

笔 记 栏

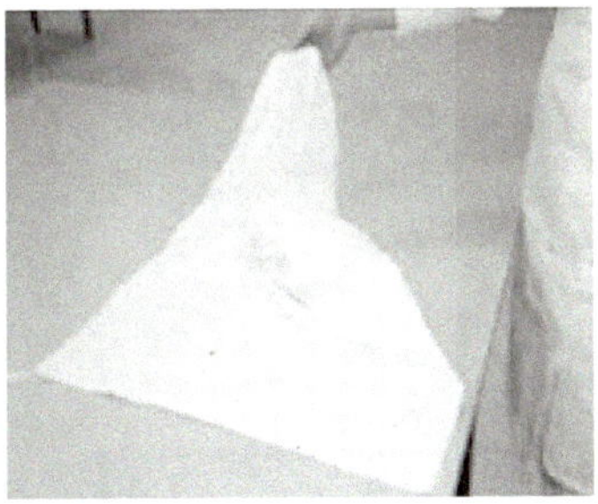
图 7-10　右手打开右侧包布角

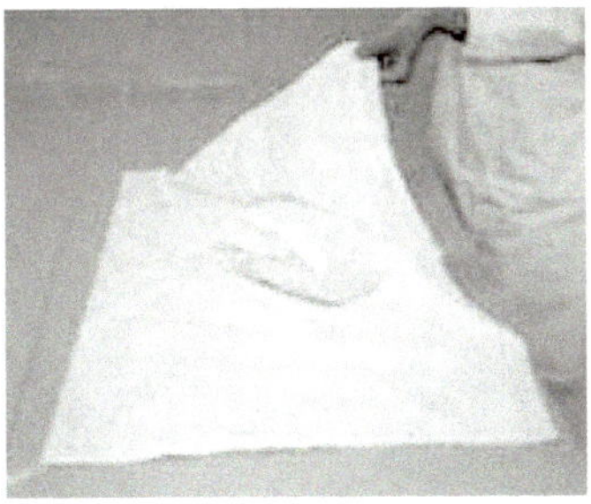
图 7-11　左手打开包布内角

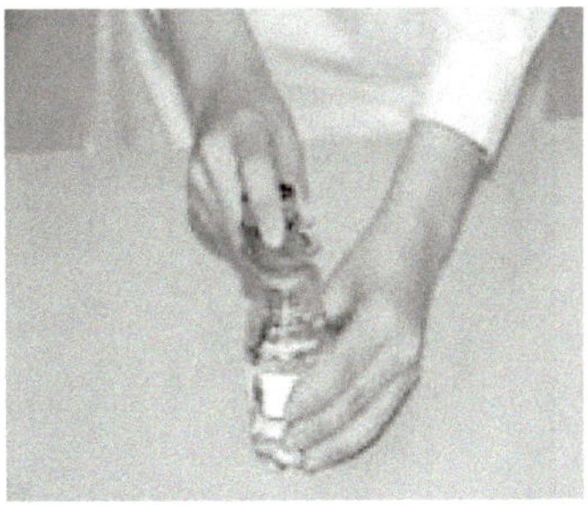
图 7-12　用开瓶器开启铝盖

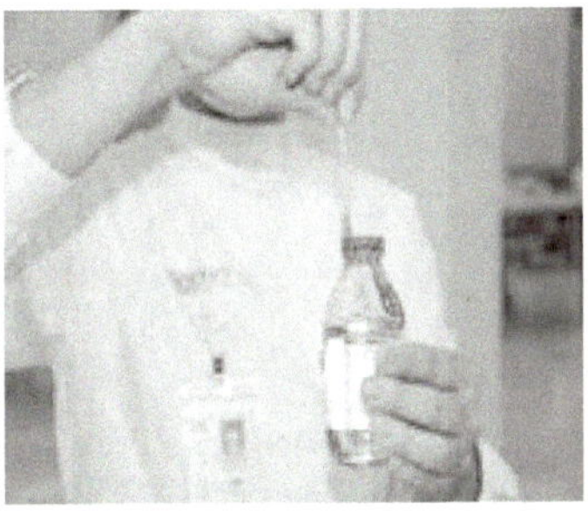
图 7-13　消毒至颈膨大部

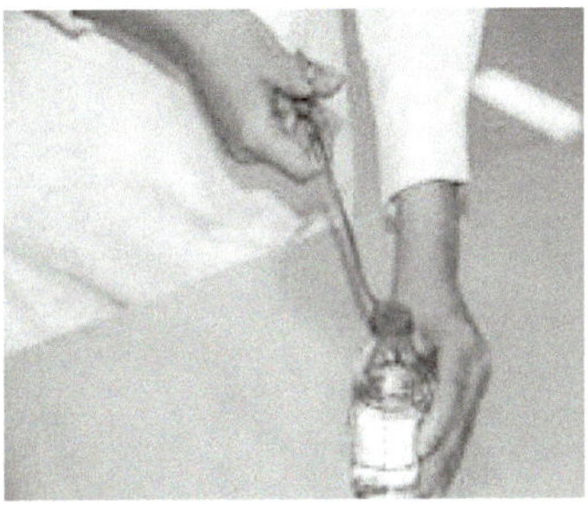
图 7-14　夹起瓶塞

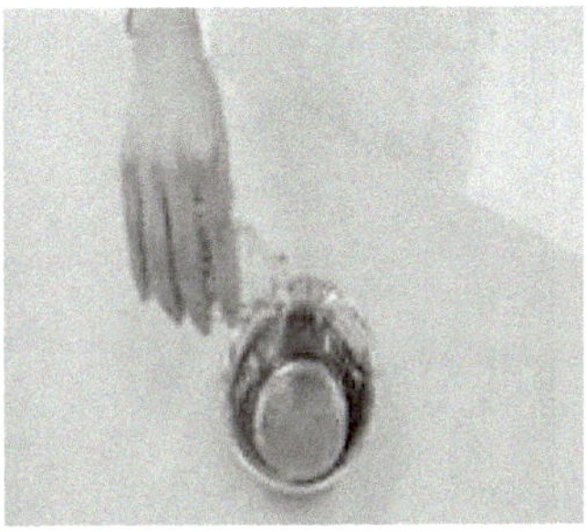
图 7-15　倒无菌液

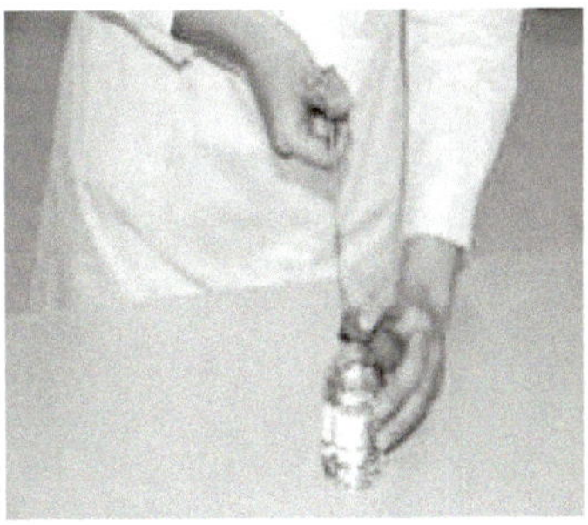
图 7-16　塞回瓶塞

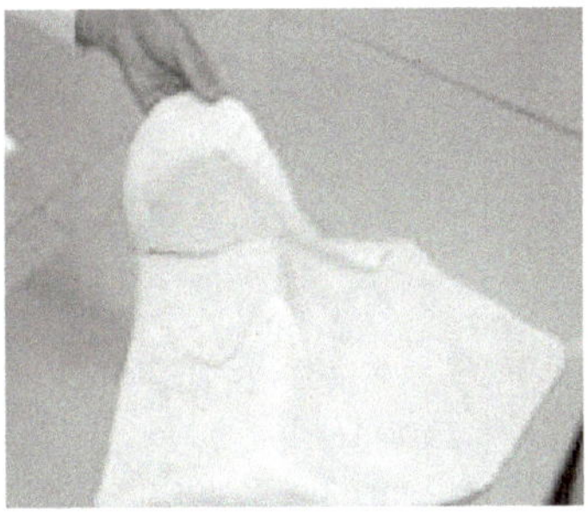
图 7-17　双手打开左右两侧包布角

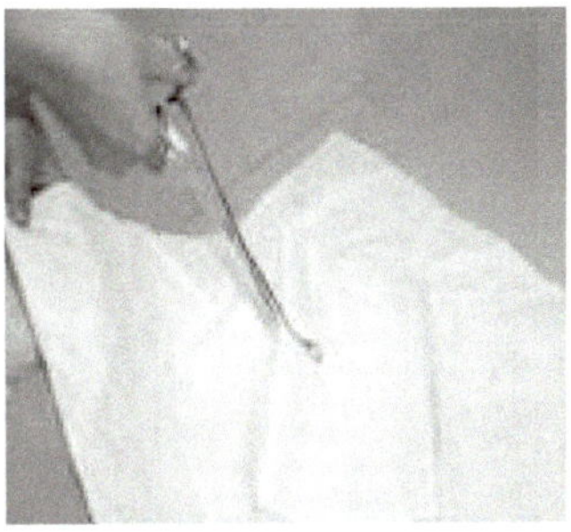
图 7-18　夹取治疗巾

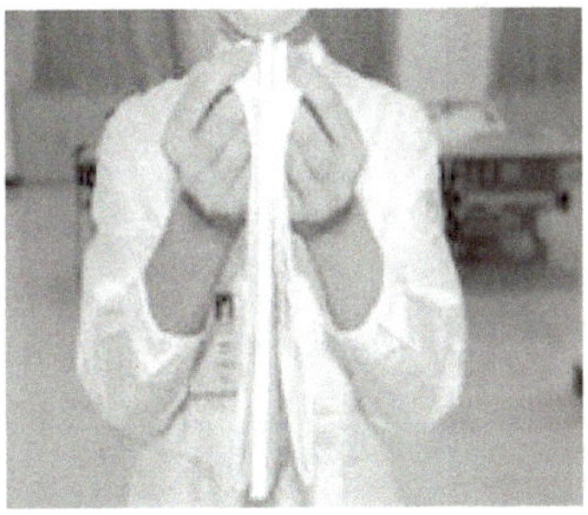
图 7-19　捏住治疗巾中间的折边点上缘

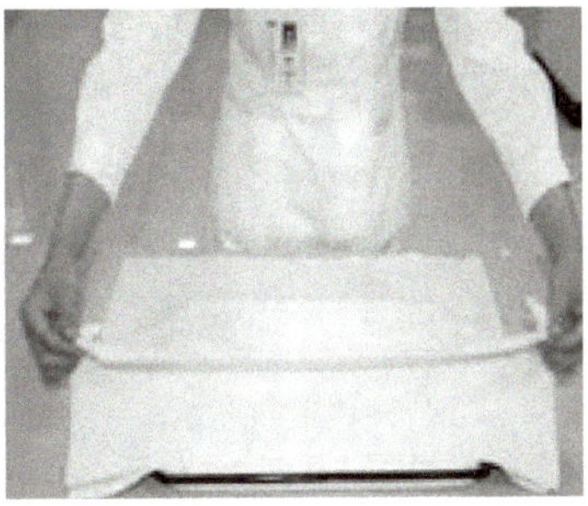
图 7-20　扇形折叠治疗巾

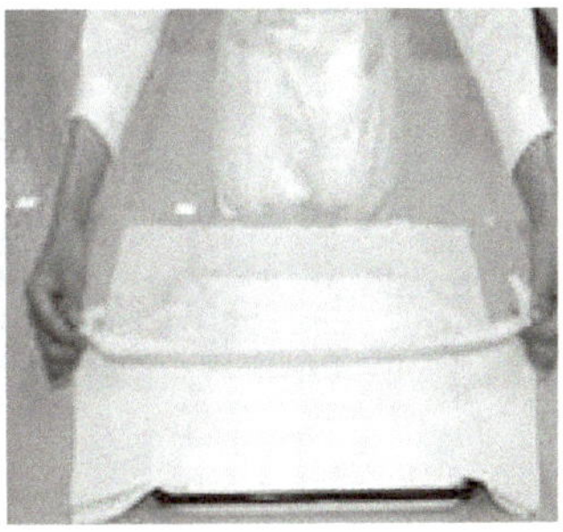
图 7-21　覆盖治疗巾

笔记栏

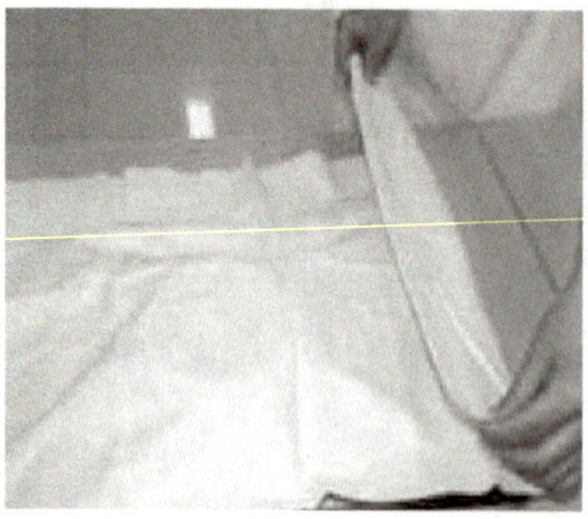

图 7-22 将左侧边向右翻折

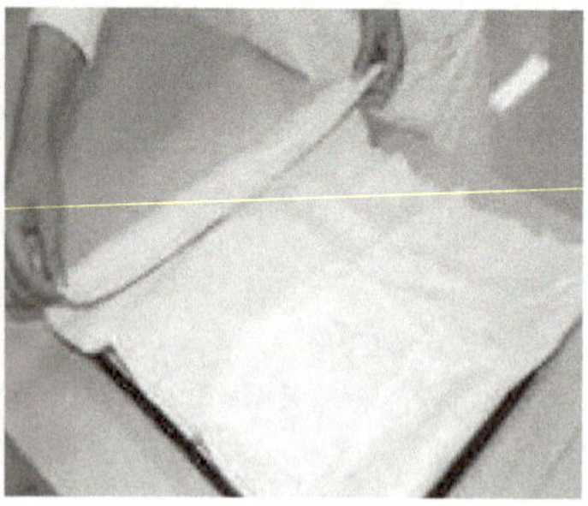

图 7-23 将右侧边向左翻折

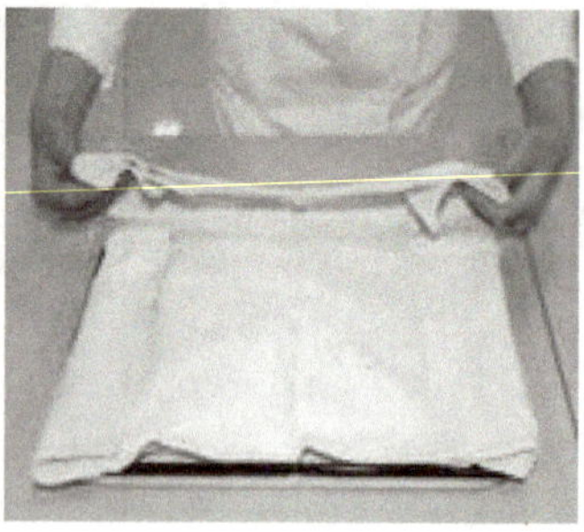

图 7-24 将治疗巾下边向上翻折

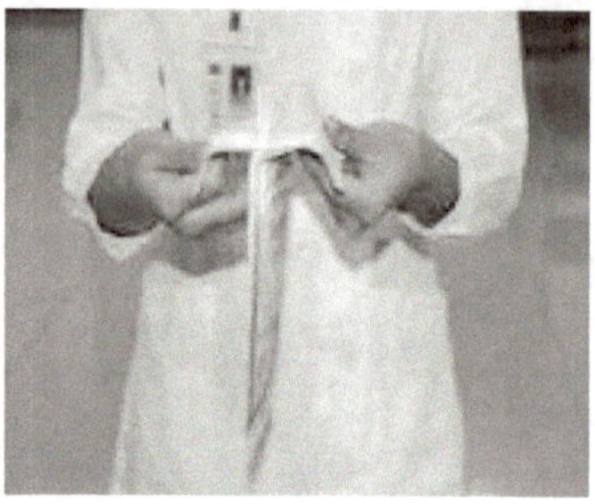

图 7-25 打开外包装

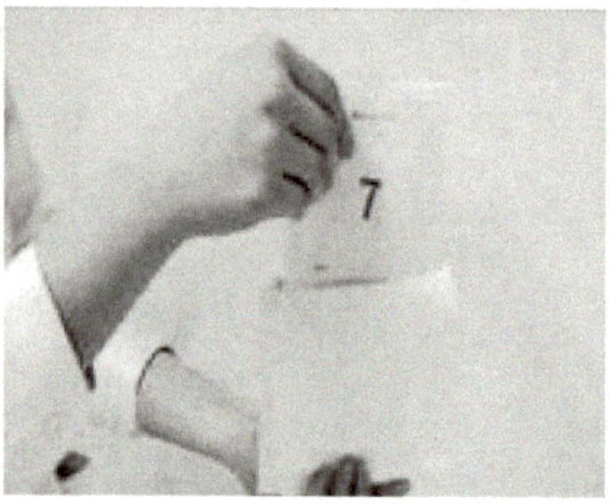

图 7-26 取出内包装

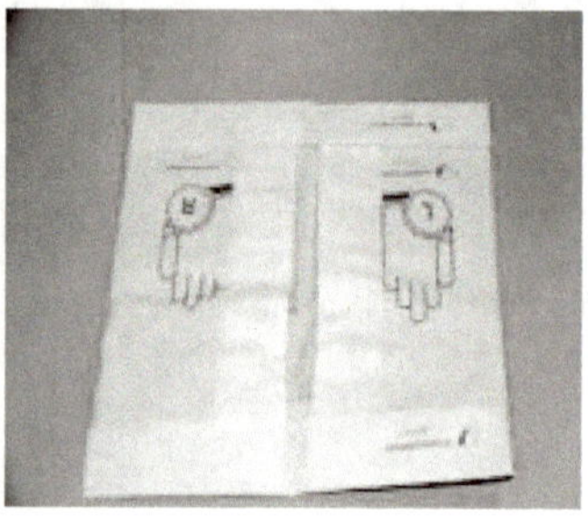

图 7-27 按左右打开内包装

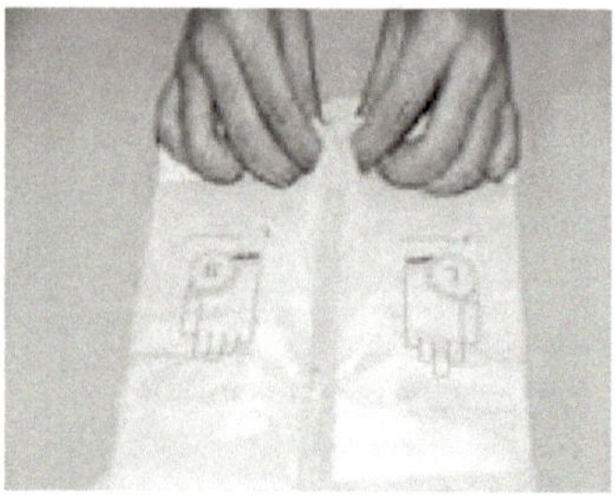

图 7-28 双手打开内包装外层

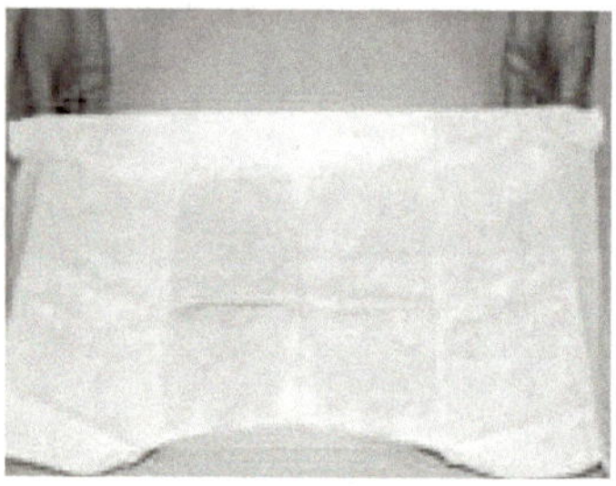

图 7-29 暴露无菌手套

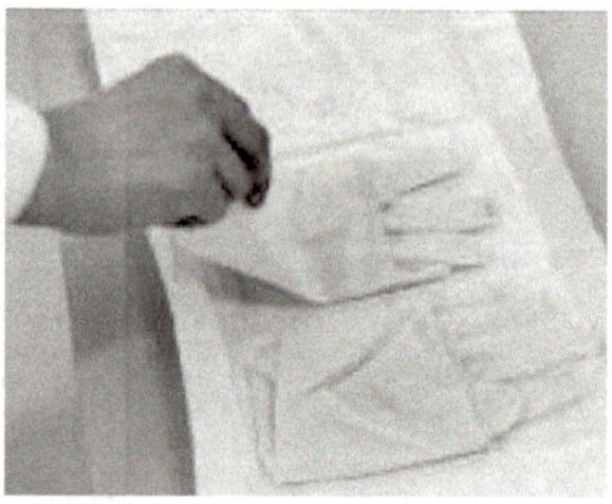

图 7-30 取出左手手套

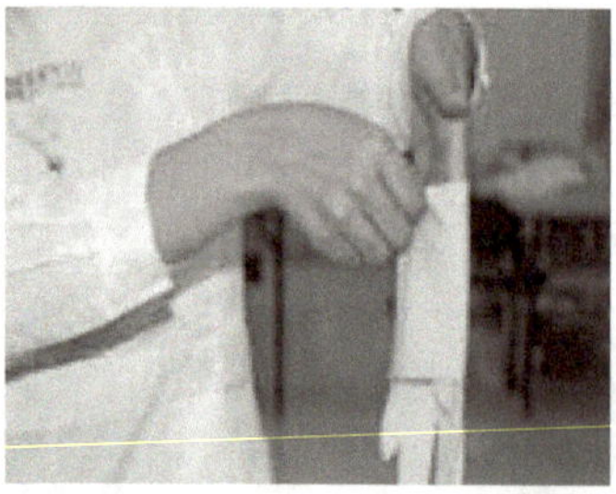

图 7-31 戴左手手套

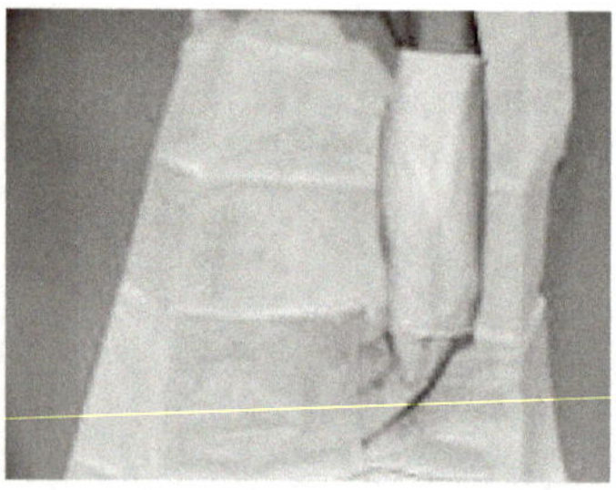

图 7-32 插入反折边内取出右手手套

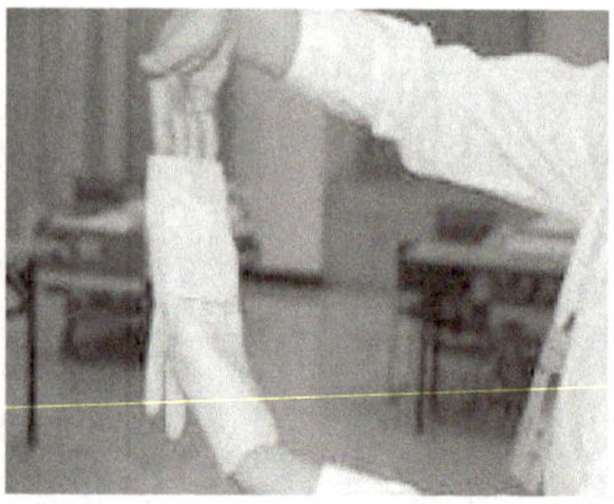

图 7-33 戴右手手套

笔记栏

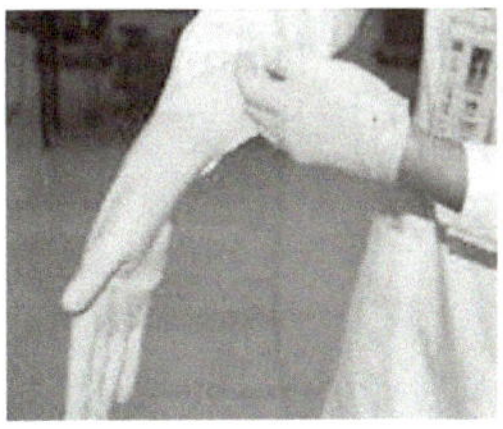

图 7-34　上翻右手手套反折部套住袖口

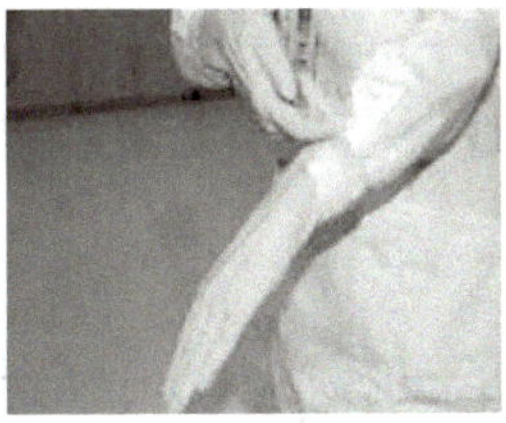

图 7-35　上翻左手手套反折部套住袖口

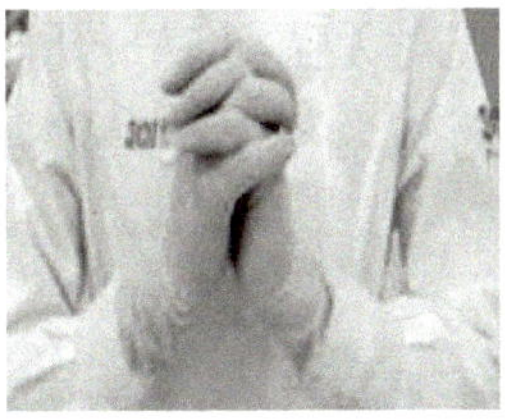

图 7-36　双手交叉置于胸前

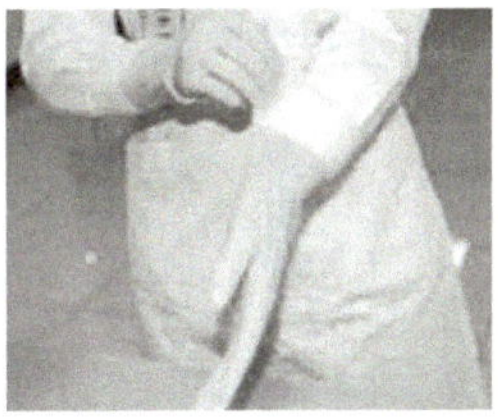

图 7-37　捏提手套外面

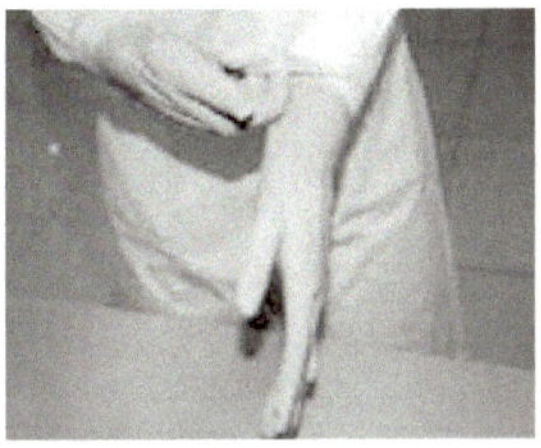

图 7-38　翻转手套口脱至手中部

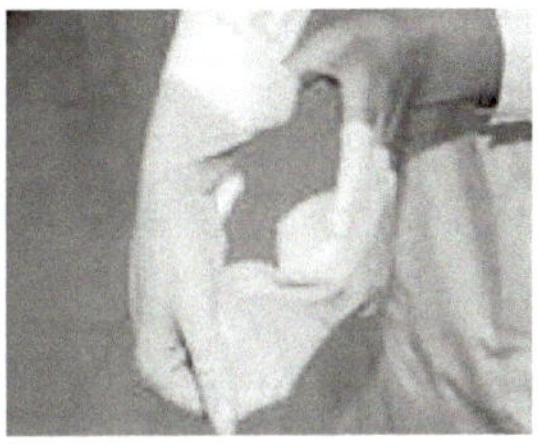

图 7-39　拇指伸入另一手套内

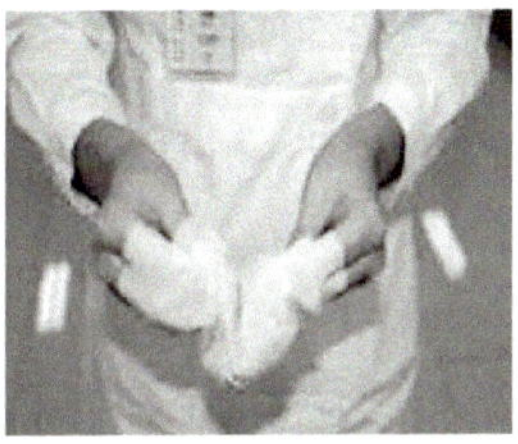

图 7-40　翻转手套内面脱下手套

五、实 训 流 程

准备：核对医嘱→患者评估→环境评估→自身评估→用物评估

↓

使用无菌持物钳：检查无菌包→开盖取钳→使用（钳端向下，不倒转）→放钳（闭合垂直放回）

↓

使用无菌包：检查无菌包→解开系带→开包（检查并取出化学指示条）→取物→包回→注明（日期、时间、签名）

↓

铺无菌盘：擦拭治疗盘→检查无菌包→开包→取巾→铺盘→放无菌物品→折巾→记录

↓

使用无菌容器：检查无菌纱布罐→开无菌纱布罐盖→内面向上稳妥放置或拿在手中→取物→盖严→检查药碗包→打开→手持→托底→放置治疗盘一侧

↓

笔 记 栏

使用无菌溶液：查对无菌溶液→开瓶盖→消毒→开塞→冲洗瓶口→倒溶液于换药碗内→消毒→盖瓶塞→标注→无菌盘铺好备用→记录

↓

戴无菌手套：打开无菌盘一角→查对手套→打开→取手套→戴手套→取换药碗操作→脱手套

↓

整理记录：分类处理用物→洗手→脱口罩→记录→签名

六、注意事项

1. 无菌区域必须清洁干燥，无菌巾避免潮湿。
2. 开包后的无菌包和开封后的无菌溶液有效期均为 24 小时。
3. 无菌盘有效期限不超过 4 小时。
4. 戴手套时应注意未戴手套的手不可触及手套外面，而戴手套的手则不可触及未戴手套的手或另一手套的里面。戴手套后如发现破裂，应立即更换。

七、无菌技术操作考核评分标准（表 7-1）

表 7-1 无菌技术操作考核评分标准

	操作步骤	技术要求	分值
评估	评估患者	患者伤口情况	2
	评估环境	环境符合操作要求	3
	评估用物	实训用物齐全，放置合理	6
	自身评估	仪表大方，举止端庄，着装符合要求，洗手，戴口罩	4
计划	护理目标	在医疗护理操作中防止发生感染和交叉感染	5
实施	无菌持物钳的使用	1. 擦治疗盘及台面	10
		2. 检查无菌持物钳包有无破损、潮湿指示胶带是否变色	
		3. 打开无菌持物钳包，取出持物钳筒于治疗台面上，标明日期及时间	
		4. 取放无菌持物钳时，钳端闭合向下，用后立即放回容器内	
	无菌包的使用	1. 解开无菌包，系带卷好，手勿触及包的内面	10
		2. 将无菌包按原折痕包好，在标签上注明开包日期、时间	
	铺无菌盘	1. 取、用、铺治疗巾方法正确，不污染	10
		2. 无菌物品放置合理、不跨越无菌区	
	使用无菌容器	1. 容器开盖方法正确、无污染	10
		2. 取、放物品时方法正确，不跨越无菌区	
		3. 容器盖子用毕即盖严，方法正确，无污染	

笔记栏

续表

	操作步骤	技术要求	分值
实施	使用无菌溶液	1. 核对无菌溶液，检查药液质量	10
		2. 开瓶盖方法正确，不污染	
		3. 倒液方法正确，不污染	
	戴无菌手套	1. 查手套号码及灭菌日期	10
		2. 取、戴手套方法正确，不污染	
		3. 脱手套方法正确，用后处理正确	
	整理记录	1. 清理用物，分类处理	5
		2. 洗手，脱口罩，记录正确	
评价	质量标准	无菌观念强，查对到位，动作连贯、轻巧	10
	熟练程度	认真查对，实训流程熟练，动作规范	4
	操作时间	8 分钟内完成操作，每超时 30 秒钟扣 0.5 分	1

实训 7-2　隔离技术

一、实训目的

1. 了解隔离技术的目的及注意事项。
2. 学会使用口罩、洗手、穿脱隔离衣、使用避污纸等隔离技术。

二、临床情景

患者，男性，56 岁，破伤风患者。查体：T 37.8℃，P 102 次 / 分，R 22 次 / 分，BP 110/80mmHg。医嘱：接触隔离。请问：作为当班护士，你应如何完成此项操作?

三、实训用物

1. 口罩、隔离衣及隔离衣架。
2. 洗手刷、毛巾、消毒液。

四、隔离技术

（一）口罩的使用

1. 戴医用防护口罩　见图 7-41～图 7-44。

笔记栏

2. 戴一次性普通口罩或外科口罩　见图 7-45～图 7-47。

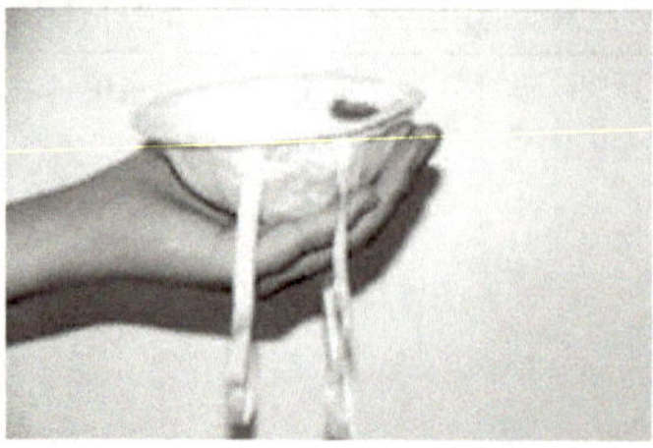
图 7-41　医用防护口罩

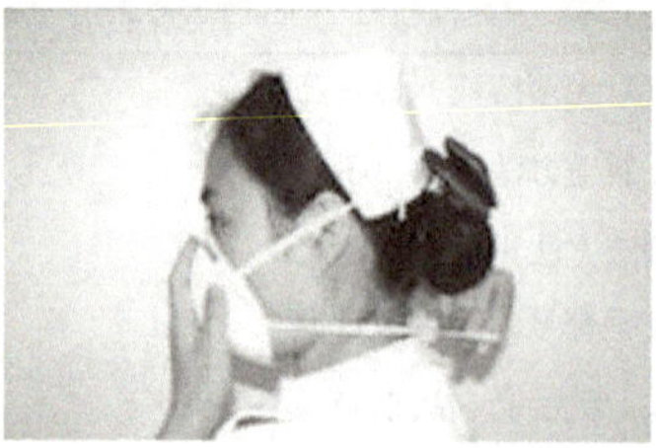
图 7-42　戴医用防护口罩

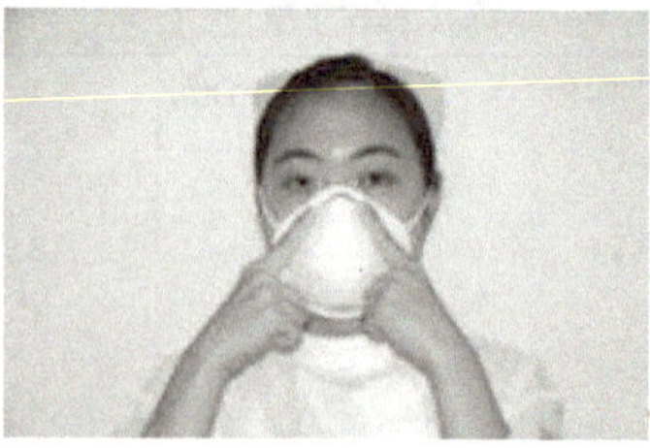
图 7-43　示指紧压鼻梁两侧

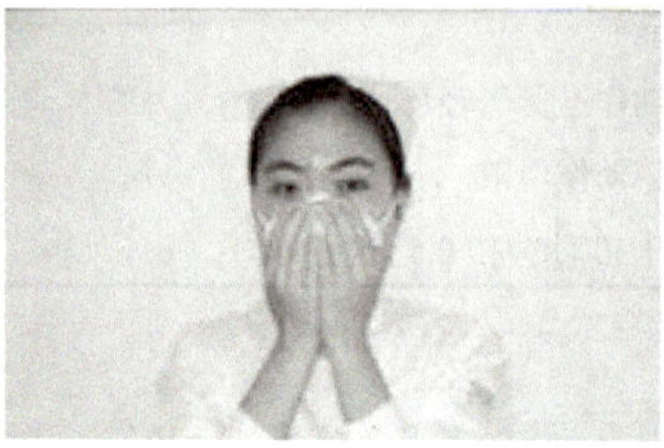
图 7-44　正、负压测试检查密合性

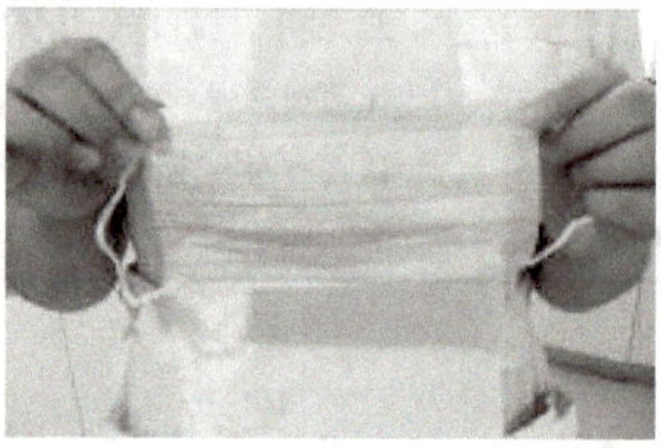
图 7-45　一次性普通口罩

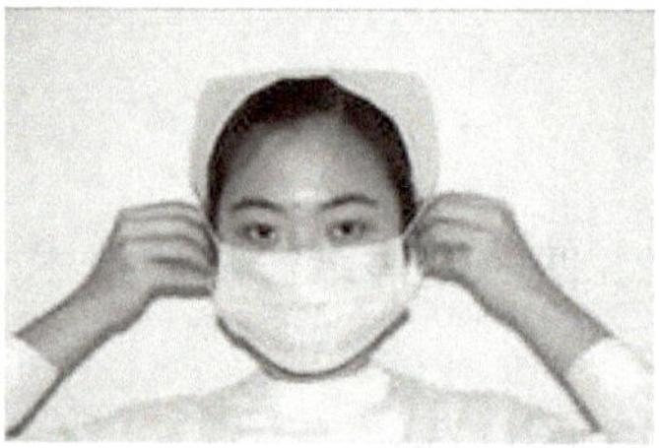
图 7-46　戴一次性普通口罩

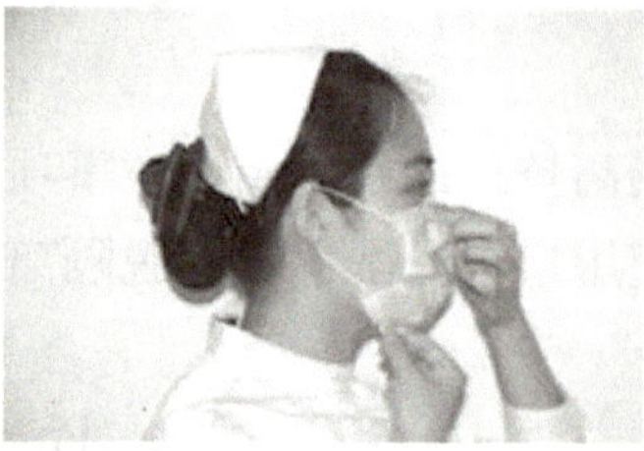
图 7-47　口罩覆盖口鼻和下颌

（二）七步洗手法

七步洗手法见图 7-48～图 7-54。

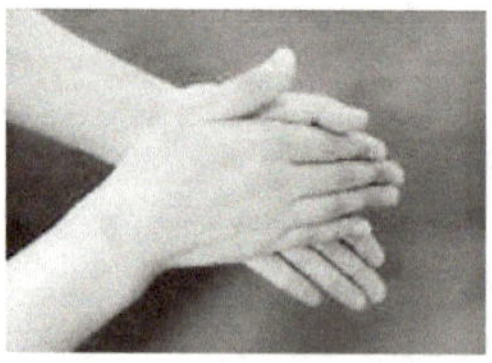
图 7-48　掌心相对

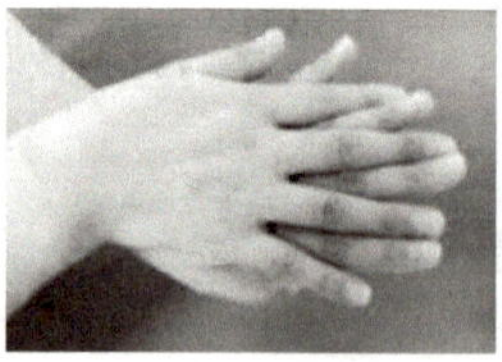
图 7-49　清洗手背

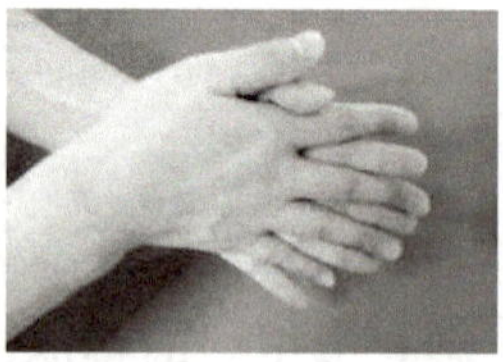
图 7-50　清洗指缝

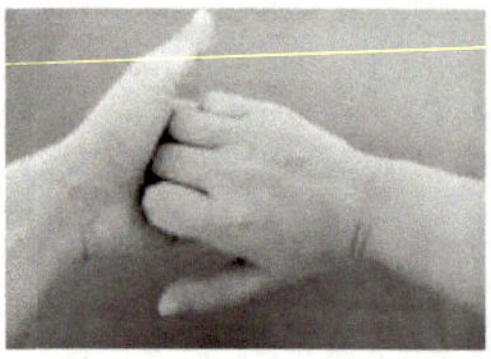
图 7-51　清洗手指关节

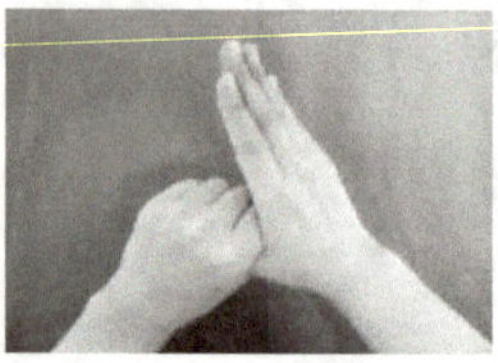
图 7-52　清洗拇指

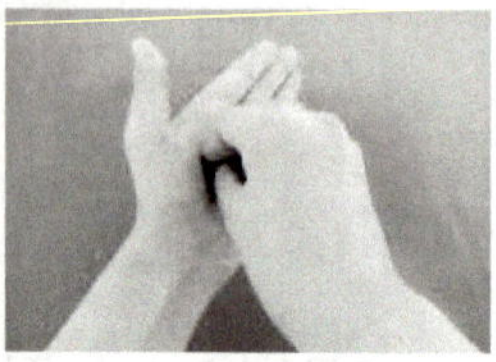
图 7-53　清洗指尖

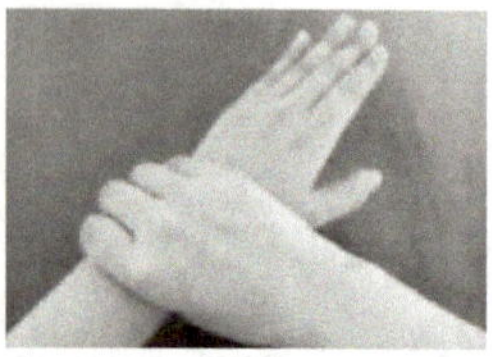
图 7-54　清洗手腕

笔记栏

（三）穿和脱隔离衣

穿、脱隔离衣见图 7-55～图 7-64。

（四）使用避污纸

正确取用避污纸的方法见图 7-65。

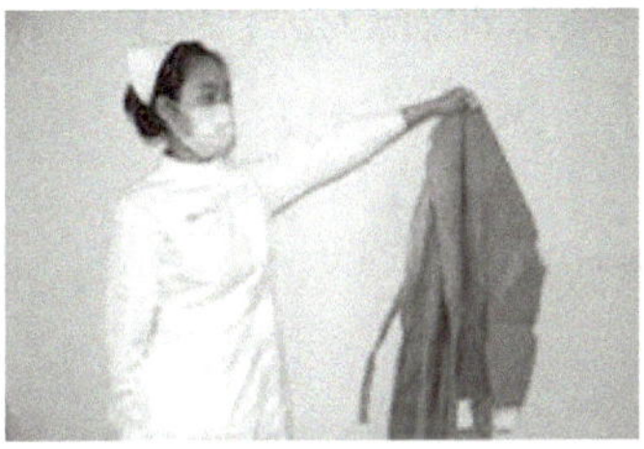

图 7-55　手持衣领取出隔离衣

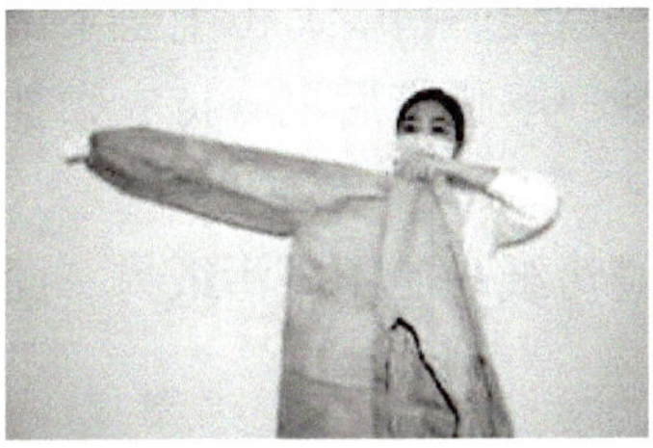

图 7-56　一手伸入一侧袖内

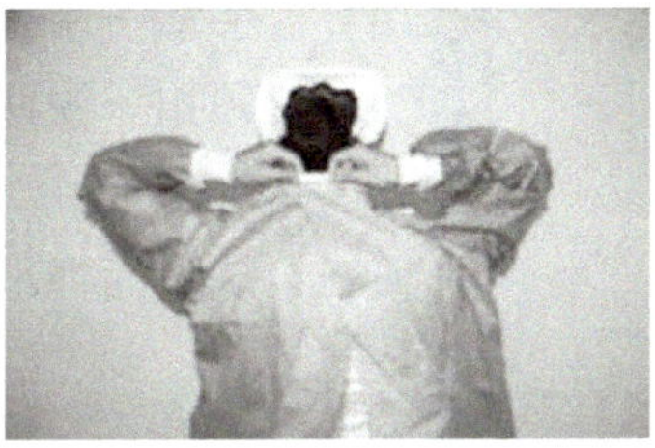

图 7-57　顺领子边缘粘好或系好衣领

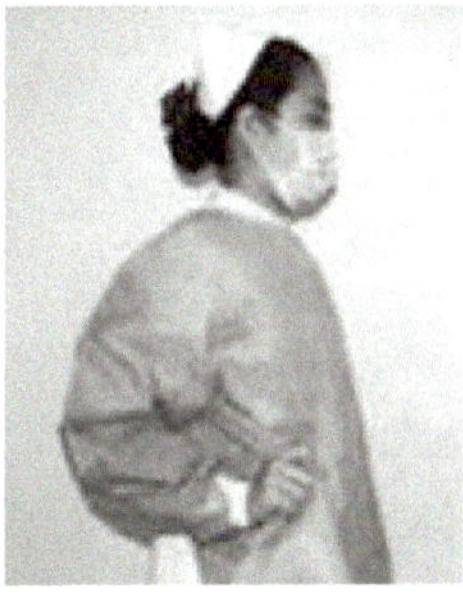

图 7-58　捏住两侧衣边

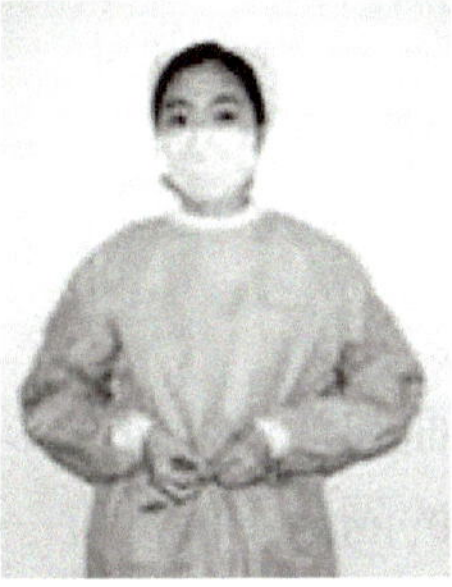

图 7-59　系腰带

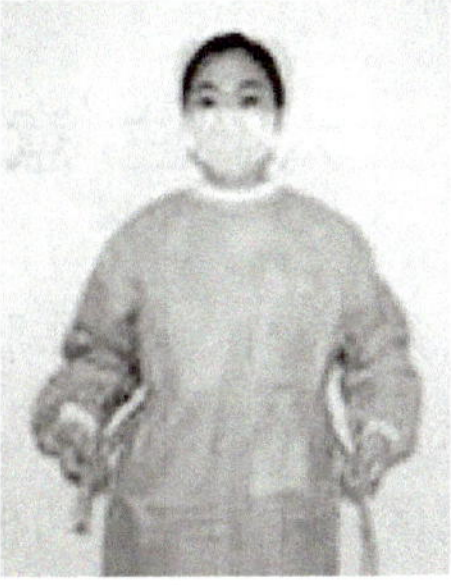

图 7-60　解开腰带

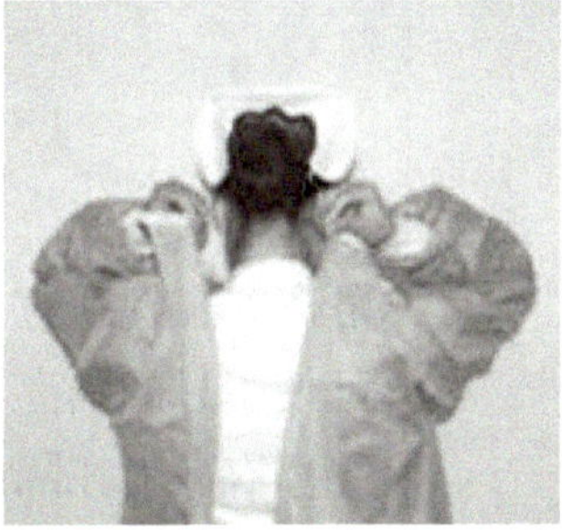

图 7-61　解开衣领带

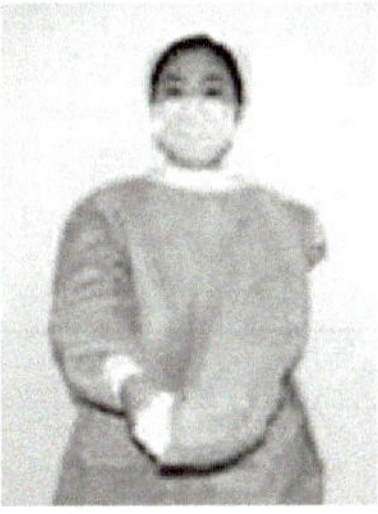

图 7-62　拉下袖口

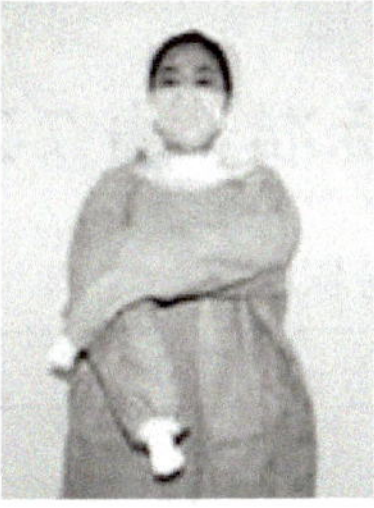

图 7-63　双手从袖筒中退出（正面）

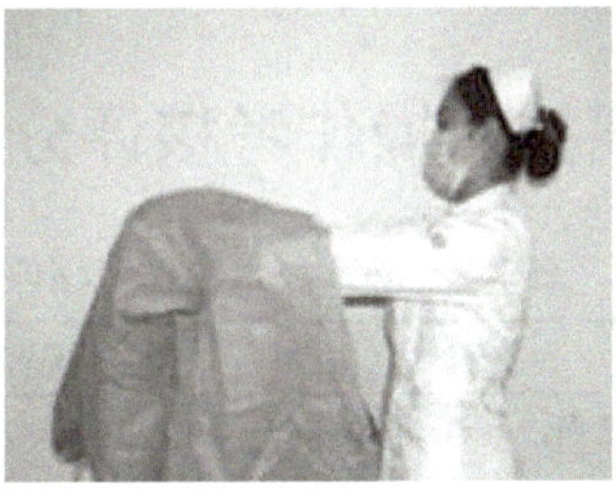

图 7-64　双手从袖筒中退出（侧面）

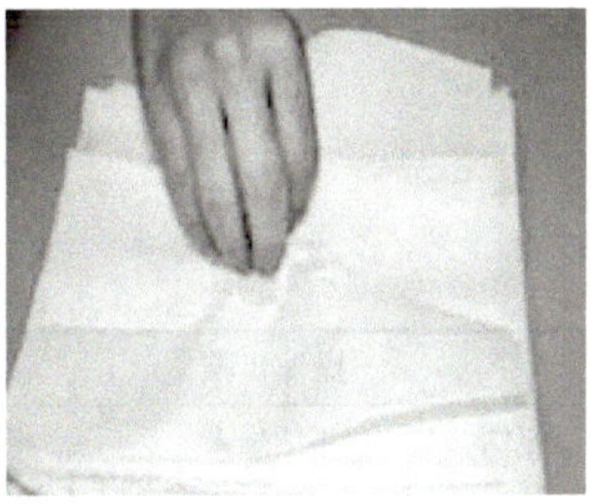

图 7-65　正确取纸

五、实 训 流 程

笔 记 栏

准备：患者评估→环境评估→自身评估→用物评估（查对用物、戴口罩）

穿隔离衣：取隔离衣（清洁面朝向自己）→穿两袖→扣领扣（注意衣领不可触及面部）→扣袖口→背后对齐向一侧折叠→交叉腰带并系好

脱隔离衣：解袖口（卷至肘部以上）→交替刷双手 2 遍（前臂—手腕—手背—手掌—手指—指缝—指尖，由上至下）→清水冲洗→擦干双手→解领扣→脱两袖→解腰带后甩→持衣领挂好

用避污纸：从上面抓取避污纸→使用避污纸另一面拿取物品

整理记录：用物归还原处→污衣处理

六、注 意 事 项

1. 隔离衣长短适宜，须严密遮盖工作服。
2. 已使用过的隔离衣，须严格区分清洁面和污染面。
3. 隔离衣只能在隔离区域使用，不同种的隔离不能共穿一件隔离衣。
4. 在污染区应该污染面朝外。在清洁区则清洁面朝外。
5. 隔离衣每日更换，如弄湿或污染时，应立即更换。

七、隔离技术操作考核评分标准（表 7-2）

表 7-2 隔离技术操作考核评分标准

操作步骤		技术要求	分值
评估	评估患者	患者病情、隔离的种类	3
	评估环境	环境符合操作要求	2
	评估用物	隔离衣大小是否合适，挂放是否得当，消毒液配制浓度是否合适	5
	自身评估	仪表大方，举止端庄，着装符合要求，洗手，戴口罩	10
计划	护理目标	保护患者和工作人员，避免交叉感染	5
实施	穿隔离衣	1. 手持衣领，清洁面朝自己，不污染工作服 2. 保持衣领清洁，扣领扣时袖口不可触及衣领、面部和帽子 3. 两手在背后将衣边对齐时不能污染隔离衣的内面 4. 系腰带方法要正确	25

笔 记 栏

续表

	操作步骤	技术要求	分值
实施	脱隔离衣	1. 刷手方法、步骤要正确	25
		2. 刷洗时腕部应低于肘部，避免污水倒流	
		3. 取出毛巾擦干双手	
		4. 隔离衣挂在半污染区，清洁面向外；挂在污染区，则应污染面向外	
	用避污纸	1. 从上面抓取避污纸	5
		2. 使用避污纸另一面拿取物品	
	整理记录	1. 清理用物	5
		2. 用物预处理	
评价	质量标准	穿衣、脱衣步骤正确、无污染，隔离观念强	10
	熟练程度	动作连贯、着装整齐，操作熟练准确	4
	操作时间	5 分钟内完成操作，每超时 30 秒钟扣 0.5 分	1

笔记栏

第八章

生命体征监测技术

生命体征是体温、脉搏、呼吸和血压的统称，是衡量机体身心状况的指标。

体温是指身体内部胸腔、腹腔和中枢神经的温度。体温测量方法有口腔测量法、腋下测量法及直肠测量法，正常人腋下体温为36～37℃。脉搏是动脉管壁随着心室的舒张、收缩而出现的节律性搏动。呼吸是机体与外界环境进行气体交换的过程。机体通过呼吸从外界环境中摄取氧气，排出二氧化碳，确保机体新陈代谢的正常进行和内环境的相对稳定。血压是指血管内的血液对于单位面积血管壁的侧压力。

本章介绍的生命体征观察包括对体温、呼吸、脉搏和血压的测量及记录。

实训 8-1　体温、脉搏、呼吸、血压的测量

一、实训目的

1. 了解生命体征测量的目的及注意事项。
2. 学会体温、脉搏、呼吸及血压的测量护理操作技能。

二、临床情景

患者，男性，65岁。既往高血压史，2天前受风后出现发热、头痛、咽痛等症状入院，作为责任护士，你如何给患者测量体温、脉搏、呼吸及血压?

三、实训用物

1. 治疗盘　体温计、纱布、液体石蜡（肛温）、卫生纸（肛温）、一盛有消毒液的容器、听诊器，血压计，秒表。

笔记栏

2. 记录本、笔、弯盘。
3. 治疗车、洗手液。

四、体温、脉搏、呼吸、血压测量方法

具体方法见图 8-1～图 8-5。

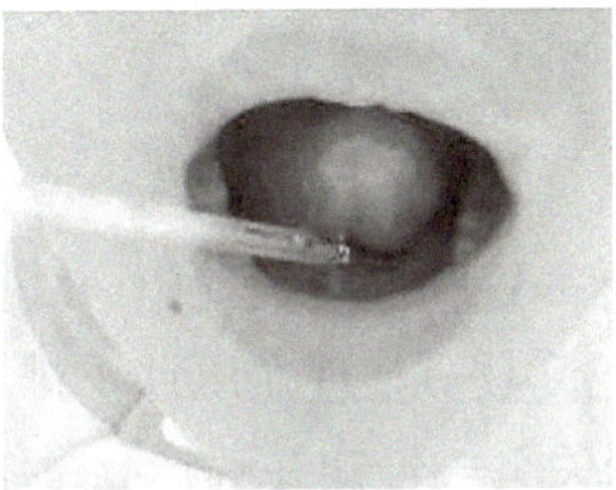

图 8-1　水银端放于患者舌下热窝处

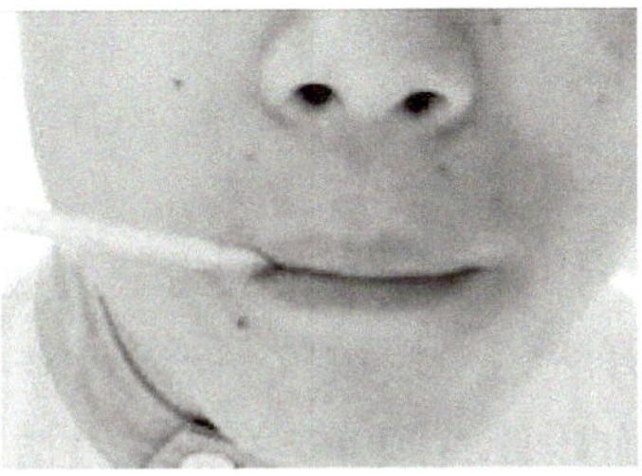

图 8-2　口腔测温

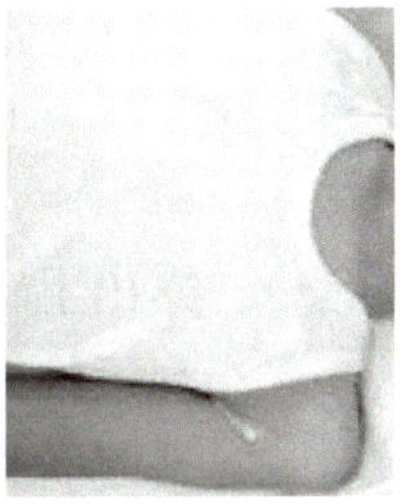

图 8-3　腋下测温

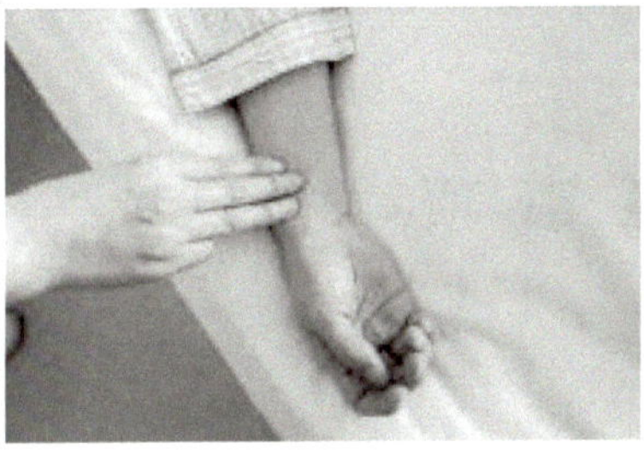

图 8-4　脉搏测量

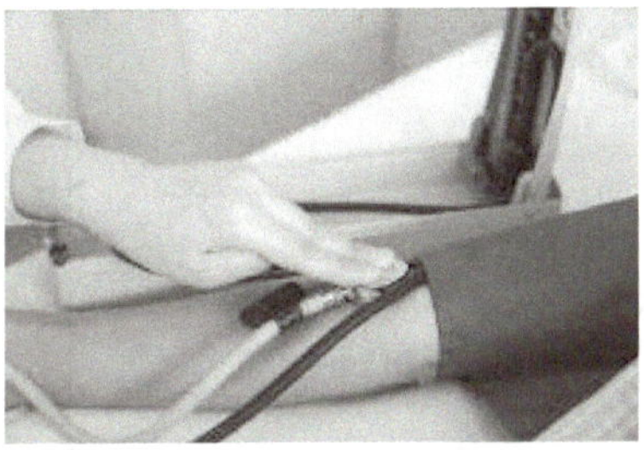

图 8-5　上肢血压测量

五、实 训 流 程

准备：患者评估→环境评估→自身评估→用物评估（体温计、血压计无破损）

↓

体位准备：携用物至床旁→核对解释→取舒适体位

↓

测体温：口温：甩表→斜置→闭唇→取表→读数→记录
腋温：甩表→擦腋→放表→夹紧→取表→读数→记录
肛温：甩表→润滑→露肛→插表→扶持→取表→擦拭→读数→记录

↓

笔记栏

↓

测脉搏：手臂置于床上→测脉（以中指、示指、环指指端按压桡动脉）→计数（一般 30 秒，脉搏异常 1 分钟）→记录

↓

测呼吸：观察胸腹部→计数（一般 30 秒，呼吸异常 1 分钟）→记录

↓

测血压：露出上臂→伸直肘臂→缠袖带→触肱脉→置胸件→关气门→缓充气→观汞柱→开气门→慢放气→辨声音→记读数→整理血压计（排尽袖带余气，将血压计右倾 45°关闭水银槽开关）→告知并解释测量结果

↓

整理记录：整理床单位→交代注意事项→整理用物→洗手→脱口罩→记录→签名

六、注 意 事 项

（一）测体温的注意事项

1. 根据患者的病情、自理程度选择合适的测温方法及部位。口鼻手术、不合作者、呼吸困难、儿童不用口表测量温度；测腋表时要擦干腋窝，极度消瘦的患者不用腋表测温；腹泻、直肠或肛门手术，心肌梗死患者不宜用直肠测温法。

2. 对精神异常、昏迷以及患儿要注意试温安全，预防损伤。

3. 传染病患者应专人专用，单独消毒。

4. 切勿把体温计放在热水中清洗或沸水中煮，以防爆裂。

（二）测脉搏的注意事项

1. 不可用拇指诊脉，因拇指小动脉搏动较强易与患者的脉搏相混淆。

2. 患者如有紧张、剧烈运动、哭闹等情况，需等患者稳定下来再测量。

3. 偏瘫患者应测健侧，有动静脉瘘的患者应测健侧。

4. 脉搏短绌的测量方法　由两名护士一人测脉搏，一人测心率，测心率护士看表叫开始，测 1 分钟结束。脉搏短绌者以分数式记录，记录方式为心率 / 脉率。

笔 记 栏

（三）测呼吸的注意事项

1. 呼吸的速率会受到意识的影响，测量时不必告诉患者。
2. 如患者紧张、剧烈运动、哭闹等情况需等患者稳定下来再测量。
3. 呼吸不规则的患者及婴幼儿应测 1 分钟。
4. 呼吸微弱或危重患者，可用少许棉花置于鼻孔前，观察棉花被吹动的次数，测 1 分钟。

（四）测血压的注意事项

1. 患者的情绪、运动影响血压的准确性，因此测血压前应休息 30 分钟。
2. 需密切观察血压的患者，应做到四定：定时间、定部位、定体位、定血压计，以便准确观察血压的动态变化。
3. 肢体的血液循环有障碍，影响血压的准确性，所以偏瘫的患者应测健侧。
4. 如发现血压听不清或异常时，应重测。先驱净袖带内空气，使汞柱降至“0”，稍休息片刻再行测量，必要时作对照复查。
5. 测量时血压计不要面对患者，以免紧张而影响其准确性。
6. 测血压时操作者下蹲，目光应与水银柱平行。

七、操作用语

××× 您好！现在给您测量体温好吗？请问你半个小时前吃过食物、喝过热开水或冷饮料吗？因为冷或热的食物都会影响体温的正确性，现在请您扶住体温表，好吗？

请您伸出手臂，我给您数脉搏，现在给您量血压了，测量过程中手臂会感觉紧，不过很快就好了。

您好，测量结束了，您体温 ××℃，血压为 ××mmHg，请您注意休息，谢谢您的配合，等会儿我再来看您，如果您感到不舒服请按呼叫器，好吗？

八、　体温、脉搏、呼吸、血压测量操作考核评分标准（表 8-1）

表 8-1　体温、脉搏、呼吸、血压测量操作考核评分标准

操作步骤		技术要求	分值
评估	评估患者	1. 情绪稳定，30 分钟前无剧烈运动	6
		2. 了解患者身体状况、心理状态	
		3. 告知相关事宜，征询患者同意	

笔记栏

续表

	操作步骤	技术要求	分值
评估	评估环境	环境符合操作要求	2
	评估用物	实训用物齐全，放置合理	3
	自身评估	仪表大方，举止端庄，着装符合要求，洗手，戴口罩	4
计划	护理目标	患者及家属知晓体温、脉搏、呼吸、血压测量的目的，能说出其注意事项并配合操作	5
实施	体位准备	携用物至床旁，核对解释，取舒适体位	7
	测体温	根据病情、年龄等因素选择测量方法 1. 测口温　斜放舌下热窝3分钟，闭唇，取表记录 2. 测腋温　擦干腋下汗渍，放表于腋窝深处5～10分钟，夹紧，取表记录 3. 测肛温　润滑，露肛，插表3～4cm，扶持3分钟，取表记录	15
	测脉搏	手臂置于床上，以中指、示指、环指指端按压桡动脉，计30秒（脉搏异常1分钟），记录	8
	测呼吸	观察胸腹部，计30秒（呼吸异常1分钟），记录	8
	测血压	露出上臂，伸直肘臂，缠袖带，触肱脉，置胸件，关气门，缓充气，观汞柱，开气门，慢放气，辨声音，记读数，整理血压计（排尽袖带余气，将血压计右倾45°关闭水银槽开关）	15
	整理记录	1. 告知并解释测量结果，协助取舒适卧位，整理病床单位 2. 清理用物，分类处理 3. 洗手，脱口罩，记录正确	12
评价	质量标准	患者安全，心情舒畅，动作连贯、轻巧	5
	熟练程度	爱伤观念强，操作流程熟练，动作规范	4
	人文关怀	沟通有效，关爱患者，言语行为符合临床要求	5
	操作时间	6分钟内完成操作，每超时30秒钟扣0.5分	1

实训 8-2　体温单的记录

一、实训目的

1. 了解体温单记录的目的及注意事项。
2. 学会绘制体温单。

二、临床情景

患者，男性，70岁。因咳嗽、咳痰伴喘息2天就诊，既往有支气管哮喘病史，上午9：00步行入呼吸内科。查体：T 36.8℃，P 90次/分，R 23次/分，

笔记栏

BP 150/90mmHg，体重 52kg。护士应如何绘制患者体温单？

三、实训用物

实训用物包括体温单、笔（蓝钢笔、红钢笔、红蓝铅笔）、尺。

四、实训流程

眉栏填写：蓝钢笔填写（姓名、科别、病室、床号、住院号及入院日期、住院天数等）→“日期”栏填写（年 - 月 - 日）→“住院日数”栏填写→红钢笔填写（手术后日数）

↓

40～42℃横线之间填写：红钢笔填写（入院、转入、手术、分娩、出院、死亡等时间，按 24 小时制计数，精确至分钟）

↓

体温曲线绘制：蓝铅笔绘制（口温●、腋温 ×、肛温○）→蓝线连接

↓

脉搏曲线绘制：红铅笔绘制（脉搏●、心率○）→红线连接

↓

呼吸曲线绘制：蓝铅笔绘制○→蓝线连接（呼吸机使用 R）

↓

底栏填写：蓝钢笔填写（血压、体重、尿量、大便次数、出入量等）→空格机动（药物过敏试验）

↓

整理用物：用物放回原处→体温单放入病历夹

五、注意事项

1. 新入院患者第一次生命体征要跟开医嘱时间相对应，前后不超过半小时。

笔记栏

2. 体温“不升”、“患者不在”写于34～35℃之间，未测体温前后两次体温断开不连。物理降温后体温以红圈表示并用红色虚线与物理降温前的体温相连。

3. 入院当天应有血压记录 每日血压2次或超过2次以上的要记入护理记录单。

4. 一天一次的生命体征统一定在14：00，一天两次的生命征统一定在6：00、14：00，一天4次生命体征记录时间为6：00、10：00、14：00、18：00，一天6次生命体征记录时间为6：00、10：00、14：00、18：00、22：00、24：00。

5. 每页体温单上要有一次体重记录，凡因各种原因不能测体重者记录“卧床”。每周一测量全科患者体重。

6. 出入量要记入体温单，尿量、出入量记录前一天的数字。

7. 发热者37.5℃以上测体温每天4次，38.5℃以上每天测体温6次，体温正常3天后可改为一天一次。

8. 转入患者打出体温单后补填“转科”二字，原来的体温单不要。

9. 空格作机动用，记录痰量、引流液量、抽出液量、腹围等数字。

六、体温单的记录操作考核评分标准（表8-2）

表8-2 体温单的记录操作考核评分标准

操作步骤		技术要求	分值
评估	评估环境	环境安静、整洁	2
	评估用物	实训用物齐全，放置合理	3
	自身评估	仪表大方，举止端庄，着装符合要求	5
计划	护理目标	独立完成体温单的记录	5
实施	眉栏填写	蓝钢笔填写［姓名、科别、病室、床号、住院号、入院日期、住院天数等，“日期”栏填写（年-月-日），“住院日数”栏］，红钢笔填写（手术后日数）	10
	40～42℃横线之间填写	红钢笔填写入院、转入、手术、分娩、出院、死亡等时间，按24小时制计数，精确至分钟	10
	体温曲线绘制	蓝铅笔绘制（口温●、腋温×、肛温○），相邻体温蓝线连接	12
	脉搏曲线绘制	红铅笔绘制（脉搏●、心率○），相邻脉搏或心率红线连接	12
	呼吸曲线绘制	蓝铅笔绘制○，相邻呼吸蓝线连接（呼吸机使用R）	12
	底栏填写	蓝钢笔填写（血压、体重、尿量、大便次数、出入量等），空格机动（药物过敏试验）	12
	整理用物	用物放回原处。体温单放入病历夹内	7
评价	质量标准	内容完整，页面清晰，数值准确，符号正确	5
	熟练程度	绘制过程熟练，动作规范	4
	操作时间	10分钟内完成操作，每超时30秒钟扣0.5分	1

笔记栏

第九章

患者生活护理技术

清洁是人类最基本的生理需要，清洁可清除身体表面污垢，促进血液循环，改善自我形象，是维持和获得健康的重要保证。当人患病时，其自理能力会出现不同程度的下降，因此，做好患者的生活护理是护士的重要职责。护士应及时评估患者的清洁状况及生活自理能力，制订生活护理计划并实施，使患者舒适，促进其身心健康。

本章主要介绍对缺乏自理能力患者的口腔护理、头发护理、皮肤护理。

实训 9–1　特殊口腔护理

一、实训目的

1. 了解特殊口腔护理的目的及注意事项。
2. 学会口腔护理刷牙的顺序及特殊口腔护理技术。

二、临床情景

患者，男性，56 岁。诊断：“急性胰腺炎”。入院后禁食 3 天，患者口唇干裂，腭部有异常分泌物，口腔有异味。请问：作为当班护士，你如何选择正确的漱口液为患者进行口腔护理?

三、实训用物

1. 治疗盘内　治疗碗两只（一只盛漱口液浸湿的棉球，一只盛温开水）、吸水管、弯血管钳、镊子、弯盘、纱布、无菌干棉签（一次性）、压舌板、一次性治疗巾、液体石蜡、手电筒，必要时备张口器。

2. 视病情备外用药。

笔记栏

四、擦洗口腔顺序

将治疗巾围于患者颌下及胸前，用弯血管钳夹紧棉球擦洗口腔（图 9-1、图 9-2）。

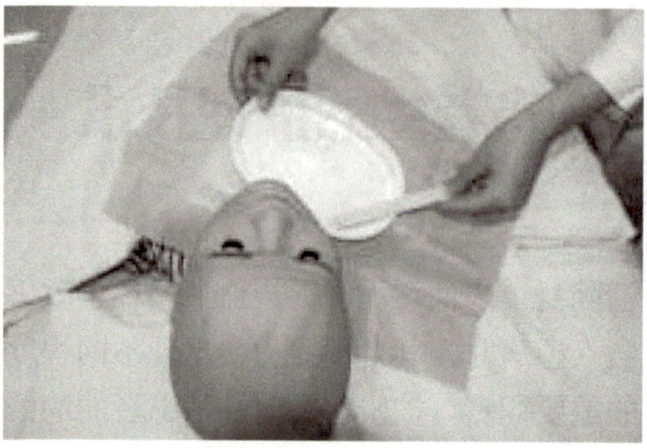

图 9-1 治疗巾围于颌下及胸前

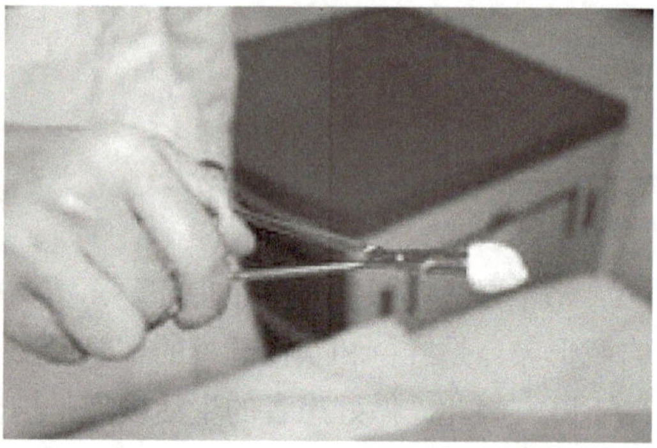

图 9-2 弯血管钳夹紧棉球擦洗法

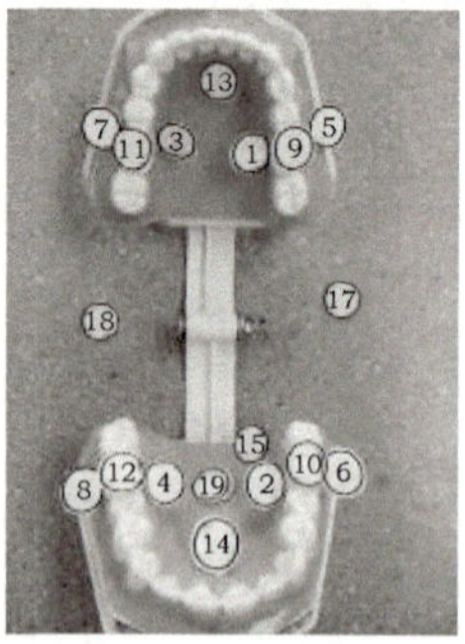

图 9-3 擦洗口腔顺序

（1）擦洗牙齿内侧面，擦洗顺序：①左上内，②左下内，③右上内，④右下内（图 9-3）。

（2）擦洗牙齿外侧面，擦洗顺序：⑤左上外，⑥左下外，⑦右上外，⑧右下外（图 9-3）。

（3）擦洗牙齿咬合面，擦洗顺序：⑨左上咬合面，⑩左下咬合面，⑪右上咬合面，⑫右下咬合面（图 9-3）。

（4）擦洗腭、舌、颊，擦洗顺序：⑬上腭，⑭口底，⑮舌背，⑯舌腹面，⑰⑱两颊部（图 9-3）。

五、实 训 流 程

准备：核对医嘱→患者评估→环境评估→自身评估→用物评估（查对：医嘱、治疗卡、漱口液、用物）

↓

体位准备：携用物至床旁→核对解释→卧位（头偏向一侧）→铺治疗巾→置弯盘

↓

漱口：湿润口唇→观察口腔→取出义齿→协助温水漱口→吐于弯盘内

↓

笔 记 栏

擦洗：擦牙左外侧面（咬合上下齿）→右外侧面→左上内侧面（张口）→左上咬合面→左下内侧面→左下咬合面→弧形擦左颊→同法擦对侧→横擦硬腭→擦舌面→擦舌下→漱口→吐于弯盘内

↓

观察：检查口腔→酌情涂药→酌情护唇→撤治疗巾→清点棉球

↓

整理记录：协助取舒适卧位→整理床单位→分类处理用物→洗手→脱口罩→记录→签名

六、注 意 事 项

1. 动作轻柔，以免损伤口腔黏膜。
2. 昏迷患者禁忌漱口。
3. 棉球不可过湿，每次 1 个，须夹紧。
4. 长期应用抗生素者，注意观察口腔黏膜。

七、操 作 用 语

××× 您好！因病情需要，现在准备给您漱漱口，洗洗牙好吗？清洁口腔后，您会感到舒适一些，希望您能配合，尽量放松，取侧卧位好吗？

您口唇很干，现在我为您湿润一下口唇，请吸点水漱口好吗？不要紧张，我会很轻的。您配合得很好，请咬合上下齿，有什么不舒服可以告诉我。

谢谢您的配合，等会儿我再来看您，如果您感到不舒服请按呼叫器，好吗？

八、特殊口腔护理操作考核评分标准（表 9-1）

表 9-1　特殊口腔护理操作考核评分标准

操作步骤		技术要求	分值
评估	评估患者	1. 核对医嘱	6
		2. 了解患者身体状况、心理状态和口腔情况	
		3. 告知相关事宜，征询患者同意	
	评估环境	环境符合操作要求	2
	评估用物	视病情或按医嘱备漱口液，实训用物齐全，放置合理	3
	自身评估	仪表大方，举止端庄，着装符合要求，洗手，戴口罩	4

笔记栏

续表

	操作步骤	技术要求	分值
计划	护理目标	患者及家属知晓口腔护理的目的，能说出其注意事项并配合操作	5
实施	体位准备	1. 核对解释，患者体位正确	10
		2. 颌下垫治疗巾	
		3. 放置弯盘	
	漱口	1. 湿润口唇	10
		2. 观察口腔（用手电筒和压舌板），有活动义齿者取下	
		3. 协助漱口（昏迷患者除外）	
	擦洗	1. 持镊子和血管钳手法正确	25
		2. 拧棉球动作规范	
		3. 擦洗棉球湿度适宜、擦洗面积有效	
		4. 擦洗顺序正确、无遗漏	
		5. 协助漱口，拭去口角水渍	
	观察	1. 再次观察口腔，酌情用外用药	8
		2. 撤去治疗巾，清点棉球个数	
	整理记录	1. 协助患者取舒适卧位，整理病床单位	12
		2. 清理用物，分类处理	
		3. 洗手，脱口罩，记录正确	
		4. 交代注意事项，致谢	
评价	质量标准	无菌观念强，查对到位，动作连贯、轻巧	5
	熟练程度	认真查对，爱伤观念强，实训流程熟练，动作规范	4
	人文关怀	沟通有效，关爱患者，言语行为符合临床要求	5
	操作时间	8 分钟内完成操作，每超时 30 秒钟扣 0.5 分	1

实训 9-2　预防压疮护理

一、实训目的

1. 了解预防压疮护理的目的及注意事项。
2. 学会背部按摩的方法等预防压疮护理技术。

二、临床情景

患者，男性，50 岁。因脑血栓入院治疗，生活不能自理。为了预防并发症的发生，需要为患者清洁和按摩皮肤。请问：护士应如何为患者进行预防压疮护理？需要注意些什么？

笔记栏

三、实训用物

1. 治疗盘、预防压疮器具、治疗碗、50% 乙醇、水壶内盛 40～45℃温水。
2. 治疗车、便盆、毛巾、大浴巾、清洁衣裤、脸盆、屏风。

四、预防压疮护理的方法

预防压疮护理方法见图 9-4～图 9-11。

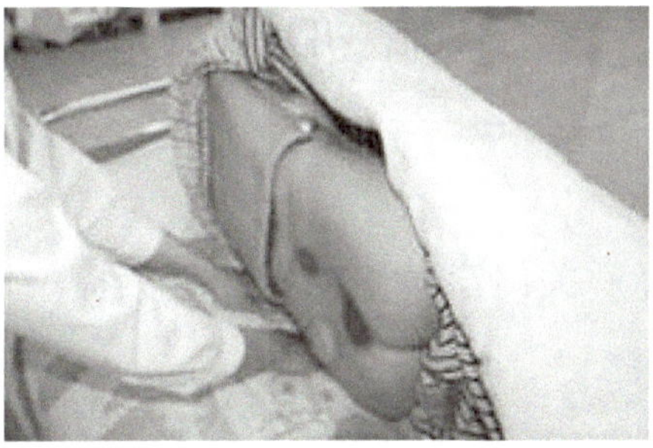

图 9-4　暴露背部

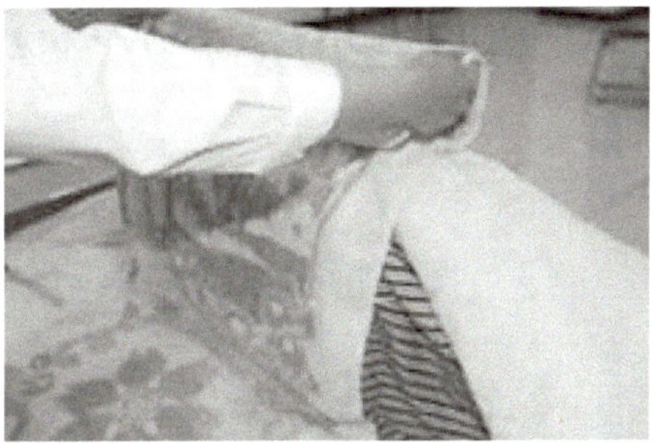

图 9-5　背部保暖

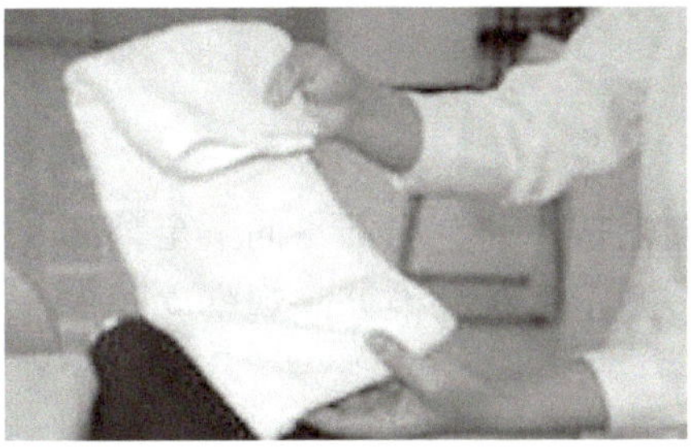

图 9-6　折毛巾

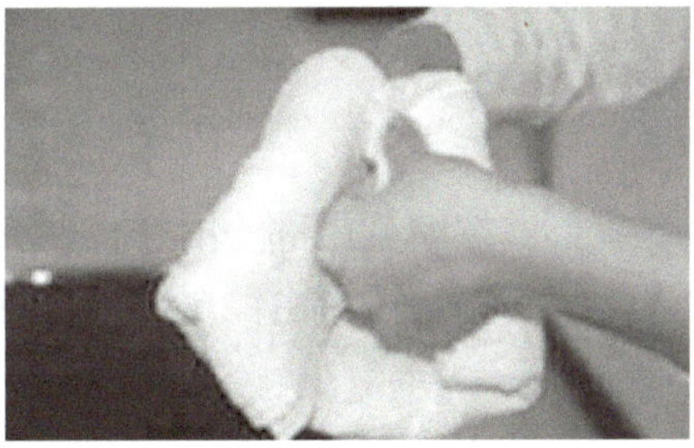

图 9-7　毛巾单边折于右手虎口处

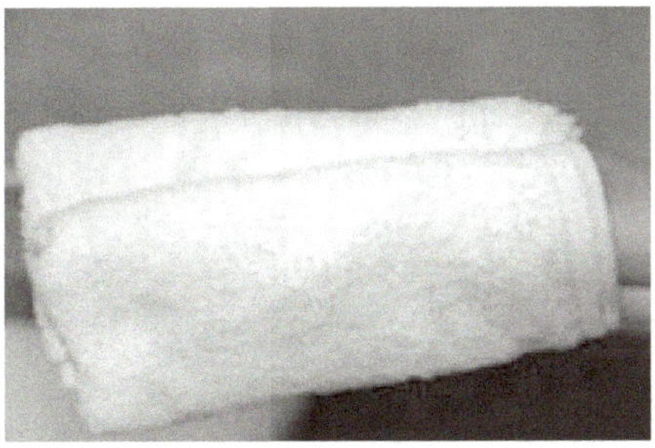

图 9-8　毛巾缠绕于手上

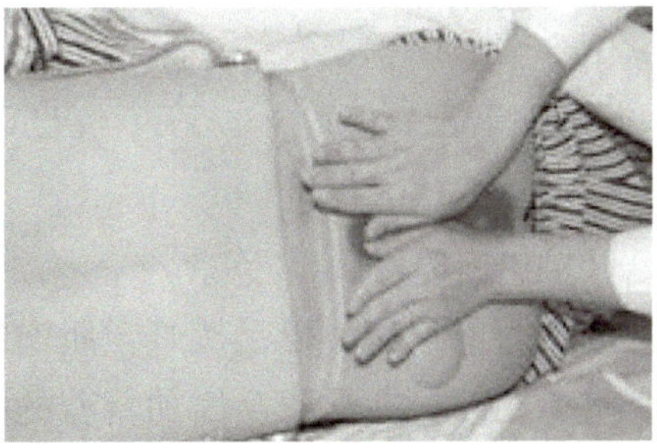

图 9-9　按摩脊柱

笔记栏

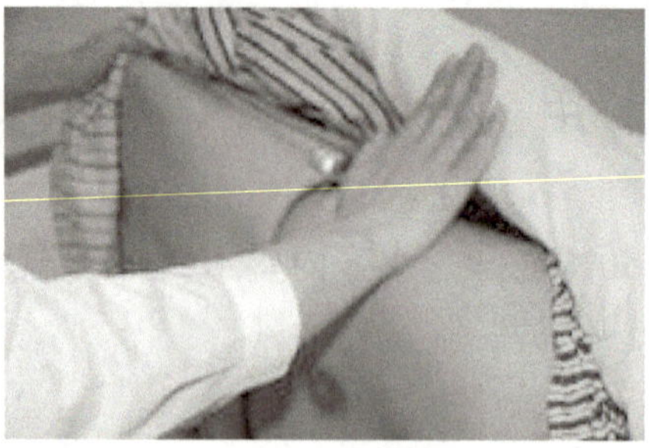

图 9-10 按摩骨突处

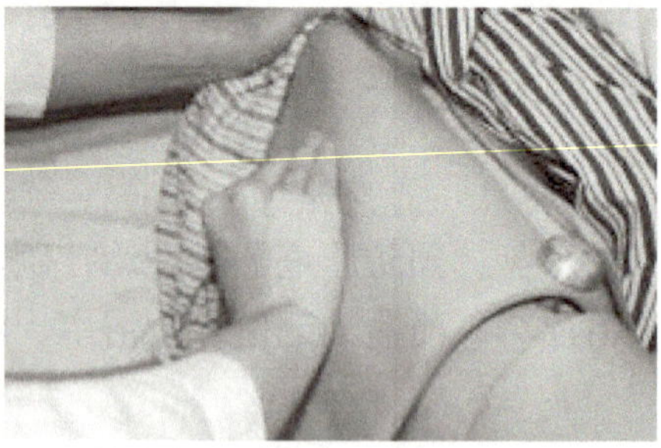

图 9-11 叩背手法

五、实训流程

准备：核对医嘱→患者评估→环境评估→自身评估→用物评估

↓

体位准备：携用物至床旁→核对解释→关门窗→给便器→移桌椅→侧卧或仰卧位

↓

清洁背部：松衣扣，解裤带→垫大浴巾→湿擦颈部→湿擦肩部→湿擦背部→湿擦臀部

↓

按摩背部：按摩骶尾部→沿脊柱两旁向上按摩→至肩部再向下至臀部及尾骨处→用拇指由骶尾部沿脊柱按摩至第 7 颈椎处→观察皮肤

↓

整理记录：协助取舒适卧位→垫预防压疮器具→交代注意事项→整理床单位→移回床旁桌椅→分类处理用物→洗手→脱口罩→记录→签名

六、注意事项

1. 保护患者隐私，防受凉。
2. 按摩力量的大小要足够刺激肌肉组织。
3. 避免局部长期受压，增加营养的摄入。
4. 避免潮湿、摩擦及大小便的刺激。

笔记栏

七、操 作 用 语

×××您好！由于您卧床时间较长，为了避免发生压疮，我来帮您按摩一下，好吗？希望您能配合，尽量放松，取侧卧位好吗？

您配合得很好，现在感觉舒适一些？嗯，很好，如有不适请及时告诉我。

谢谢您的配合，等会儿我再来看您，如果您感到不舒服请按呼叫器，好吗？

八、预防压疮护理操作考核评分标准（表9-2）

表9-2　预防压疮护理操作考核评分标准

	操作步骤	技术要求	分值
评估	评估患者	1. 核对医嘱	6
		2. 了解患者身体状况、心理状态和全身皮肤情况	
		3. 告知相关事宜，征询患者同意	
	评估环境	环境符合操作要求	2
	评估用物	实训用物齐全，放置合理	3
	自身评估	仪表大方，举止端庄，着装符合要求，洗手，戴口罩	4
计划	护理目标	患者及家属知晓预防压疮护理的目的，能说出其注意事项并配合操作	5
实施	体位准备	1. 体位舒适，解释到位	10
		2. 询问二便，关门窗	
	清洁背部	1. 对容易发生压疮的部位用温水擦洗	15
		2. 保护患者隐私，注意保暖	
		3. 翻身无脱、推动作	
	按摩背部	1. 按摩力度大小适宜，方法正确	30
		2. 乙醇不洒地上	
		3. 处理压疮皮肤到位	
		4. 运用节力原则	
	整理记录	1. 协助患者穿衣裤，取舒适卧位，整理病床单位	10
		2. 清理用物，分类处理	
		3. 洗手，脱口罩，记录正确	
		4. 交代注意事项，致谢	
评价	质量标准	动作轻稳、省力，平整、干净，安全舒适，器具使用得当	5
	熟练程度	认真查对，爱伤观念强，操作流程熟练，动作规范	4
	人文关怀	沟通有效，关爱患者，言语行为符合临床要求	5
	操作时间	10分钟内完成操作，每超时30秒钟扣0.5分	1

笔 记 栏

实训9-3 床头洗发

一、实训目的

1. 了解床头洗发的目的及注意事项。
2. 学会床头洗发顺序及床头洗发技术。

二、临床情景

患者，女性，66岁。因外伤致左股骨颈骨折入院治疗，需卧床1个月，生活不能自理。为保持患者头发清洁，需要为其进行床上洗发。请问：护士应如何为患者进行床上洗发？需要注意些什么？

三、实训用物

1. 洗发车 水温40～42℃。
2. 橡胶单、大毛巾、小毛巾、纱布、棉球、别针、洗发液、治疗碗、弯盘、梳子、电吹风、病员服、医疗垃圾筒、生活垃圾筒。

四、床头洗发方法

床头洗发法具体操作见图9-12～图9-17。

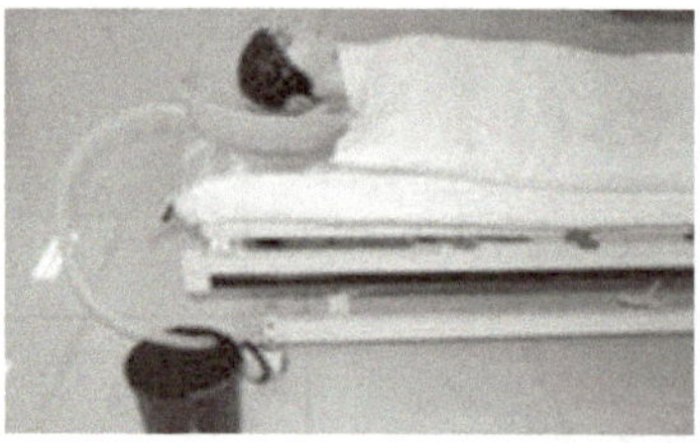

图9-12 洗头器放头下

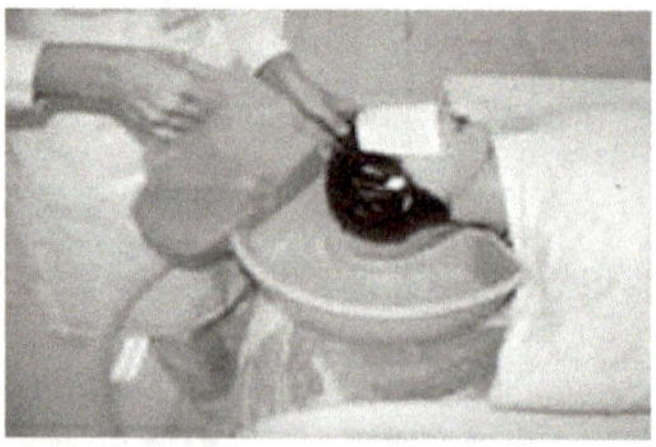

图9-13 棉球塞双耳，纱布遮盖双眼

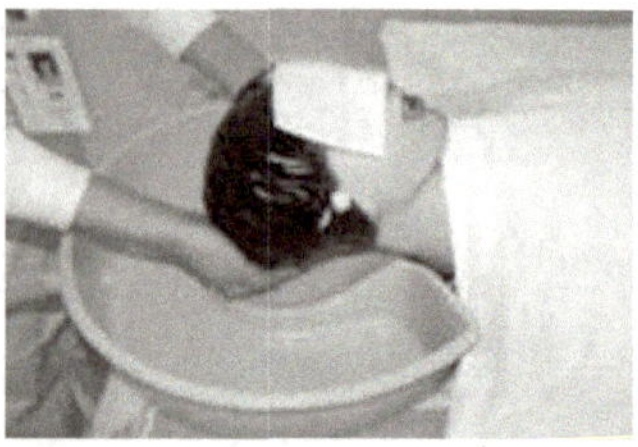

图9-14 清洗枕部

笔记栏

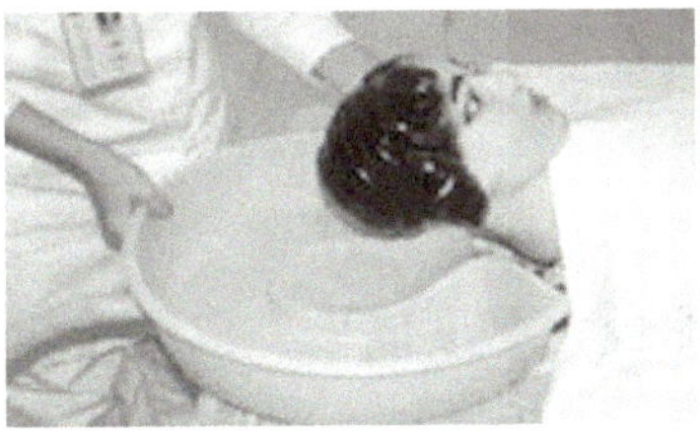

图 9-15　冲洗头发

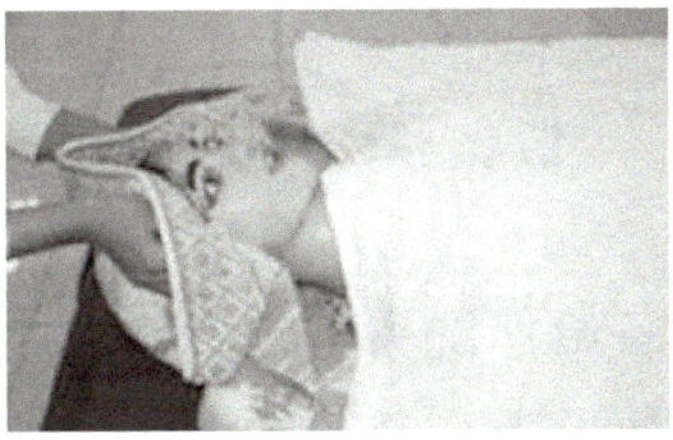

图 9-16　毛巾擦净面部水迹

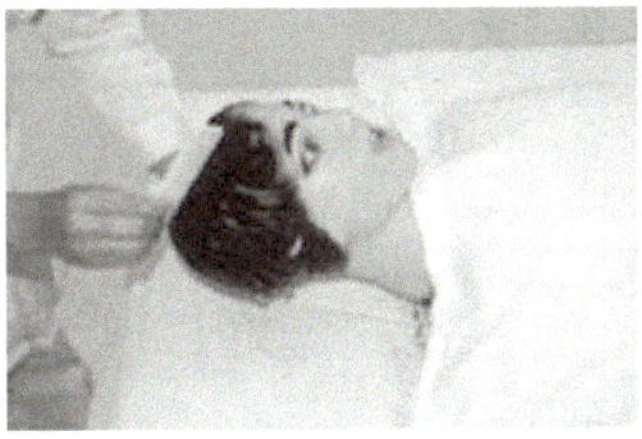

图 9-17　梳理头发

五、实训流程

准备：核对医嘱→患者评估→环境评估→自身评估→用物评估（查对：医嘱、治疗卡、用物）

↓

体位准备：携用物至床旁→核对解释→询问大小便→关闭门窗→摇平床头→去枕头→垫橡胶单、大毛巾→小毛巾围颈部固定→取仰卧位

↓

洗发：棉球塞耳道→纱布遮盖双眼→温水打湿头发→询问观察→涂洗发液→揉搓头皮、头发→除去落发→温水冲净

↓

擦干头发：取干毛巾包头发→去颈部毛巾→去棉球（纱布）→擦干面部→擦干或吹干→梳理整齐→撤用物

↓

整理记录：协助取舒适卧位→交代注意事项→整理床单位→分类处理用物→洗手→脱口罩→记录→签名

六、注意事项

1. 随时观察患者病情，如有异常及时停止操作。
2. 保护患者，防止受凉。
3. 衰弱患者、颅脑损伤患者不宜洗头。

笔记栏

七、操 作 用 语

×××您好！现在准备给您洗头了，希望您能配合，尽量放松，取仰卧位好吗？

您不要紧张，我动作会轻柔一些的。您配合得很好，觉得舒服一点了吗？您现在还好吗？有什么不舒服吗？没有，是吧，好的，一会就好了。

谢谢您的配合，等会儿我再来看您，如果您感到不舒服请按呼叫器，好吗？

八、床头洗发操作考核评分标准（表 9-3）

表 9-3 床头洗发操作考核评分标准

	操作步骤	技术要求	分值
评估	评估患者	1. 核对医嘱	6
		2. 了解患者病情、配合程度	
		3. 告知相关事宜，征询患者同意	
	评估环境	环境符合操作要求	2
	评估用物	实训用物齐全，放置合理	3
	自身评估	仪表大方，举止端庄，着装符合要求，洗手，戴口罩	4
计划	护理目标	患者及家属知晓床头洗发目的，能说出其注意事项并配合操作	5
实施	体位准备	1. 关门窗、调室温	12
		2. 体位舒适，便于操作	
		3. 各单垫好	
	洗发	1. 保护患者眼睛、耳朵，擦洗顺序正确	25
		2. 揉搓力量适中，避免用指甲抓伤头皮	
		3. 水温适中，注意防止患者受凉	
		4. 随时观察患者表情及反应	
	擦干头发	1. 及时擦干，防止受凉	16
		2. 为患者梳理整齐	
	整理记录	1. 协助患者取舒适卧位，整理病床单位	12
		2. 清理用物，分类处理	
		3. 洗手，脱口罩，记录正确	
		4. 交代注意事项，致谢	
评价	质量标准	动作轻柔、连贯、轻巧	5
	熟练程度	爱伤观念强，实训流程熟练，动作规范	4
	人文关怀	沟通有效，关爱患者，言语行为符合临床要求	5
	操作时间	20 分钟内完成操作，每超时 30 秒钟扣 0.5 分	1

笔记栏

实训9-4　床上擦浴

一、实训目的

1. 了解床上擦浴的目的及注意事项。
2. 学会床上擦浴的方法及顺序等床上擦浴技术。

二、临床情景

患者，女性，66 岁。因脑血栓入院，生活不能自理。为了预防并发症的发生，需要为患者进行床上擦浴。请问：护士为患者进行床上擦浴时应注意些什么？

三、实训用物

1. 治疗车、50% 乙醇、治疗巾、大毛巾、小毛巾、清洁衣裤、被服、肥皂或沐浴液、弯盘。

2. 梳子、指甲钳、水温计、脸盆、水桶 2 个（一个内盛 50～52℃温水，另一个接盛污水）。

3. 便盆及便盆布、屏风（必要时）。

四、床上擦浴的方法

床上擦浴方法见图 9-18～图9-38。

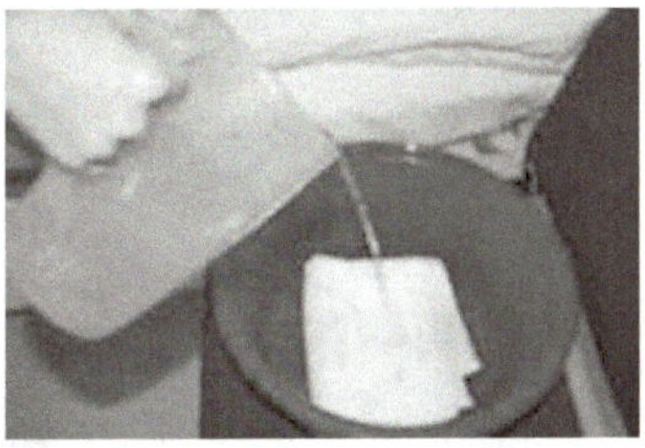

图 9-18　热水倒于盆中

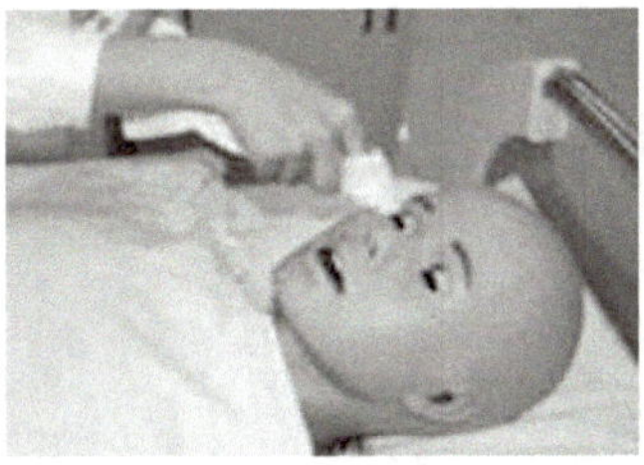

图 9-19　擦洗眼睛

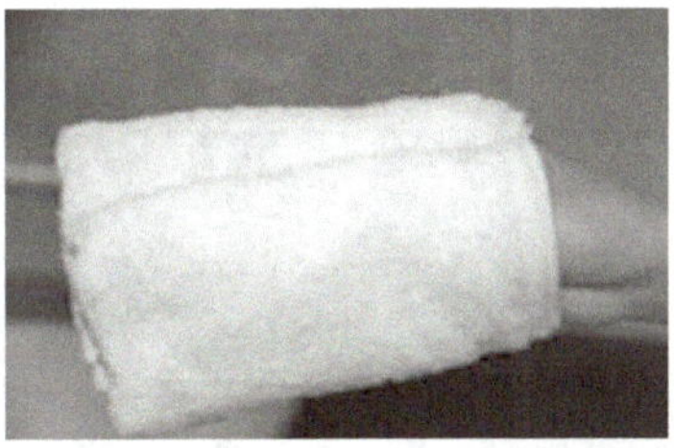

图 9-20　毛巾包于护士手上

笔记栏

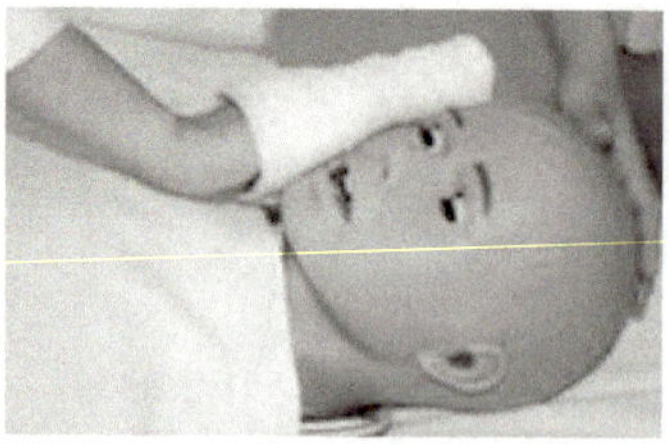
图 9-21 擦洗面部

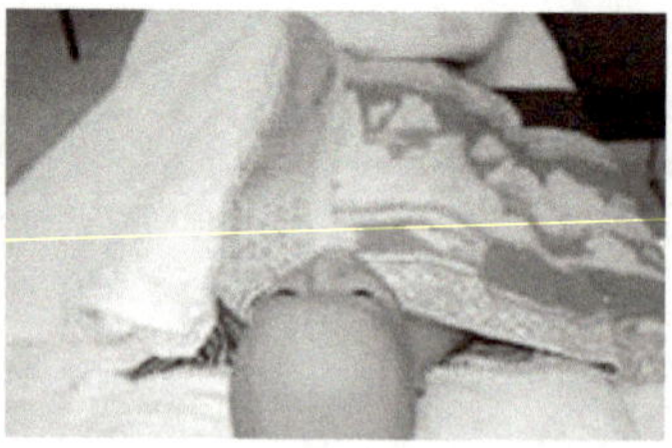
图 9-22 脱去患者近侧上衣

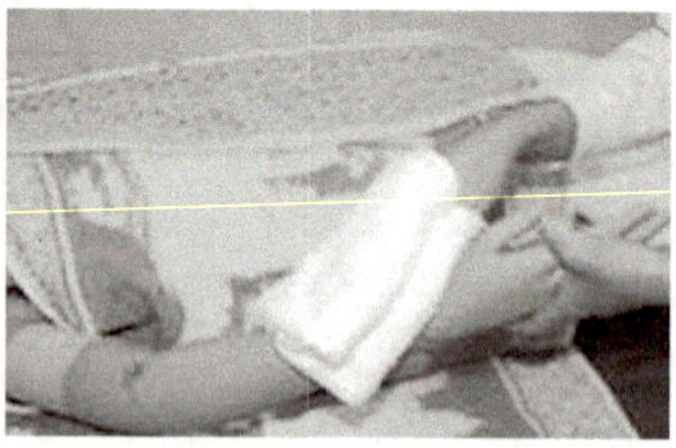
图 9-23 擦洗上肢

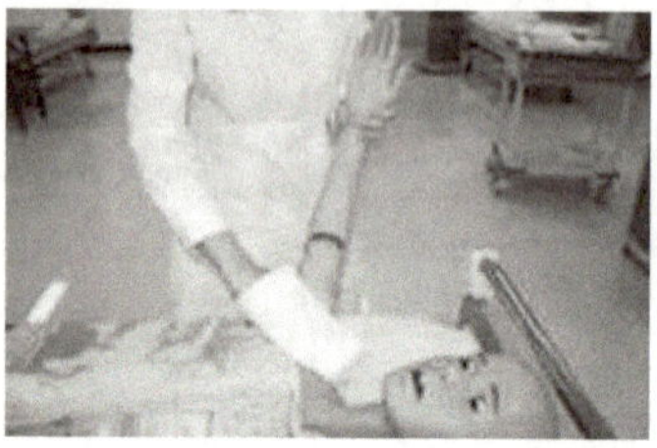
图 9-24 擦洗腋下

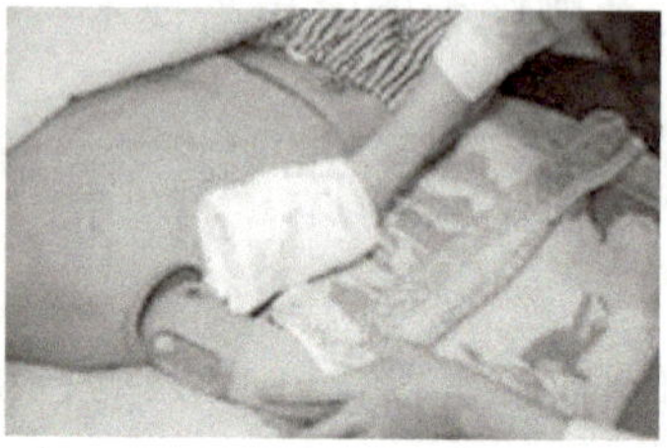
图 9-25 擦洗腋中线部

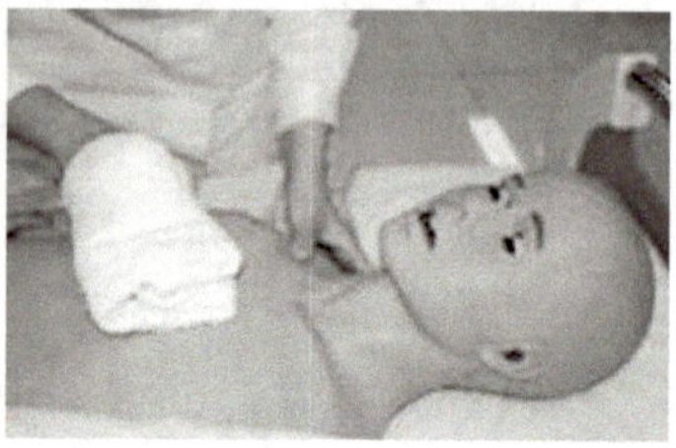
图 9-26 擦洗近侧胸部、腹部

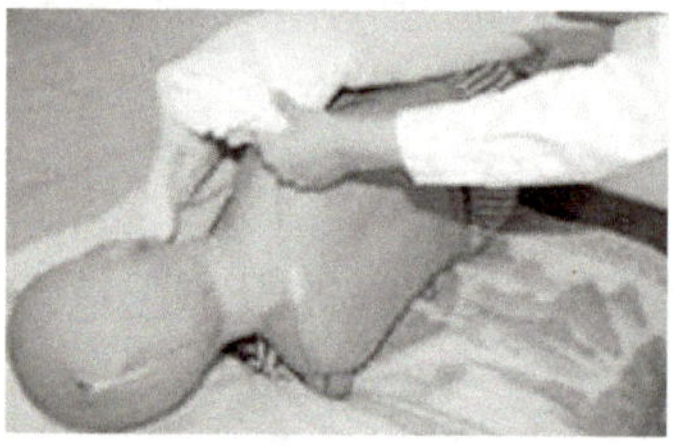
图 9-27 协助患者侧卧

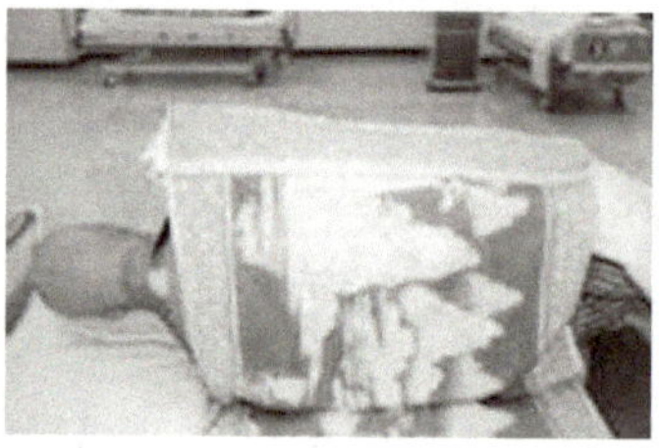
图 9-28 浴巾上半层翻盖于背上

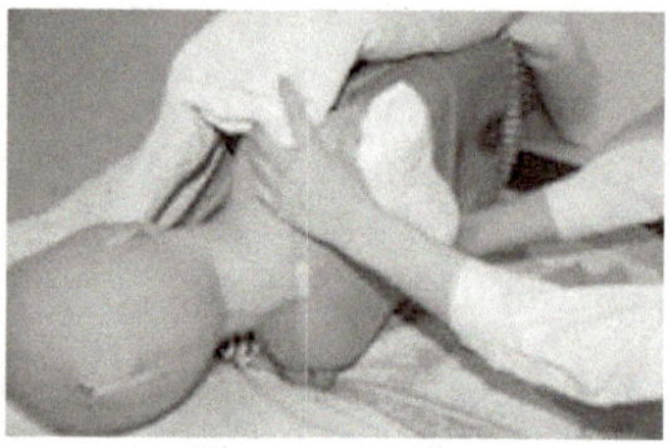
图 9-29 擦洗患者背部、臀部

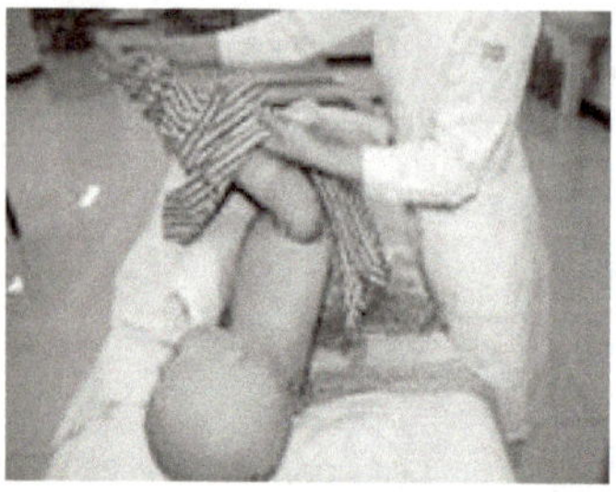
图 9-30 协助患者近侧上肢穿上衣

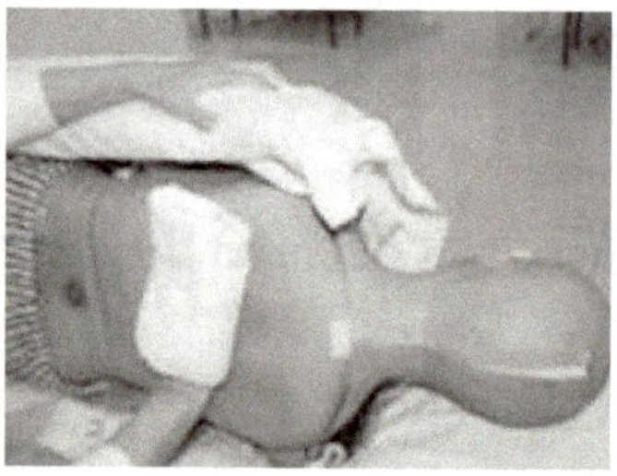
图 9-31 脱去患者上衣擦浴

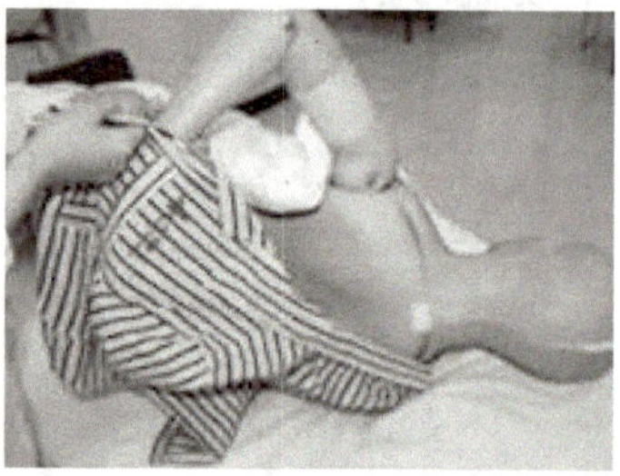
图 9-32 穿好对侧清洁上衣

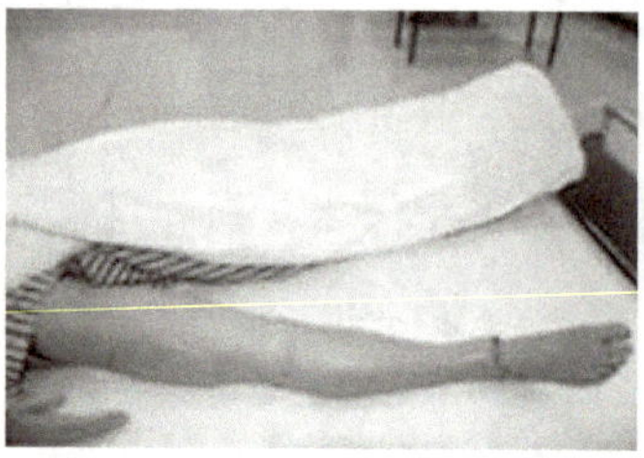
图 9-33 棉被盖于对侧下肢

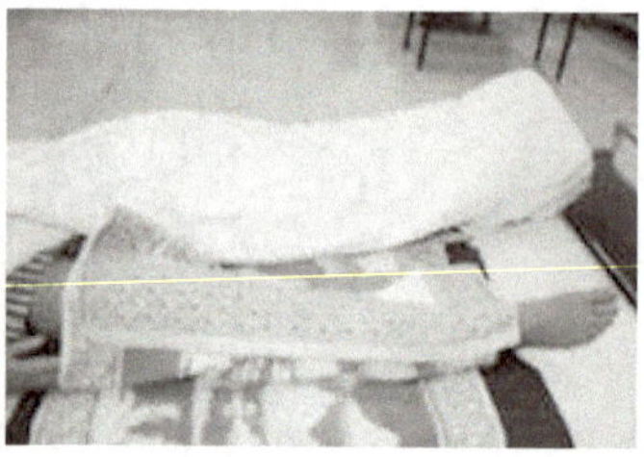
图 9-34 中单及双折浴巾垫于下肢下

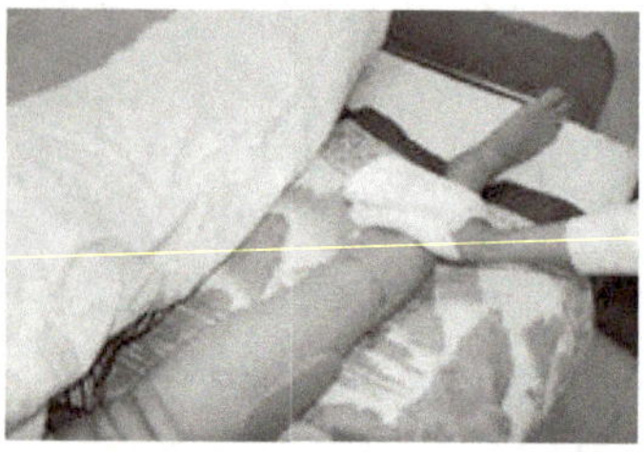
图 9-35 擦洗近侧下肢

笔 记 栏

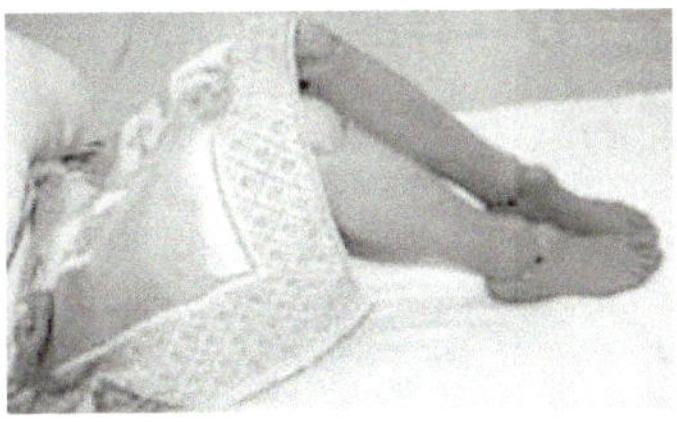
图 9-36 协助患者屈膝

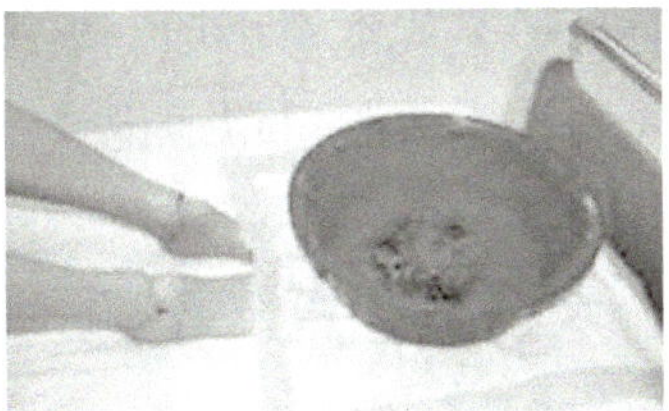
图 9-37 脚盆下面放垫巾置于床尾

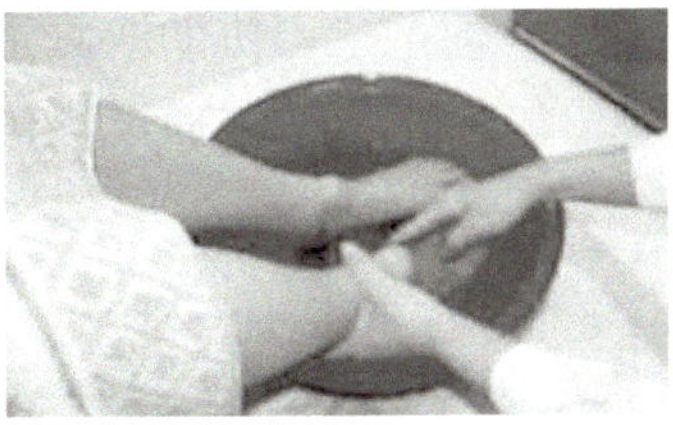
图 9-38 双脚泡于盆内、洗净

五、实训流程

准备：核对医嘱→患者评估→环境评估→自身评估→用物评估（查对：医嘱、用物）

↓

体位准备：携用物至床旁→核对解释→酌情关门窗、置屏风→取舒适卧位→询问二便→松盖被→备温水

↓

擦洗脸、颈：手套式持巾→眼睛（内眦→外眦）→额→鼻翼→脸颊→耳后→下颌→颈部→换水

↓

擦洗上肢、手：脱衣→铺大毛巾→擦近侧→远侧→颈外侧→肘部→手背→腋窝→洗净双手→大毛巾擦干

↓

擦洗胸腹、背部：先健侧后患侧→自上而下擦肩部→乳房→腋中线→脐部→大毛巾擦干→协助患者侧卧→擦洗颈、背、腰、臀→大毛巾擦干→背部按摩→穿清洁上衣

↓

擦洗下肢、足：取平卧位→脱裤盖会阴→擦洗下肢、双脚→大毛巾擦干→换水

↓

擦洗会阴：暴露会阴部→洗净会阴→协助穿上清洁裤子→修剪指甲→梳发

↓

笔记栏

整理记录：协助取舒适卧位→交代注意事项→整理床单位→分类处理用物→开窗通风撤屏风→洗手→脱口罩→记录→签名

六、注 意 事 项

1. 操作过程中，护士应遵循节力原则，两脚稍分开，降低身体重心，端水盆时，水盆尽量靠近身体，以减少体力消耗。

2. 及时更换温水，腋窝、腹股沟等皮肤皱褶处应擦洗干净。

3. 动作轻柔、敏捷，防止受凉，并注意遮挡，以保护患者自尊。

4. 注意观察病情变化及全身皮肤情况，如患者出现寒战、面色苍白等变化，应立即停止擦洗，给予适当处理。

七、操 作 用 语

×××您好！我现在来给您擦洗全身让您更舒适一些，希望您能配合，尽量放松，操作时我也会轻一点的，好吗？

您不要紧张，现在感觉舒服一些了吗？有什么不适请您告诉我，好吗？

谢谢您的配合，等会儿我再来看您，如果您感到不舒服请按呼叫器，好吗？

八、床上擦浴操作考核评分标准（表9-4）

表9-4 床上擦浴操作考核评分标准

操作步骤		技术要求	分值
评估	评估患者	1. 核对医嘱	6
		2. 了解患者身体状况、心理状态和配合能力	
		3. 告知相关事宜，征询患者同意	
	评估环境	环境符合操作要求	2
	评估用物	实训用物齐全，放置合理	3
	自身评估	仪表大方，举止端庄，着装符合要求，洗手，戴口罩	4
计划	护理目标	患者及家属知晓床上擦浴目的，能说出其注意事项并配合操作	5
实施	体位准备	1. 患者了解操作的目的及注意事项	6
		2. 体位舒适，协助排尿	
	擦洗脸、颈	1. 擦洗顺序正确	9
		2. 注意洗净耳后、耳郭等处皮肤	
	擦洗上肢、手	1. 垫大毛巾，湿毛巾涂肥皂擦洗，擦净肥皂，大毛巾擦干	9
		2. 皮肤皱褶处擦干净	

笔记栏

续表

	操作步骤	技术要求	分值
实施	擦洗胸腹、背部	1. 擦洗中保持浴巾盖于胸腹部，擦干皮肤	12
		2. 协助患者侧卧，背向护士	
		3. 擦洗颈、背、腰、臀，按摩背部，穿衣	
	擦洗下肢、足	1. 取平卧，协助脱裤，遮盖会阴	9
		2. 擦洗下肢、双脚	
		3. 询问患者感受	
	擦洗会阴	1. 暴露会阴部，洗净会阴	10
		2. 协助穿上清洁裤子	
	整理记录	1. 协助患者取舒适卧位，整理病床单位	10
		2. 清理用物，分类处理，撤屏风，开门窗	
		3. 洗手，脱口罩，记录正确	
		4. 交代注意事项，致谢	
评价	节力原则	遵循节力原则，减少体力消耗，动作连贯、轻巧	5
	熟练程度	爱伤观念强，操作流程熟练，动作规范	4
	人文关怀	沟通有效，关爱患者，言语行为符合临床要求	5
	操作时间	25 分钟内完成操作，每超时 30 秒钟扣 0.5 分	1

笔记栏

第十章

特殊饮食护理技术

饮食和营养是健康的根本，不仅维持机体的正常发育和各种生理功能，还可以提高机体抵抗力和免疫力，从而预防疾病，保持和增进健康。

本章主要介绍的饮食与营养管理技术是鼻饲术。

实训10 鼻 饲 术

一、实 训 目 的

1. 了解鼻饲的目的及注意事项。
2. 学会胃管置管方法和鼻饲术。

二、临 床 情 景

患者，女性，50 岁。因突发言语不清 3 天伴饮水呛咳入院。查体：T 37.2℃，P 85 次 / 分，R 20 次 / 分，BP 150/90mmHg；无鼻腔及口腔疾病。医嘱：鼻饲肠内营养混悬液 200ml st。请问：作为当班护士，你应如何完成此项操作？

三、实 训 用 物

1. 治疗盘内置鼻饲包、液体石蜡、松节油、棉签、胶布、夹子、别针、听诊器、手电筒、鼻饲饮食 200ml（38～40℃）、一次性治疗巾、温开水、手套等。
2. 医嘱单、执行记录卡、弯盘。
3. 治疗车、洗手液、医疗垃圾筒、生活垃圾筒。

笔 记 栏

四、鼻饲方法

鼻饲方法见图 10-1～图 10-8。

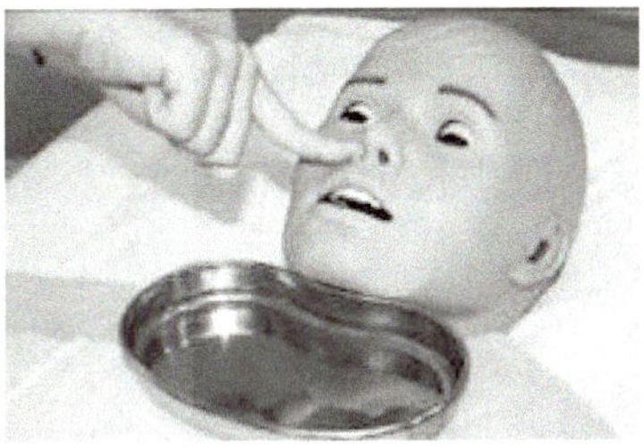

图 10-1　检查鼻腔

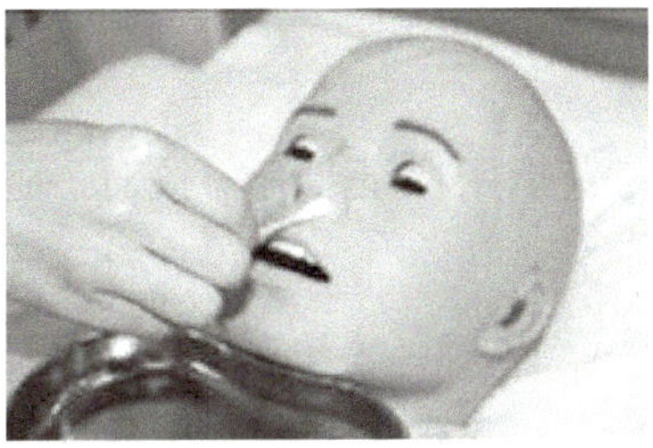

图 10-2　清洁鼻腔

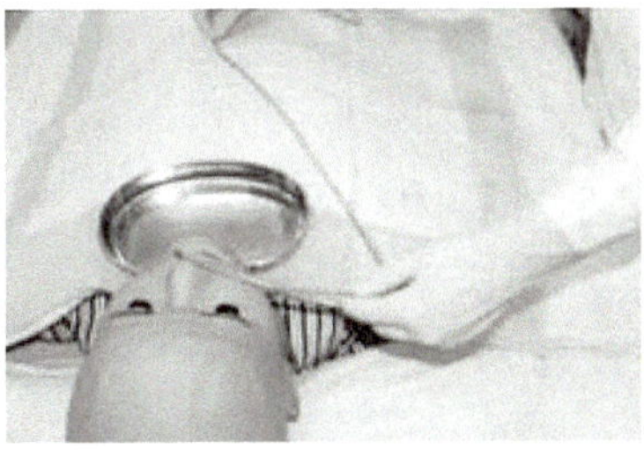

图 10-3　测量插入胃管长度

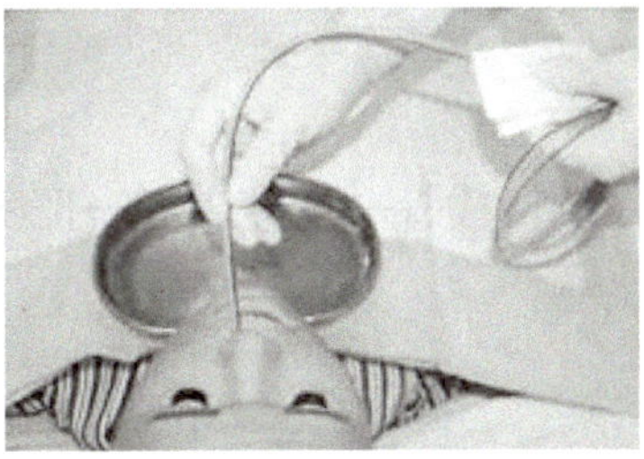

图 10-4　插入胃管

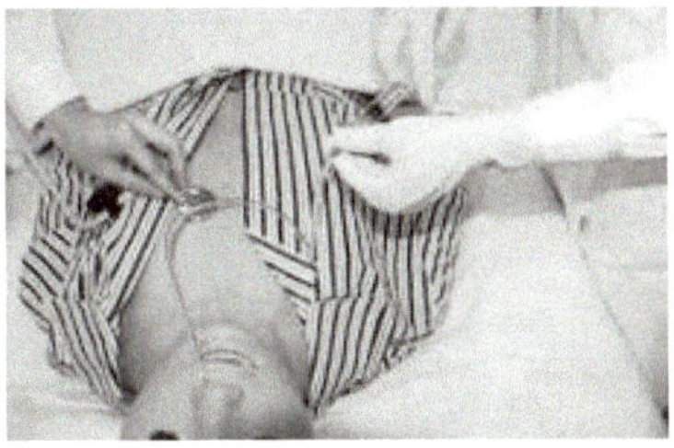

图 10-5　听注气声

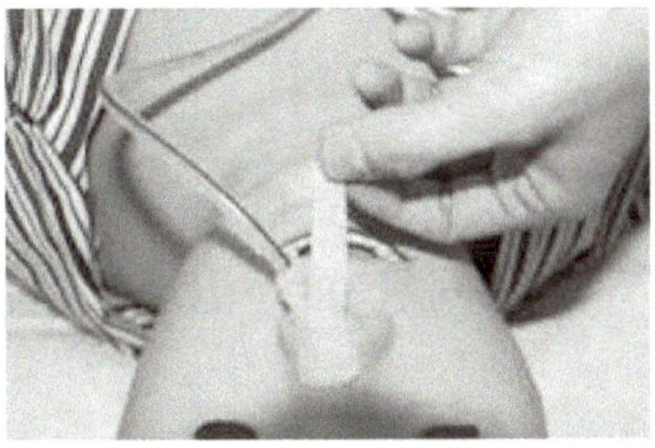

图 10-6　以胶布固定胃管（鼻部）

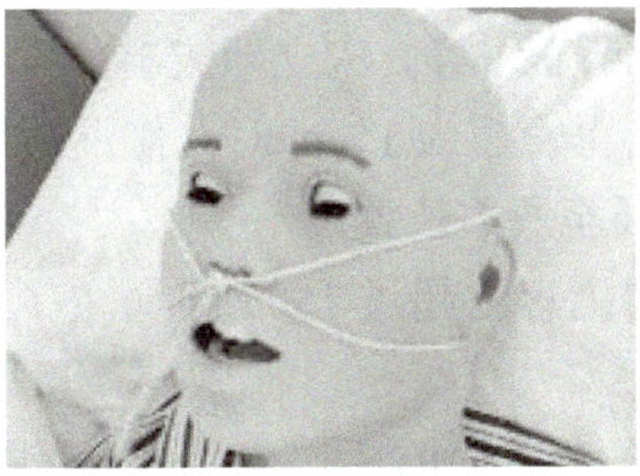

图 10-7　以棉线固定胃管

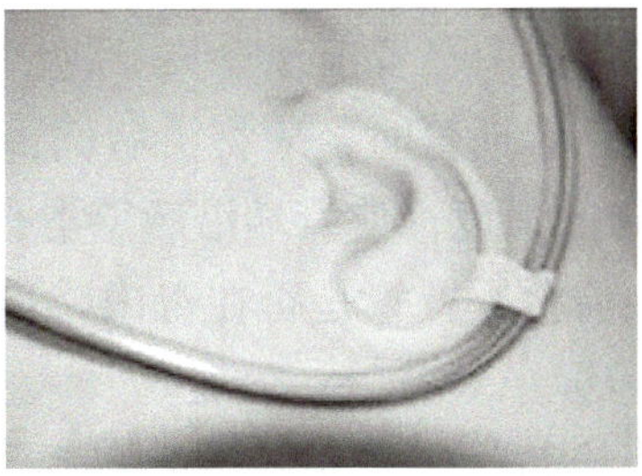

图 10-8　以胶布固定胃管（耳郭处）

笔 记 栏

五、实 训 流 程

准备：核对医嘱→患者评估→环境评估→自身评估→用物评估（查对：医嘱、治疗卡、用物）

↓

体位准备：携用物至床旁→核对→解释→取坐位或仰卧位

↓

插胃管前：铺治疗巾→置弯盘→清洁鼻腔→开鼻饲包→润滑胃管→测量插入长度→做标记

↓

插胃管：缓慢插管→观察患者→证实胃管在胃内→固定胃管

↓

鼻饲：注入温水→注入鼻饲液→鼻饲完温水冲管→末端折管→固定→清洗放置鼻饲注射器

↓

整理记录：协助取舒适卧位→交代注意事项→整理床单位→分类处理用物→洗手→脱口罩→记录→签名

六、注 意 事 项

1. 插管过程中患者出现呛咳、呼吸困难、发绀等，应立即拔出，休息片刻重插。

2. 昏迷患者插管时，应将头后仰，当胃管插入 15cm 时，使下颌靠近胸骨柄，加大咽部通道的弧度，使管端沿后壁滑行插至所需长度。

3. 鼻饲前检查胃管是否在胃内，当胃内容物超过 150ml 时，应当通知医师减量或者暂停鼻饲。

4. 鼻饲给药时应先研碎，溶解后注入，鼻饲前后均应用 30ml 水冲管，防止管道堵塞。

笔记栏

七、操 作 用 语

×××您好！因病情需要，现在给您进行鼻饲治疗，在插管中可能会有些不适，但我会尽量轻一点，请您配合。

现在要给您插胃管了，请您做吞咽动作，可能有些不舒服，这属于正常现象，请不要紧张。对，就这样，好的，胃管已经插好了，您配合得很好。

谢谢您的配合，等会儿我再来看您，如果您感到不舒服请按呼叫器，好吗？

八、鼻饲操作考核评分标准（表 10-1）

表 10-1 鼻饲操作考核评分标准

	操作步骤	技术要求	分值
评估	评估患者	1. 核对医嘱 2. 了解患者身体状况、了解患者鼻腔情况 3. 告知相关事宜，征询患者同意 4. 评估患者鼻腔情况	6
	评估环境	环境符合操作要求	2
	评估用物	按医嘱准备用物，实训用物齐全，放置合理	3
	自身评估	仪表大方，举止端庄，着装符合要求，洗手，戴口罩	4
计划	护理目标	患者及家属知晓鼻饲目的，能说出其注意事项并配合操作	5
实施	体位准备	1. 核对解释 2. 协助患者取坐位或仰卧位	9
	插胃管前	1. 颌下铺治疗巾、放置弯盘 2. 检查胃管是否通畅，测量胃管放置长度，做好标记	8
	插胃管	1. 润滑胃管前端 15～20cm，将胃管前端经一侧鼻腔缓慢插入约 15cm 时，嘱患者做吞咽动作，随后快速将胃管插入预定长度 2. 检查胃管是否在胃内 3. 将胃管开口关好或夹好 4. 脱手套，用胶布固定胃管于鼻翼及面颊部	22
	鼻饲	1. 注入 30ml 温开水，然后注入鼻饲液，注入完毕再注入 30ml 温开水冲管 2. 观察、询问患者反应 3. 清洗并放置好鼻饲用过的注射器	14
	整理记录	1. 整理床单位，协助患者保持半卧位 30 分钟或维持原卧位，告知注意事项 2. 清理用物，分类处理 3. 洗手，脱口罩，记录正确 4. 交代注意事项，致谢	12
评价	质量标准	动作连贯、轻巧	5
	熟练程度	认真查对，爱伤观念强，操作流程熟练，动作规范	4
	人文关怀	沟通有效，关爱患者，言语行为符合临床要求	5
	操作时间	10 分钟内完成操作，每超时 30 秒钟扣 0.5 分	1

笔 记 栏

第十一章

排泄护理技术

排泄是机体将新陈代谢所产生的废物排出体外的生理活动过程，是人体的基本生理需要之一。护士在工作中要仔细观察患者的排泄情况，提供适宜的护理措施，解决患者现存的和潜在的排泄问题，促进其身心健康。

本章介绍的排泄护理包括：导尿术、灌肠术、膀胱冲洗术。

实训 11-1　女患者留置导尿术

一、实训目的

1. 了解女患者留置导尿术的目的及注意事项。
2. 学会女患者外阴消毒及导尿管置管等留置导尿技术。

二、临床情景

患者，女性，65 岁。以脑出血收入院，绝对卧床休息。查体：T 36.8℃，P 112 次 / 分，R 27 次 / 分，BP 140/89mmHg；患者情绪紧张，烦躁不安，主诉下腹胀痛难忍，有尿意，但排尿困难。医嘱：留置导尿 st。请问：作为当班护士，你应如何完成此项操作？

三、实训用物

1. 治疗盘　橡胶单和一次性治疗巾、一次性手套、无菌持物钳和容器、弯盘、碘伏、生理盐水、导尿包 1 个（内置一次性气囊导尿管、引流袋、塑料镊子、医用纱块、医用棉球、无菌手套、小药杯、注射器、塑料盘、包布、洞巾、石蜡棉球 1 包）。

笔记栏

2. 医嘱单、执行记录卡、弯盘。

3. 治疗车、洗手液、医疗垃圾筒、生活垃圾筒、便盆及便盆巾，必要时准备浴巾、屏风。

四、女患者留置导尿方法

女患者留置导尿方法见图 11-1～图 11-11。

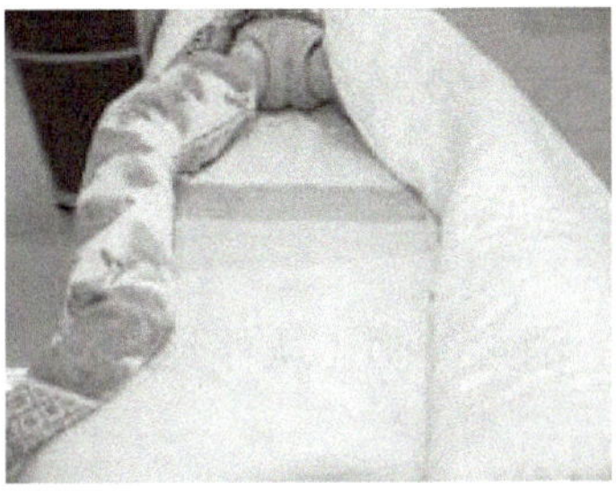
图 11-1　摆体位

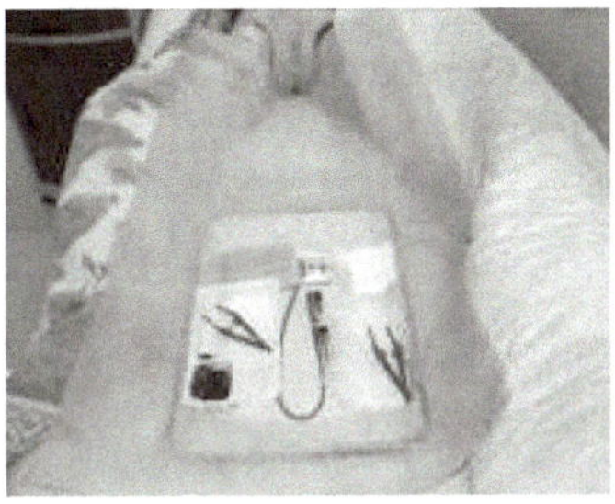
图 11-2　治疗巾打开至会阴下

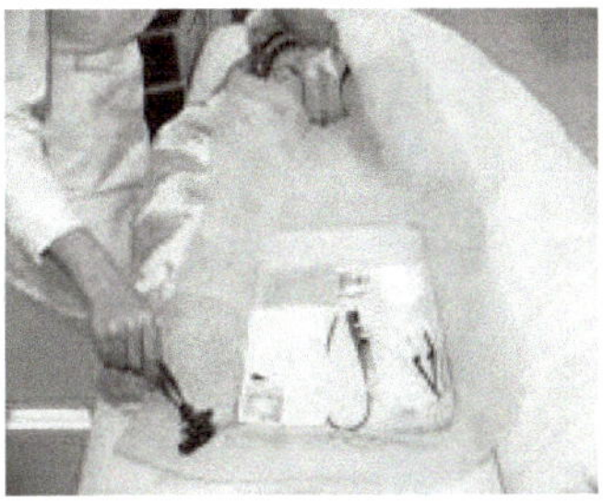
图 11-3　消毒尿道外口

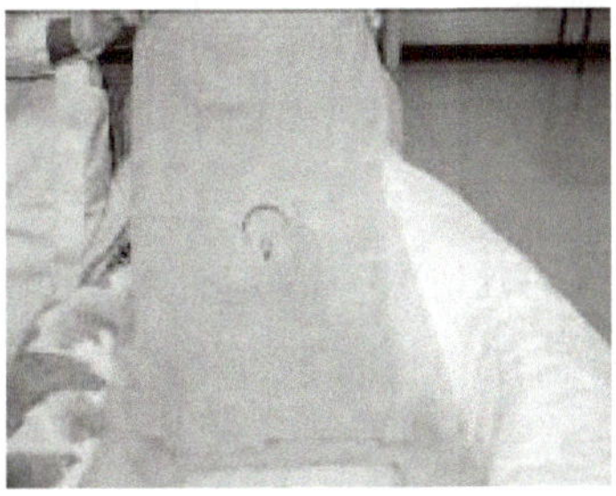
图 11-4　铺洞巾

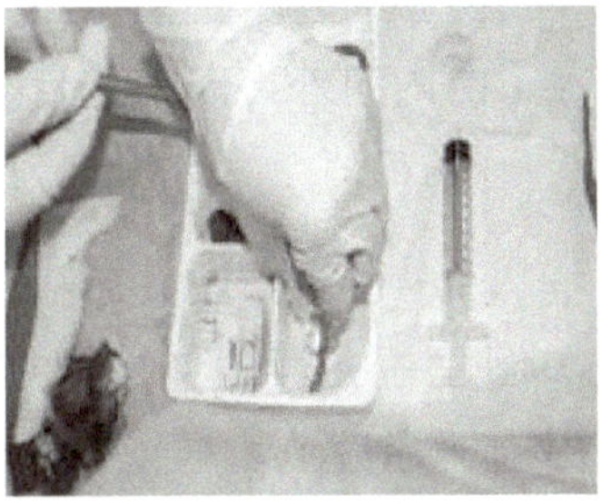
图 11-5　检查气囊

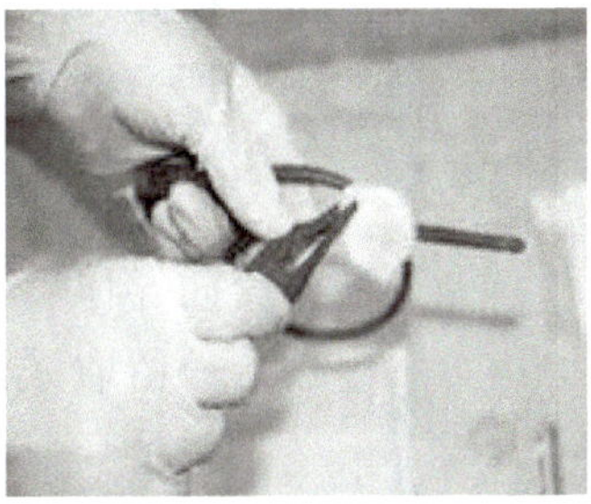
图 11-6　润滑尿管

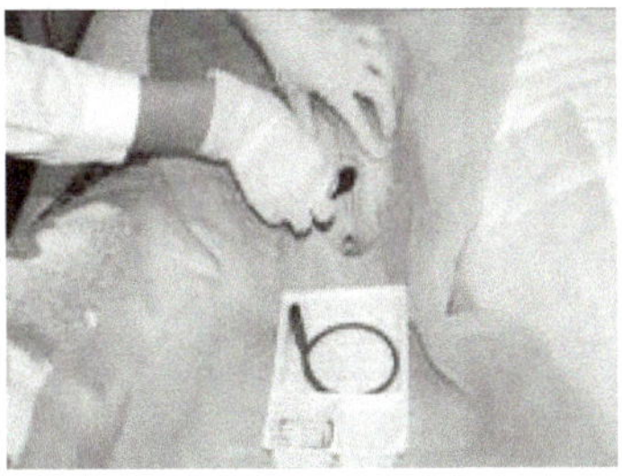
图 11-7　消毒尿道口

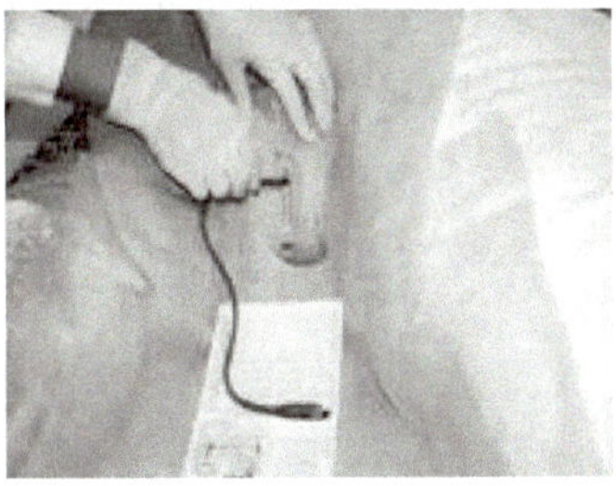
图 11-8　插入尿管

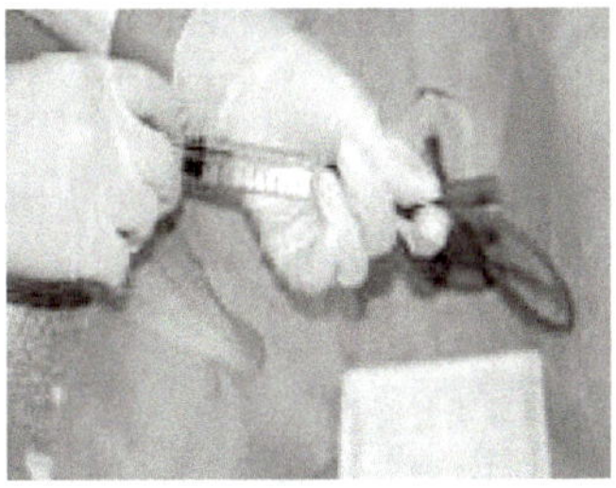
图 11-9　向气囊注 0.9% 氯化钠注射液 10ml

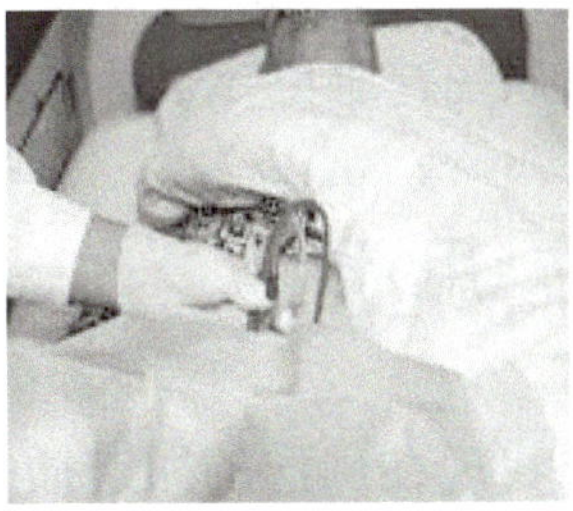
图 11-10　尿袋自孔巾穿出

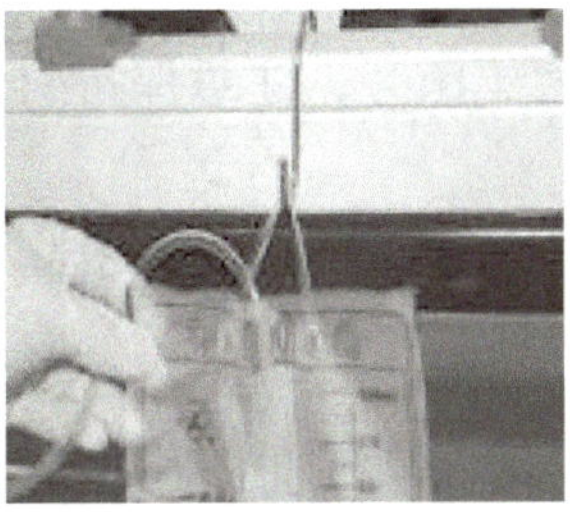
图 11-11　固定尿袋

笔记栏

五、实训流程

准备：核对医嘱→患者评估→环境评估→自身评估→用物评估（查对：医嘱、治疗卡、用物）

↓

体位准备：携用物至床旁→核对解释→屏风遮挡→松盖被→脱裤→取仰卧屈膝位

↓

消毒外阴：铺橡胶单→垫治疗巾→置弯盘→戴手套→消毒外阴（从外到内，从上到下）→脱手套→撤弯盘

↓

再次消毒：打开导尿包→找出小药杯→倒消毒液→戴手套→铺洞巾→润滑导尿管→再次消毒（由内向外再向内，自上而下）

↓

插导尿管：插导尿管（插入4～6cm，见尿后插入5～7cm）→固定住导尿管→留取尿液→倒尿→夹管→连接尿袋→悬挂→撤橡胶单治疗巾→脱手套→撤用物→穿裤

↓

整理记录：协助取舒适卧位→交代注意事项→整理床单位→分类处理用物→洗手→脱口罩→记录→签名

六、注意事项

1. 严格按无菌操作进行，防止泌尿系统感染。
2. 注意保暖，避免过多暴露患者，保护患者的自尊。
3. 嘱患者勿移动肢体，保持原有的体位，避免无菌区域被污染。
4. 固定导尿管于床旁，注意保持引流通畅，避免导尿管受压、扭曲、阻塞等。

七、操作用语

笔记栏

×××您好！因您暂时排不出尿来，我现在从您的尿道插一根管子，帮您把尿液引出来，以缓解您的痛苦，操作过程中可能会有点不适，请您别紧张，我会尽

量轻一些。您要解大便吗？

我帮您把裤子脱下，请双手放在胸前。现在给您消毒了，消毒液有点凉，请不要紧张，现在给您插尿管了，请张口呼吸，放松。尿已排出，觉得舒服些吗？

谢谢您的配合，等会儿我再来看您，如果您感到不舒服请按呼叫器，好吗？

八、女患者留置导尿操作考核评分标准（表 11-1）

表 11-1　女患者留置导尿操作考核评分标准

操作步骤		技术要求	分值
评估	评估患者	1. 核对医嘱 2. 了解患者性别、年龄、尿道情况、膀胱充盈情况、会阴损伤情况、意识状态、心理状况及配合程度 3. 告知相关事宜，征询患者同意	6
	评估环境	环境符合操作要求	2
	评估用物	实训用物齐全，放置合理	3
	自身评估	仪表大方，举止端庄，着装符合要求，洗手，戴口罩	4
计划	护理目标	患者及家属知晓留置导尿术目的，能说出其注意事项并配合操作	5
实施	体位准备	1. 核对、解释，松床尾盖被 2. 协助患者脱对侧裤腿，盖于近侧 3. 取仰卧屈膝位，两腿略外展，露出外阴	9
	消毒外阴	1. 铺橡胶单、治疗巾 2. 左手戴手套，消毒外阴（从外到内，从上到下），一个棉球用一次 3. 将弯盘与治疗碗撤于床尾	9
	再次消毒	1. 戴手套，铺洞巾，合理排放包内无菌物品，润滑导尿管 2. 自尿道口开始由内向外、自上而下消毒，污棉球、小药杯及用过的血管钳置床尾弯盘内	15
	插导尿管	1. 插入 4～6cm，见尿后插入 5～7cm，放尿于弯盘内 2. 尿满弯盘后，用血管钳夹住导尿管末端，将尿液倒入便盆，再继续放尿 3. 询问患者感受 4. 连接尿袋、固定，协助患者穿裤	20
	整理记录	1. 取舒适卧位，整理病床单位 2. 清理用物，分类处理 3. 洗手，脱口罩，记录正确 4. 交代注意事项，致谢	12
评价	质量标准	无菌观念强，动作连贯、轻巧	5
	熟练程度	认真查对，爱伤观念强，操作流程熟练，动作规范	4
	人文关怀	沟通有效，关爱患者，言语行为符合临床要求	5
	操作时间	15 分钟内完成操作，每超时 30 秒钟扣 0.5 分	1

笔记栏

实训 11-2 男患者留置导尿术

一、实 训 目 的

1. 了解男患者留置导尿术的目的及注意事项。
2. 学会男患者外阴消毒方法及男患者留置导尿术。

二、临 床 情 景

患者，男性，72 岁，因排尿不畅入院。诊断："前列腺增生"。今晨起床后突然排不出尿，感下腹胀满。查体：下腹膨隆，扪及囊样包块，叩诊呈实音，有压痛。医嘱：留置导尿。请问：护士将如何实施操作？

三、实 训 用 物

1. 治疗盘 橡胶单和一次性治疗巾、一次性手套、无菌持物钳和容器、弯盘、碘伏、生理盐水、导尿包 1 个（内置一次性气囊导尿管、引流袋、塑料镊子、医用纱块、医用棉球、无菌手套、小药杯、注射器、塑料盘、包布、洞巾、石蜡油、棉球 1 包）。
2. 医嘱单、执行记录卡。
3. 治疗车、洗手液、便盆及便盆巾，必要时准备浴巾、屏风。

四、男患者留置导尿方法

男患者留置导尿方法见图 11-12～图 11-15。

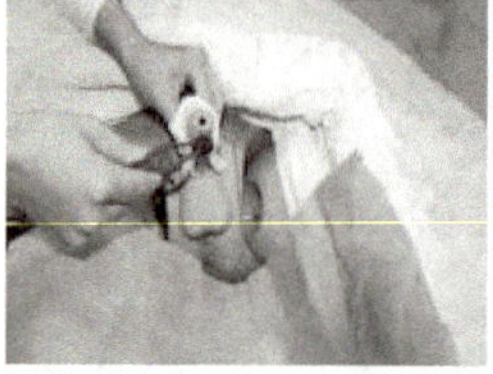
图 11-12 消毒阴茎

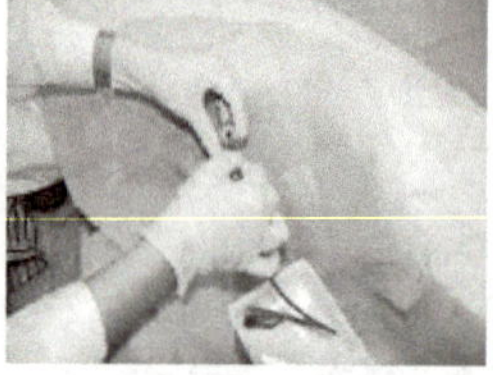
图 11-13 提起阴茎，插入导尿管

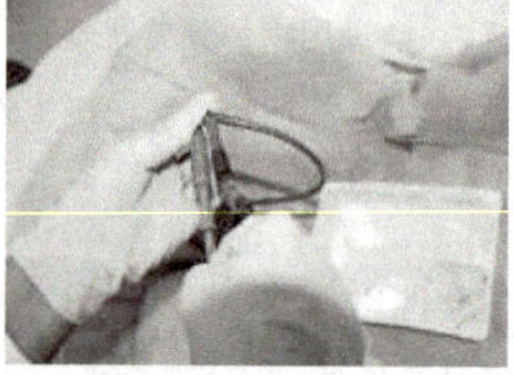
图 11-14 导尿管与储尿袋相连

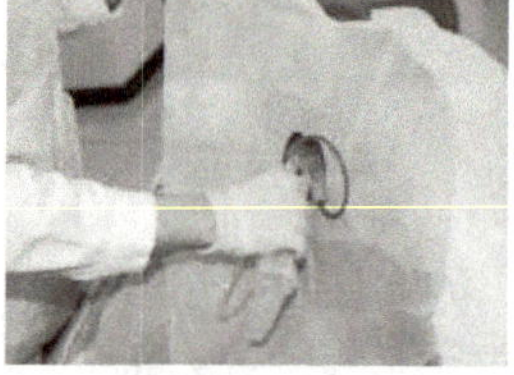
图 11-15 储尿袋自洞巾穿出

笔记栏

五、实训流程

准备：核对医嘱→患者评估→环境评估→自身评估→用物评估（查对：医嘱、治疗卡、用物）

↓

体位准备：携用物至床旁→核对解释→屏风遮挡→松盖被→脱裤→取仰卧位

↓

消毒外阴：铺橡胶单→垫治疗巾→置弯盘→戴手套→露出尿道口→螺旋式消毒（顺序：大腿根部→阴茎背侧→阴茎腹侧→阴囊→纱布裹住阴茎，消毒尿道口→龟头→冠状沟）→脱手套→撤弯盘

↓

再次消毒：打开导尿包→找出小药杯→倒消毒液→戴手套→铺洞巾→润滑导尿管→露出尿道口→螺旋式消毒（尿道口→龟头→冠状沟→尿道口）

↓

插导尿管：插导尿管（提起阴茎，与腹壁成60°角，插入20～22cm，见尿再插5～7cm）→固定导尿管→留取尿液→倒尿→夹管→连接尿袋→悬挂→撤橡胶单、治疗巾→脱手套→撤用物→穿裤

↓

整理记录：协助取舒适卧位→交代注意事项→整理床单位→分类处理用物→洗手→脱口罩→记录→签名

六、注意事项

1. 严格按无菌操作进行，防止泌尿系统感染。
2. 注意保暖，避免过多暴露患者，保护患者的自尊。
3. 嘱患者勿移动肢体，保持原有的体位，避免无菌区域被污染。
4. 固定导尿管于床旁，注意保持引流通畅，避免导尿管受压、扭曲、阻塞等。

七、操作用语

×××您好！因您的病情需要，现在从您的尿道插一根管子，把尿液引出来，

笔记栏

以缓解您的痛苦，操作过程中可能会有点不适，请您别紧张，我会尽量轻一些。您是否要解大便?

我帮您把裤子脱下，请双手放在胸前。现在给您消毒了，消毒液有点凉，请不要紧张，现在给您插尿管了，请张口呼吸，放松。现在尿液已排出，觉得舒服一点吗?如果您感到不舒服请告诉我，我会经常来看您的，谢谢您的配合!

八、男患者留置导尿操作考核评分标准（表11-2）

表11-2 男患者留置导尿操作考核评分标准

操作步骤		技术要求	分值
评估	评估患者	1. 核对医嘱 2. 了解患者身体状况、膀胱充盈情况以及合作程度 3. 告知相关事宜，征询患者同意	6
	评估环境	环境符合操作要求	2
	评估用物	实训用物齐全，放置合理	3
	自身评估	仪表大方，举止端庄，着装符合要求，洗手，戴口罩	4
计划	护理目标	患者及家属知晓留置导尿术目的，能说出其注意事项并配合操作	5
实施	体位准备	1. 核对、解释，松床尾盖被 2. 协助患者脱对侧裤腿，盖于近侧 3. 取仰卧位，两腿伸直略外展，露出外阴	9
	消毒外阴	1. 铺橡胶单、治疗巾 2. 左手戴手套，消毒外阴，一个棉球用一次 3. 将弯盘与治疗碗撤于床尾	9
	再次消毒	1. 戴手套，铺洞巾，合理排放包内无菌物品，润滑导尿管 2. 消毒尿道口、龟头、冠状沟，污棉球、小药杯及用过的血管钳置床尾弯盘内	15
	插导尿管	1. 提起阴茎，与腹壁成60°角，插入20～22cm，见尿后再插入5～7cm，放尿于弯盘内 2. 尿满弯盘后，用血管钳夹住导尿管末端，将尿液倒入便盆，再继续放尿 3. 询问患者感受 4. 连接尿袋、固定，协助患者穿裤	20
	整理记录	1. 取舒适卧位，整理病床单位 2. 清理用物，分类处理 3. 洗手，脱口罩，记录正确 4. 交代注意事项，致谢	12
评价	质量标准	无菌观念强，动作连贯、轻巧	5
	熟练程度	认真查对，爱伤观念强，操作流程熟练，动作规范	4
	人文关怀	沟通有效，关爱患者，言语行为符合临床要求	5
	操作时间	15分钟内完成操作，每超时30秒钟扣0.5分	1

笔记栏

实训 11-3　大量不保留灌肠术

一、实 训 目 的

1. 了解大量不保留灌肠术的目的及注意事项。
2. 学会大量不保留灌肠术的技术。

二、临 床 情 景

患者，男性，35 岁。主诉已有 3 天未解大便，腹胀，口服导泻药和使用简易通便剂均无效。医嘱：0.1% 肥皂液 800ml 灌肠。请问：作为当班护士，你应如何完成此项操作?

三、实 训 用 物

1. 治疗盘　灌肠筒一套、肛管、血管钳或夹子、弯盘、润滑剂、棉签、手套。
2. 医嘱单、执行记录卡、弯盘。
3. 治疗车、洗手液、橡胶单、治疗巾、水温计、便盆、输液架、灌肠液（温度 39～41℃）、医疗垃圾筒、生活垃圾筒。

四、灌肠部位及方法

灌肠部位及方法见图 11-16～图11-25。

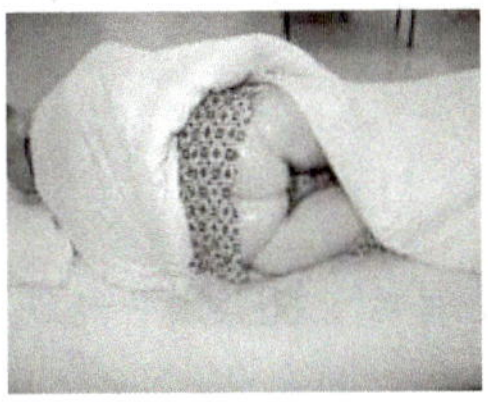

图 11-16　灌肠体位

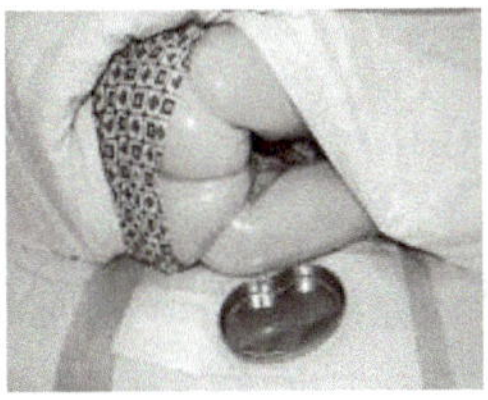

图 11-17　垫尿垫，放置弯盘、卫生纸

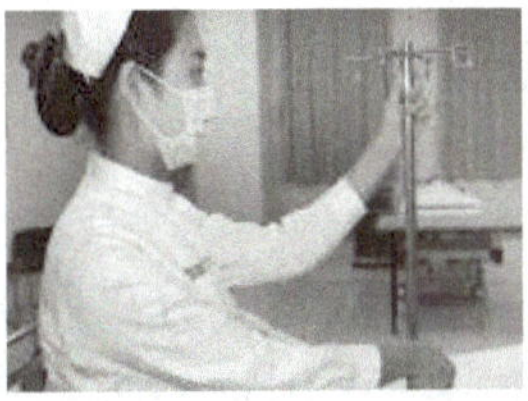

图 11-18　调整输液架高度

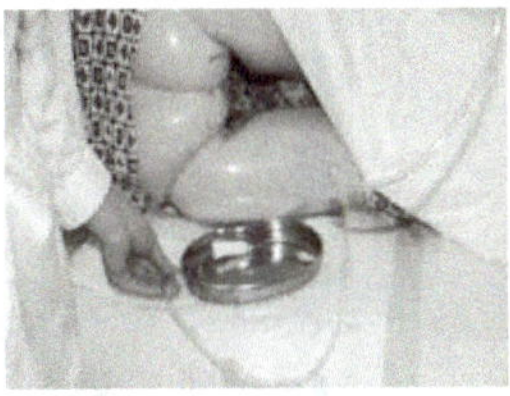

图 11-19　肛管前端置于弯盘内

笔 记 栏

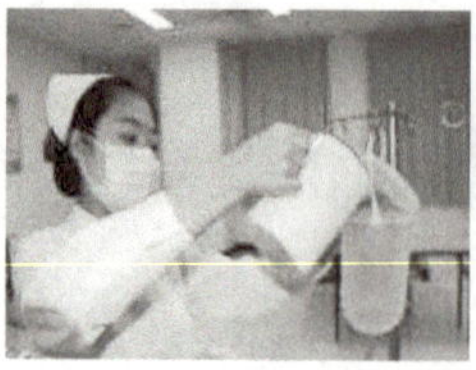
图 11-20 倒灌肠液

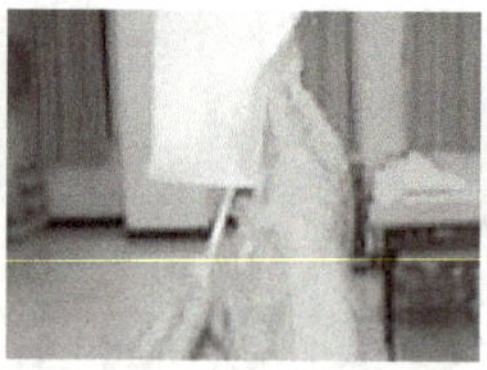
图 11-21 润滑肛管

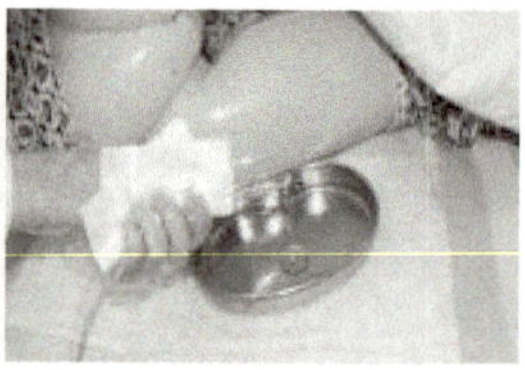
图 11-22 排气

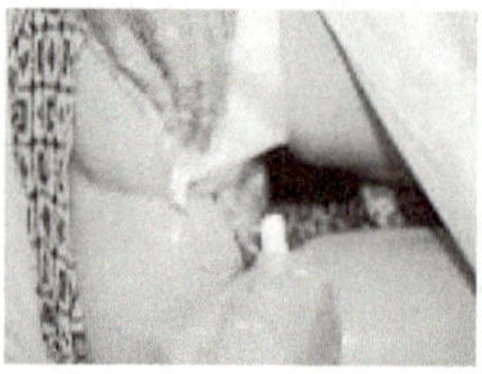
图 11-23 插入肛管

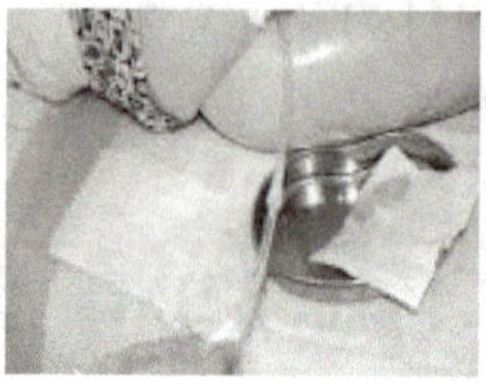
图 11-24 打开调节夹

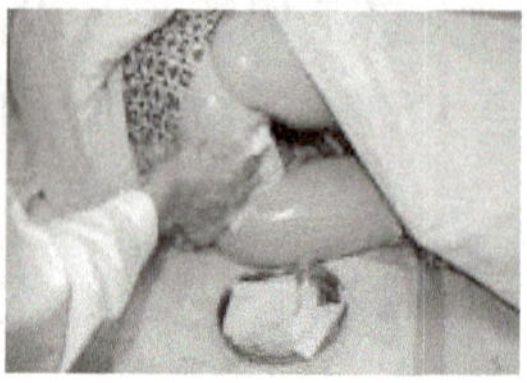
图 11-25 用卫生纸擦净肛门

五、实 训 流 程

准备：核对医嘱→患者评估（嘱患者排尿）→环境评估（保护隐私）→自身评估→用物评估（查对：医嘱、治疗卡、用物）

↓

体位准备：携用物至床旁→核对解释→关门窗、置屏风→协助排尿→取左侧卧位→脱裤垫单→置弯盘

↓

挂筒排气：挂筒→调节高度（液面至肛门 40～60cm）→连接肛管→戴手套→润滑肛管前端→排气→夹紧

↓

插管观察：分开臀部，暴露肛门→插管（7～10cm）→固定肛管→松开止血钳→控制流速→观察反应

↓

拔管观察：夹管→拔出肛管→分离肛管→擦净肛周→嘱咐保留 5～10 分钟→观察反应→撤去用物→脱手套

↓

整理记录：协助取舒适卧位→交代注意事项→整理床单位→分类处理用物→洗手→脱口罩→记录→签名

笔 记 栏

六、注 意 事 项

1. 遇伤寒病员灌肠，溶液不得超过 500ml，压力要低。

2. 肝昏迷病员禁用肥皂水灌肠，以减少氨的产生和吸收。

3. 灌肠中随时观察病情，发现脉速、面色苍白、出冷汗、剧烈腹痛、心慌气急，应立即停止灌肠，并通知医生。

4. 禁忌证　妊娠、急腹症、消化道出血病员不宜灌肠。

七、操 作 用 语

×××您好！因病情需要，现在准备给您灌肠了，灌肠是用一根细管子从肛门插到直肠，然后灌入液体，稍微会有点不适，请您不要紧张，我会尽量轻一些，好吗？

您不要紧张，我现在在灌入液体，您感觉怎么样？有什么不舒服要及时告诉我，好吗？您配合得很好，觉得有点胀是吗？这是正常的，一会就好了。

谢谢您的配合，肛管已经拔出，现在有些腹胀，这是暂时的，请您尽量忍耐 5～10 分钟，以利于排便，等会儿我再来看您，如果您感到不舒服请按呼叫器。

八、大量不保留灌肠操作考核评分标准（表 11-3）

表 11-3　大量不保留灌肠操作考核评分标准

操作步骤		技术要求	分值
评估	评估患者	1. 核对医嘱	6
		2. 了解患者身体状况、心理状态和合作及耐受程度	
		3. 告知相关事宜，征询患者同意	
	评估环境	环境符合操作要求	2
	评估用物	实训用物齐全，放置合理	3
	自身评估	仪表大方，举止端庄，着装符合要求，洗手，戴口罩	4
计划	护理目标	患者及家属知晓大量不保留灌肠的目的，能说出其注意事项并配合操作	5
实施	体位准备	1. 查对内容全面，无遗漏	9
		2. 协助患者取左侧卧位，脱裤至膝部，臀部移至床沿	
		3. 垫橡胶单及治疗巾于臀下，置弯盘	
	挂筒排气	1. 挂筒于输液架上，调节高度（液面至肛门 40～60cm）	10
		2. 润滑、排气、夹闭	
	插管观察	1. 分开臀部，暴露肛门，将肛管轻轻旋转插入直肠 7～10cm	18
		2. 固定肛管，松开止血钳，使液体缓缓流入	
		3. 控制流速，观察患者表情和反应，能及时解除流入受阻	

笔 记 栏

续表

	操作步骤	技术要求	分值
实施	拔管观察	1. 用手纸包住肛管，另一手轻轻拔出肛管	16
		2. 分离肛管，放入弯盘内，擦净肛周	
		3. 观察患者表情和反应	
	整理记录	1. 协助患者取舒适卧位，整理病床单位	12
		2. 清理用物，分类处理	
		3. 洗手，脱口罩，记录正确	
		4. 交代注意事项，致谢	
评价	质量标准	动作连贯、轻巧	5
	熟练程度	认真查对，爱伤观念强，操作流程熟练，动作规范	4
	人文关怀	沟通有效，关爱患者，言语行为符合临床要求	5
	操作时间	12 分钟内完成操作，每超时 30 秒钟扣 0.5 分	1

实训 11–4　保留灌肠术

一、实训目的

1. 了解保留灌肠术的目的及注意事项。
2. 学会保留灌肠术技术。

二、临床情景

患者，男性，35 岁。诊断：“慢性细菌性痢疾”。自述：下腹痛，腹泻，排便每日十余次，为少量脓血便，伴里急后重感。查体：左侧腹部轻压痛。粪便常规检查为黏液脓性便。医嘱：新霉素灌肠液 200ml，睡前保留灌肠。请问：作为当班护士，你应如何完成此项操作？

三、实训用物

1. 治疗盘　灌肠筒一套、肛管（20 号以下）、血管钳或夹子、弯盘、润滑剂、棉签、手套。

2. 注射单、执行记录卡、弯盘。

3. 治疗车、洗手液、橡胶单、治疗巾、水温计、便盆、输液架、灌肠液（温度 39～41℃）、医疗垃圾筒、生活垃圾筒。

笔记栏

四、实 训 流 程

准备：核对医嘱→患者评估（嘱患者排尿、排便）→环境评估（保护隐私）→自身评估→用物评估（查对：医嘱、治疗卡、用物）

↓

体位准备：携用物至床旁→核对解释→关门窗、置屏风→协助排尿→取左侧卧位→脱裤垫单→抬高臀部→置弯盘

↓

挂筒排气：挂筒→调节高度（液面与肛门距离小于 30cm）→连接肛管→戴手套→润滑肛管前端→排气→夹紧

↓

插管观察：分开臀部暴露肛门→插管（15～20cm）→固定肛管→松开止血钳→控制流速→观察反应

↓

拔管观察：夹管→拔出肛管→分离肛管→擦净肛周→嘱保留 1 小时以上→观察反应→撤去用物→脱手套

↓

整理记录：协助取舒适卧位→交代注意事项→整理床单位→分类处理用物→洗手→脱口罩→记录→签名

五、注 意 事 项

1. 灌肠前了解目的及病变部位，以便确定适当的卧位和肛管插入的深度。

2. 为提高疗效，保留灌肠以晚间睡前灌入为宜。灌肠前先嘱患者排便、排尿，并选择较细的肛管，插入要深，液量要少，压力要低，以便于有效保留。

3. 对肛门、直肠、结肠等手术后及大便失禁的患者，均不宜做保留灌肠。

六、操 作 用 语

×××您好！因病情需要，现在准备给您灌肠了，灌肠是用一根细管子从肛

笔记栏

门插到直肠，然后灌入液体，稍微会有点不适，请您不要紧张，我会尽量轻一些，好吗？

您不要紧张，我现在在灌入液体，您感觉怎么样？有什么不舒服要及时告诉我，好吗？您配合得很好，觉得有点胀是吗？这是正常的，一会就好了。

谢谢您的配合，肛管已经拔出，现在有些腹胀，这是暂时的，请您尽量忍耐1小时以上，以提高疗效，等会儿我再来看您，如果您感到不舒服请按呼叫器，好吗？

七、保留灌肠操作考核评分标准（表11-4）

表11-4 保留灌肠操作考核评分标准

	操作步骤	技术要求	分值
评估	评估患者	1. 核对医嘱	6
		2. 了解患者身体状况、心理状态和合作及耐受程度	
		3. 告知相关事宜，征询患者同意	
	评估环境	环境符合操作要求	2
	评估用物	实训用物齐全，放置合理	3
	自身评估	仪表大方，举止端庄，着装符合要求，洗手，戴口罩	4
计划	护理目标	患者及家属知晓保留灌肠的目的，能说出其注意事项并配合操作	5
实施	体位准备	1. 查对内容全面，无遗漏	9
		2. 协助患者取左侧卧位，脱裤至膝部，臀部移至床沿	
		3. 垫橡胶单及治疗巾于臀下，置弯盘	
	挂筒排气	1. 挂筒于输液架上，调节高度（液面至肛门不超过30cm）	10
		2. 润滑、排气、夹闭	
	插管观察	1. 分开臀部，暴露肛门，将肛管轻轻旋转插入直肠15～20cm	18
		2. 固定肛管，松开止血钳，使液体缓缓流入	
		3. 控制流速，观察患者表情和反应	
	拔管观察	1. 用手纸包住肛管，另一手轻轻拔出肛管	16
		2. 分离肛管，放入弯盘内，擦净肛周	
		3. 观察患者表情和反应	
	整理记录	1. 协助患者取舒适卧位，整理病床单位	12
		2. 清理用物，分类处理	
		3. 洗手，脱口罩，记录正确	
		4. 交代注意事项，致谢	
评价	质量标准	动作连贯、轻巧	5
	熟练程度	认真查对，爱伤观念强，操作流程熟练，动作规范	4
	人文关怀	沟通有效，关爱患者，言语行为符合临床要求	5
	操作时间	12分钟内完成操作，每超时30秒钟扣0.5分	1

笔记栏

实训 11-5　膀胱冲洗术

一、实训目的

1. 了解膀胱冲洗术的目的及注意事项。
2. 学会膀胱冲洗技术。

二、临床情景

患者，男性，55 岁。股骨骨折术后 3 天，患者自述：尿道口烧灼感，常有尿痛、下腹不适。经检查：尿常规检查可见脓尿、血尿；尿培养细菌呈阳性，查体：T 38.5℃，P 105 次 / 分，R 25 次 / 分，BP 110/80mmHg；医嘱：膀胱冲洗术 st。请问：作为当班护士，你应如何完成此项操作？

三、实训用物

1. 治疗盘　消毒液（安尔碘、75% 乙醇）、无菌干棉签（一次性）、止血钳、冲洗液、输液器、胶布。
2. 医嘱单、执行记录卡、弯盘、浴巾、医疗垃圾筒、生活垃圾筒。

四、膀胱冲洗的方法

膀胱冲洗方法见图 11-26～图 11-29。

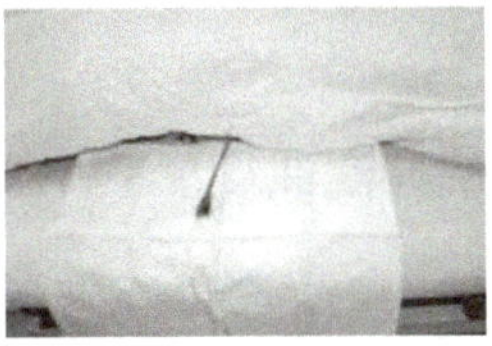

图 11-26　无菌治疗巾铺于尿管下

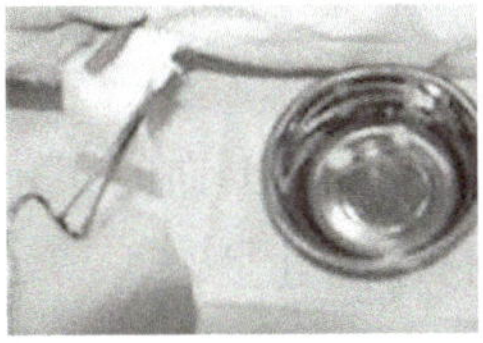

图 11-27　消毒导尿管

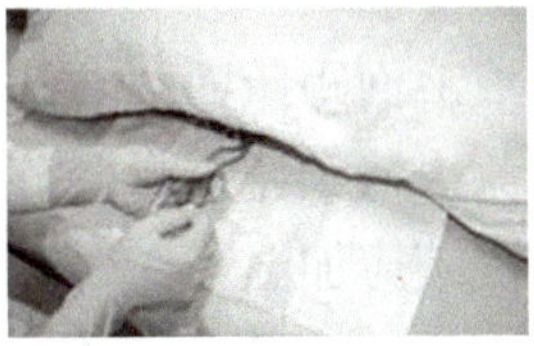

图 11-28　连接输液器

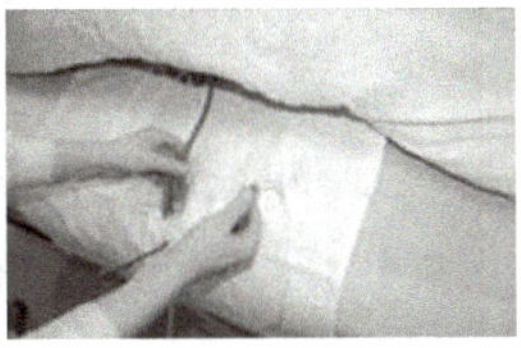

图 11-29　滴入膀胱冲洗液

笔 记 栏

五、实训流程

准备：核对医嘱→患者评估→环境评估→自身评估→用物评估（查对：医嘱、治疗卡、冲洗液、用物）

↓

体位准备：携用物至床旁→核对解释→取仰卧位

↓

挂冲洗液：挂冲洗液→连接输液器→排气→备用

↓

冲洗观察：戴手套→关闭尿袋接头开关→消毒尿管分叉处两次→头皮针刺入尿管腔→胶布固定→调整滴数→观察情况

↓

拔管询问：冲洗完毕→撕开胶布→撤头皮针→询问患者感受

↓

整理记录：协助取舒适卧位→交代注意事项→整理床单位→分类处理用物→洗手→脱口罩→记录→签名

六、注意事项

1. 严格执行无菌操作。
2. 冲洗时，冲洗液液面距床面约 60cm。
3. 冲洗速度根据流出液颜色进行调节，有明显出血时可加快冲洗速度。
4. 寒冷气候，冲洗液应加温至 35℃左右，防止膀胱痉挛。

七、操作用语

××× 您好！因病情需要，现在准备给您进行膀胱冲洗，希望您能配合，尽量放松，取仰卧位好吗？

笔记栏

您不要紧张，我会慢一点，如果有不舒服请及时告诉我，好吗？您配合得很好，一会就好了。

谢谢您的配合，等会儿我会再来看您，如果您感到不舒服请按呼叫器，好吗？

八、膀胱冲洗操作考核评分标准（表 11-5）

表 11-5　膀胱冲洗操作考核评分标准

操作步骤		技术要求	分值
评估	评估患者	1. 核对医嘱	6
		2. 了解患者了解患者意识状态、合作状态及患者尿管型号	
		3. 告知相关事宜，征询患者同意	
	评估环境	环境符合操作要求	2
	评估用物	按医嘱备冲洗液，实训用物齐全，放置合理	3
	自身评估	仪表大方，举止端庄，着装符合要求，洗手，戴口罩	4
计划	护理目标	患者及家属知晓膀胱冲洗术目的，能说出其注意事项并配合操作	5
实施	体位准备	1. 核对解释	10
		2. 协助患者平卧，暴露外阴部	
		3. 用被或浴巾盖住患者上身，将被反折盖住双脚	
	挂冲洗液	1. 挂冲洗液	8
		2. 排气	
	冲洗观察	1. 戴手套，关闭尿袋接头处开关	25
		2. 在尿管分叉处尾端 1～2cm 处碘伏消毒两次，将头皮针刺入尿管腔内	
		3. 用胶布环形固定针柄于尿管上	
		4. 打开输液器调节器开关，根据需要调整滴数	
		5. 注意观察患者表情及反应	
	拔管询问	1. 冲洗完毕，撕开胶布，撤去头皮针	10
		2. 询问患者感受	
	整理记录	1. 协助患者取舒适卧位，整理病床单位	12
		2. 清理用物，分类处理	
		3. 洗手，脱口罩，记录正确	
		4. 交代注意事项，致谢	
评价	质量标准	无菌观念强，注射安全，动作连贯、轻巧	5
	熟练程度	认真查对，爱伤观念强，操作流程熟练，动作规范	4
	人文关怀	沟通有效，关爱患者，言语行为符合临床要求	5
	操作时间	10 分钟内完成操作，每超时 30 秒钟扣 0.5 分	1

笔 记 栏

第十二章

冷、热疗技术

冷、热疗技术是利用低于或高于人体温度的物质作用于人体的局部或全身，通过神经传导引起皮肤和内脏器官的血管收缩和舒张，改变机体各系统的血液循环和新陈代谢等活动，达到治疗目的。护士应了解冷、热疗技术的相关知识，掌握正确的操作方法以确保患者的安全。

本章主要介绍乙醇擦浴和热水袋使用。

实训12-1 乙 醇 擦 浴

一、实 训 目 的

1. 了解乙醇擦浴的目的和注意事项。
2. 学会乙醇擦浴的操作技能。

二、临 床 情 景

患者，男性，20 岁。肺炎球菌肺炎 2 天，入院前曾遭淋雨，自述：头晕乏力。查体：T 39.5 ℃，P 102 次 / 分，R 24 次 / 分，BP 130/80mmHg；神志清楚。医嘱：物理降温 st。请问：作为责任护士，你应如何完成此项操作？如何降低患者体温？

三、实 训 用 物

1. 治疗盘　毛巾（2 块）、大浴巾、衣裤、热水袋（外有布袋）、冰袋（外有布袋）、25%～30% 的乙醇 200～300ml。
2. 屏风，酌情备便器。
3. 治疗车　脸盆（内盛 32～34℃的温水）。

笔 记 栏

四、乙醇擦浴的方法

乙醇擦浴的方法见图 12-1～图 12-3。

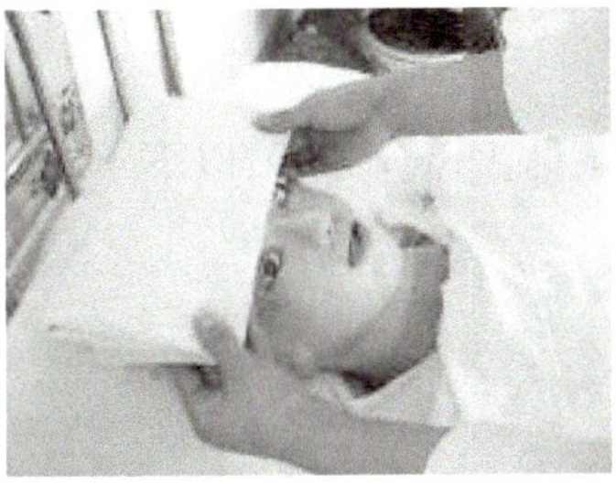

图 12-1　置冰袋于患者头部

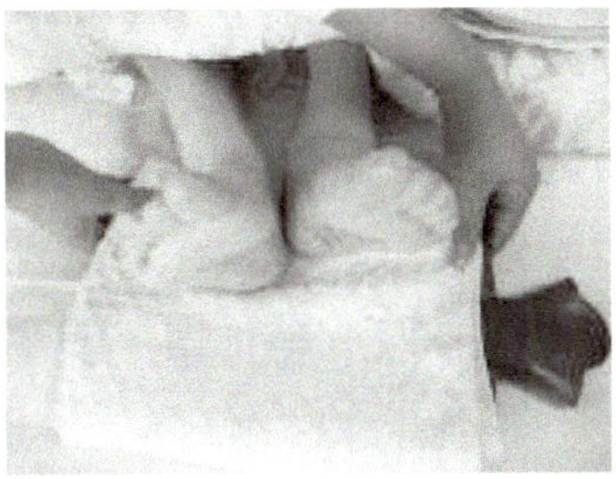

图 12-2　置热水袋于足下

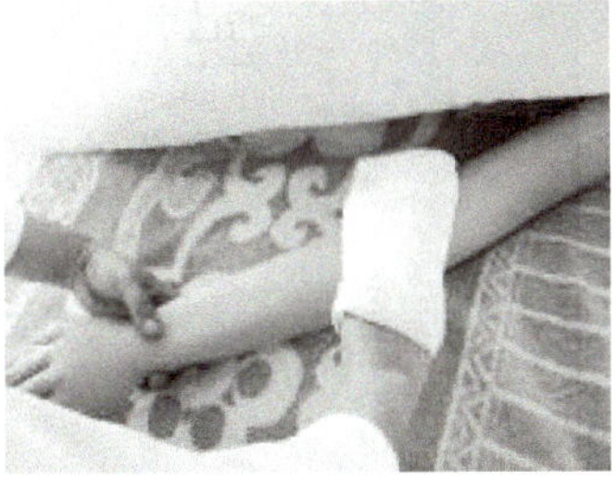

图 12-3　擦拭上肢

五、实 训 流 程

准备：核对医嘱→患者评估→环境评估→自身评估→用物评估（查对：医嘱、治疗卡、用物）

↓

核对解释：携用物至床旁→核对解释→关门窗→遮屏风

↓

放置二袋：松被尾→协助仰卧位→头置冰袋→足置热水袋

↓

垫浴巾：暴露部位→下垫浴巾→毛巾浸乙醇→拧至半干（包裹成手套状，以离心方向擦浴）

↓

擦上肢：颈外侧→上臂外侧→手背→侧胸→腋窝→上臂内侧→手心

↓

擦背部：患者侧卧→颈下肩部→臀部→浴巾擦干（同法擦对侧）→穿上衣

↓

笔 记 栏

擦下肢：患者仰卧→脱裤（露下肢）→下垫大浴巾→髂骨→大腿外侧→足部（更换毛巾）→腹股沟→大腿内侧→内踝（更换毛巾）→患者侧卧→臀下→大腿后侧→腘窝→足跟→浴巾擦干（同法擦对侧）→穿裤

↓

整理记录：撤热水袋→取舒适体位→整理床单位→撤屏风→清理用物→洗手→记录

↓

复测体温：30分钟后测体温→绘制体温→取下冰袋（体温降至39℃以下）

六、注意事项

1. 擦浴过程中，需密切观察患者的反应，若出现寒战、面色苍白、脉搏或呼吸异常，应立即停止擦浴，及时通知医师。

2. 进行乙醇擦浴的过程中，在擦拭腋窝、腹股沟、腘窝等血管丰富处时，应多停留片刻，以增加散热。

3. 胸前区、腹部、后颈、足心禁忌擦拭，因这些部位对冷刺激较敏感，易引起不良反应。

4. 血液病患者、新生儿禁忌使用乙醇擦浴。

七、操作用语

×××您好！您目前有些发热了，我给您用乙醇擦一下好吗？请问您对乙醇过敏吗？

我现在把冰袋放在您头部，热水袋放在您脚底，这样有助于降温并防止擦浴时皮肤血管收缩，血液集中到头部引起充血，请问您有什么不舒服的感觉吗？

谢谢您的配合，现在给您倒好一杯水，您记住要多喝水，半个小时后我来给您测体温，如果您感到不舒服请按呼叫器，好吗？

×××您好！现在为您测体温。您的体温37.8℃，可以不用冰袋了，您注意休息，我会再来看您的。

八、乙醇擦浴操作考核评分标准（表12-1）

表12-1 乙醇擦浴操作考核评分标准

操作步骤		技术要求	分值
评估	评估患者	1. 核对医嘱 2. 了解患者病情、年龄、体温、意识、皮肤情况及乙醇过敏史 3. 告知相关事宜，做好解释	6

笔记栏

续表

操作步骤		技术要求	分值
评估	评估环境	安静、整洁、关闭门窗、室温适宜	2
	评估用物	实训用物齐全，放置合理	3
	自身评估	仪表大方，举止端庄，着装符合要求，洗手，戴口罩	4
计划	护理目标	患者及家属知晓乙醇擦浴目的，能说出其注意事项并配合操作	5
实施	核对解释	携用物至床旁，核对，解释，关门窗，遮屏风	10
	放置二袋	松被尾，协助取仰卧位，置二袋（头置冰袋、足置热水袋）	8
	垫浴巾	暴露部位，下垫浴巾，毛巾浸入乙醇，拧至半干（包裹成手套状，以离心方向擦浴）	10
	乙醇擦浴	1. 擦上肢：患者仰卧→颈外侧→上臂外侧→手背→侧胸→腋窝→上臂内侧→手心 2. 擦背部：患者侧卧→颈下肩部→臀部→浴巾擦干（同法擦对侧）→穿上衣 3. 擦下肢：患者仰卧→脱裤（露下肢）→下垫大浴巾→髂骨→大腿外侧→足部（更换毛巾）→腹股沟→大腿内侧→内踝（更换毛巾）→患者侧卧→臀下→大腿后侧→腘窝→足跟→浴巾擦干（同法擦对侧）→穿裤	22
	整理记录	1. 撤热水袋，取舒适卧位，整理病床单位，撤屏风 2. 清理用物，分类处理 3. 洗手，脱口罩，记录正确 4. 30分钟后复测体温并绘制于体温单上（如体温降至39℃以下，应取下头部冰袋）	15
评价	质量标准	注意保暖，擦浴过程中仔细观察	5
	熟练程度	爱伤观念强，操作流程熟练，动作规范	4
	人文关怀	沟通有效，关爱患者，言语行为符合临床要求	5
	操作时间	15分钟内完成操作，每超时30秒钟扣0.5分	1

实训 12-2　热水袋的使用

一、实训目的

1. 了解热水袋使用的目的及注意事项。
2. 学会热水袋使用的方法，无烫伤。

二、临床情景

患者，女性，60岁。今日在硬膜外麻醉下行子宫次全切除术，术后回病房。

笔记栏

查体：T 35.8℃，P 110 次 / 分，R 22 次 / 分，BP 116/88mmHg。患者出现畏寒、寒战。请问：作为当班护士，应如何帮助患者？

三、实训用物

实训用物包括热水袋及布套、水温计、内盛热水（水温 60～70℃）的水壶、毛巾。

四、实训流程

准备：核对医嘱→患者评估→环境评估→自身评估→用物评估（查对：医嘱、热水袋、水温）

↓

灌热水袋：检查热水袋→试水温（60～70℃）→去塞灌水（1/2～2/3 满）→排尽空气→旋紧塞子→套布袋→系紧带子

↓

体位准备：携用物至床旁→核对解释→取舒适体位

↓

放热水袋：检查皮肤（热敷部位皮肤）→放至所需部位（不超过 30 分钟）→毛巾包裹热水袋

↓

撤热水袋：撤掉热水袋→擦干皮肤→协助舒适体位→整理床单位

↓

整理记录：倒空热水袋→倒挂晾干→放阴凉处备用→布袋晾干备用→洗手→脱口罩→记录（使用部位、时间、效果、患者反应）→签名

五、注意事项

1. 对婴幼儿、老年人、昏迷、末梢循环不良、麻醉未清醒、感觉障碍等患者，热水袋的水温应调至 50℃以内，并用大毛巾包裹，以避免直接接触患者的皮肤而引起烫伤。

笔记栏

2. 热水袋使用过程中，应经常观察局部皮肤的颜色。如发现皮肤潮红，应立即停止使用，并在局部涂凡士林，可起保护皮肤的作用。

3. 治疗时间不宜超过 30 分钟，以防发生继发效应，热水袋如需持续使用，应及时更换热水。

4. 末梢血液循环不良、感觉障碍或减退、意识不清、年老体弱等患者应慎用热疗。

六、操 作 用 语

××× 您好！刚做完手术，您感觉有些冷，是吗？我去给您准备热水袋，请稍等。

现在热水袋已经放置于您的足部，温度适合吗？如有不适请按铃。

××× 您好！现在感觉如何？暖和些吗？我来取热水袋，您好好休息，我会经常来看您的，祝您早日康复！

七、热水袋使用操作考核评分标准（表 12-2）

表 12-2　热水袋使用操作考核评分标准

操作步骤		技术要求	分值
评估	评估患者	1. 核对医嘱 2. 了解患者的年龄、意识状态、病情、体温及治疗情况 3. 患者对热疗的心理反应和合作程度 4. 患者局部皮肤情况，如颜色，温度，有无硬结、淤血、炎症及有无感觉障碍等	6
	评估环境	室温适宜，酌情关闭门窗，避免对流风	2
	评估用物	实训用物齐全，放置合理，温度适宜	3
	自身评估	仪表大方，举止端庄，着装符合要求，洗手，戴口罩	4
计划	护理目标	患者及家属知晓热水袋的使用目的，能说出其注意事项并配合操作	5
实施	灌热水袋	1. 检查热水袋有无破损，调试水温至 60～70℃ 2. 放平热水袋，去塞灌水至 1/2～2/3 满 3. 逐渐放平热水袋，排尽空气，旋紧塞子 4. 检查有无漏水，擦干，套布袋，系紧带子	20
	体位准备	携用物至床旁，核对解释，取舒适体位	8
	放热水袋	检查热敷部位皮肤，置热水袋于所需部位（不超过 30 分钟），用毛巾包裹热水袋	12
	撤热水袋	30 分钟后撤掉热水袋，擦干皮肤，协助舒适体位，整理床单位	9

笔 记 栏

续表

	操作步骤	技术要求	分值
实施	整理记录	1. 倒空热水袋，倒挂晾干，放阴凉处备用 2. 布袋晾干备用 3. 洗手，脱口罩，记录使用部位、时间、效果、患者反应，签名	16
评价	质量标准	操作规范，遵循安全原则	5
	熟练程度	认真查对，爱伤观念强，使用过程中无烫伤等不良事件发生	5
	人文关怀	沟通有效，关爱患者，言语行为符合临床要求	5

笔记栏

第十三章

标本采集技术

标本采集技术是指采取患者少许的标本，经物理、化学和生物学的实验室技术和方法对其进行检验，作为判断患者有无异常存在的依据，从而获得反映机体正常的生理现象和病理改变资料的一项技术。

本章主要介绍静脉血标本采集法、咽拭子标本采集法。

实训 13-1　静脉采血术

一、实 训 目 的

1. 了解静脉采血目的及注意事项。
2. 学会静脉采血的操作技能。

二、临 床 情 景

患者，男性，65 岁。既往高血压病史 10 年，自述：头痛 3 天来院就诊，查体：T 36.8℃，P 103 次 / 分，R 20 次 / 分，BP 180/90mmHg，体重 55kg。遵医嘱查血常规，心肌酶谱检查 st。请问：作为当班护士，你应如何完成此项操作？

三、实 训 用 物

1. 治疗盘　皮肤消毒液（安尔碘、75% 乙醇）、无菌干棉签（一次性）、真空采血针、标本容器、止血带、手套。

2. 检查单、试管贴标签、弯盘。

3. 治疗车、洗手液、锐器盒、医疗垃圾筒、生活垃圾筒。

笔 记 栏

四、静脉采血方法

静脉采血方法见图 13-1～图 13-3。

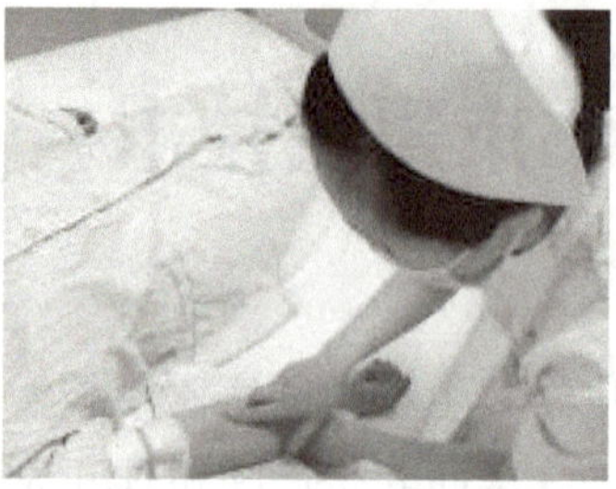

图 13-1 选择静脉

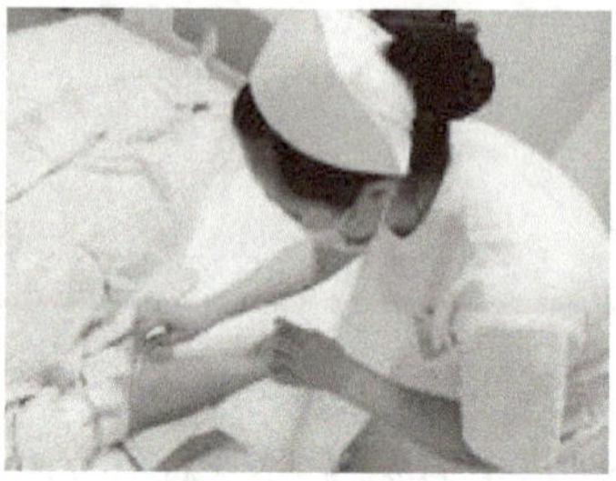

图 13-2 消毒皮肤

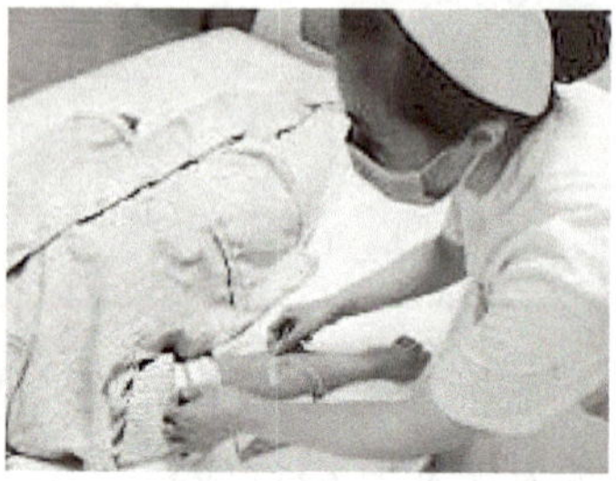

图 13-3 采血

五、实 训 流 程

准备：核对医嘱→患者评估→环境评估→自身评估→用物评估（查对：医嘱、检查单、用物）

↓

体位准备：携物至床旁→核对解释→取舒适体位

↓

定位消毒：选择静脉→系止血带（静脉上方 5～6cm 处）→消毒皮肤

↓

真空采血：戴手套→再次查对→嘱握拳→左手绷紧皮肤，右手持采血针→进针→见回血→连接采血管→抽吸血液至所需量

↓

拔针观察：松拳→松止血带→快速拔针→按压至不出血→再次查对（检查单、检查项目及血标本）

↓

整理记录：协助取舒适卧位→交代注意事项→整理床单位→贴条形码（在采血管上注明床号、姓名）→及时送检→分类处理用物→洗手→脱口罩→记录→签名

笔记栏

六、注 意 事 项

1. 若患者正在进行静脉输液、输血，不宜在同侧手臂采血。
2. 在采血过程中，应当避免导致溶血的因素。
3. 需要抗凝的血标本，应将血液与抗凝剂混匀。
4. 如需同时抽取几项检查标本，一般注入容器的顺序为：血培养瓶→抗凝管→干燥试管，动作应迅速、准确。

七、操 作 用 语

××× 您好！因病情需要，现在要给您抽血了，可能会有一点疼，我动作尽量轻点，您这样平躺着舒服吗？

您不要紧张，要给您抽 5ml 的血，马上抽好了。

谢谢您的配合，等会儿我再来看您，如果您感到不舒服请按呼叫器，好吗？

八、静脉采血操作考核评分标准（表 13-1）

表 13-1　静脉采血操作考核评分标准

	操作步骤	技术要求	分值
评估	评估患者	1. 核对医嘱 2. 了解患者病情，治疗情况 3. 采血部位皮肤的情况、静脉充盈度及管壁弹性	6
	评估环境	清洁、安静、光线充足，必要时用屏风遮挡患者	2
	评估用物	实训用物齐全，放置合理	3
	自身评估	仪表大方，着装符合要求，修剪指甲、洗手，戴口罩	4
计划	护理目标	1. 在规定时间内完成操作，患者对操作满意 2. 患者明确采集血标本的目的和要求，并积极配合 3. 标本量准确，能根据不同的检查目的选择合适的试管与容器	5
实施	体位准备	携用物至床旁，核对患者，解释操作目的和过程，协助患者取舒适体位	8
	定位消毒	选择合适的静脉及穿刺点，扎止血带，消毒局部皮肤	12
	真空采血	戴手套，再次查对检查单，嘱患者握拳，左手绷紧皮肤，右手持采血针，进针见回血后，连接真空采血管，抽吸血液至所需量	20
	拔针观察	嘱患者松拳，松止血带，快速拔针，按压穿刺点至不出血，再次查对检查单、检查项目及血标本	10
	整理记录	1. 协助患者穿裤，取舒适卧位，整理病床单位 2. 贴条形码（在采血管上注明床号、姓名），及时送检 3. 分类处理用物，洗手，脱口罩，记录正确	15

笔记栏

续表

操作步骤		技术要求	分值
评价	质量标准	无菌观念强，查对到位，药量准确，注射安全，动作连贯、轻巧	5
	熟练程度	认真查对，操作流程熟练，动作规范	4
	人文关怀	沟通有效，关爱患者，言语行为符合临床要求	5
	操作时间	5 分钟内完成操作，每超时 30 秒钟扣 0.5 分	1

实训 13-2　咽拭子标本采集术

一、实训目的

1. 了解咽拭子标本采集的注意事项及目的。
2. 学会咽拭子标本采集的操作方法。

二、临床情景

患者，男性，60 岁。扁桃体发炎数日，自述：咽喉部疼痛。查体：T 38.5℃，P 88 次 / 分，R 20 次 / 分，BP 120/80mmHg，医嘱：扁桃体分泌物采集 st。请问：作为当班护士，你应如何正确采集标本？

三、实训用物

实训用物包括无菌咽拭子培养管、温开水、弯盘、治疗巾、酒精灯、火柴、压舌板、手电筒、检查单。

四、咽拭子标本采集方法

咽拭子标本采集方法见图 13-4、图 13-5。

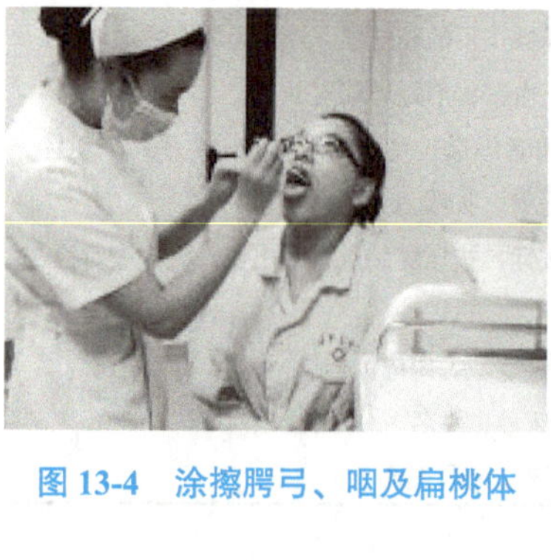

图 13-4　涂擦腭弓、咽及扁桃体

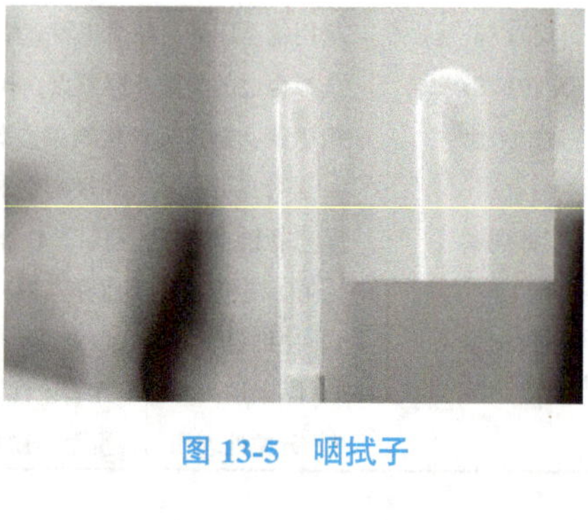

图 13-5　咽拭子

笔 记 栏

五、实 训 流 程

准备：核对医嘱→患者评估→环境评估→自身评估→用物评估（查对：医嘱、检查单、用物）

↓

体位准备：携用物至床旁→核对解释→取舒适体位

↓

采集标本：铺治疗巾→置弯盘→嘱漱口→检查口腔→点燃酒精灯→张口发“啊”音（必要时使用压舌板）→取出拭子→取标本（轻柔、迅速擦拭两侧腭弓、咽及扁桃体上的分泌物）

↓

消毒管口：在酒精灯火焰上消毒试管口→拭子插入试管→塞紧瓶塞

↓

整理记录：撤弯盘、治疗巾→整理床单位→协助取舒适卧位→洗手→送检→记录→签名

六、注 意 事 项

1. 采集动作应轻稳、敏捷。避免在进食后 2 小时内采集标本，以免引起呕吐。
2. 操作过程中应注意消毒瓶口，保持容器无菌。
3. 棉签不可触及其他部位，保证所取标本的准确性。

七、操 作 用 语

×××您好！因病情需要，现在准备在您的咽喉部采集分泌物，可能会有一点不舒服，希望您能配合好吗？

您不要紧张，我动作会很快很轻的，您配合得很好！

谢谢您的配合，我现在去送检标本。等会儿我再来看您，如果您感到不舒服请按呼叫器，好吗？

笔记栏

八、咽拭子标本采集操作考核评分标准（表 13-2）

表 13-2 咽拭子标本采集操作考核评分标准

操作步骤		技术要求	分值
评估	评估患者	1. 核对医嘱	6
		2. 了解患者病情、口腔黏膜和咽部感染情况	
		3. 告知相关事宜，征询患者同意	
	评估环境	环境整洁、舒适，符合操作要求	2
	评估用物	实训用物齐全，放置合理	3
	自身评估	仪表大方，举止端庄，着装符合要求，洗手，戴口罩	4
计划	护理目标	患者知晓咽拭子标本采集的目的，能说出其注意事项并配合操作	5
实施	体位准备	携用物至床旁，核对患者，解释操作目的和过程，协助患者取舒适体位	8
	采集标本	1. 铺治疗巾，置弯盘于口角旁	26
		2. 嘱漱口，检查口腔	
		3. 点燃酒精灯，嘱患者张口发“啊”音，必要时使用压舌板	
		4. 取出拭子，轻柔、迅速擦拭两侧腭弓、咽及扁桃体上的分泌物	
	消毒管口	在酒精灯火焰上消毒试管口，拭子迅速插入试管，塞紧瓶塞	15
	整理记录	1. 撤弯盘、治疗巾	16
		2. 整理床单位，协助取舒适卧位	
		3. 洗手，及时送检，记录，签名	
评价	质量标准	无菌观念强，动作连贯、轻巧	5
	熟练程度	操作流程熟练，标本符合检验要求	4
	人文关怀	沟通有效，关爱患者，言语行为符合临床要求	5
	操作时间	5 分钟内完成操作，每超时 30 秒钟扣 0.5 分	1

笔 记 栏

第十四章

药疗技术

药物治疗是最常用的一种治疗手段。药疗技术是护士指导患者安全用药、正确评估患者用药后的疗效及反应，并做好药品管理工作，保证临床用药安全、有效的护理技术。

本章介绍的药疗技术主要包括口服给药法、雾化吸入给药法、药液抽吸法、皮内注射法、皮下注射法、肌内注射法、静脉注射法、密闭式静脉输液术、静脉留置针术、输液泵/微量注射泵使用术、密闭式静脉输血术。

实训 14-1　口服给药术

一、实训目的

1. 了解药物的性能，为患者作服药指导。
2. 学会正确规范地发口服药。

二、临床情景

患者，男性，70岁。因患高血压于2015年6月10日住院治疗，患者既往无药物过敏史，入院后遵医嘱口服卡托普利25mg，3次/天。请问：作为责任护士，你应如何完成此项操作？

三、实训用物

1. 发药车、服药单、温度适宜的开水、吸水管、量杯、研钵、药匙、小毛巾、注射器，酌情准备一次性杯子。
2. 洗手液、医疗垃圾筒、生活垃圾筒。

笔记栏

四、口服给药的方法

口服给药方法见图 14-1～图 14-3。

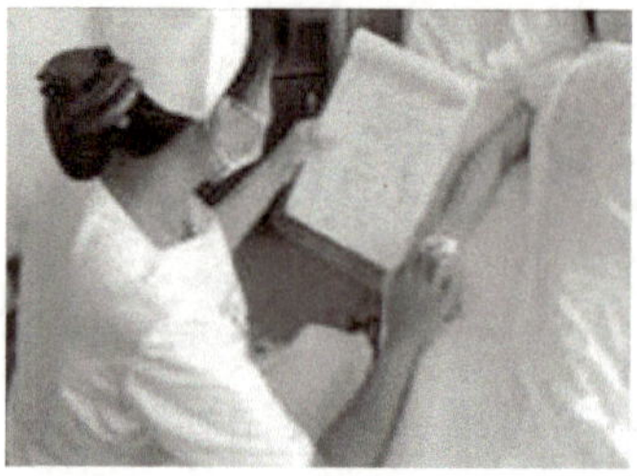

图 14-1 核对医嘱本与腕带

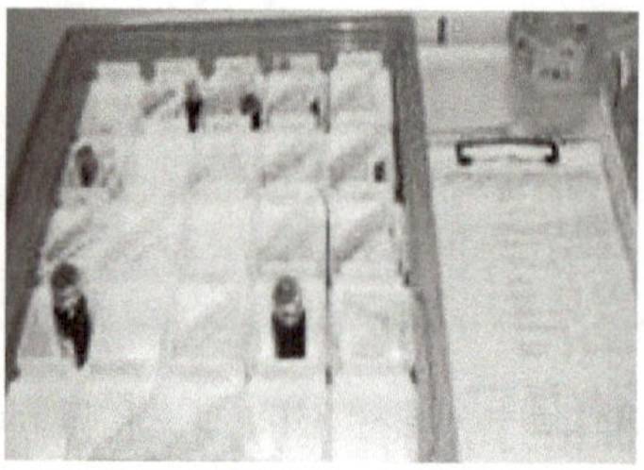

图 14-2 准备用物

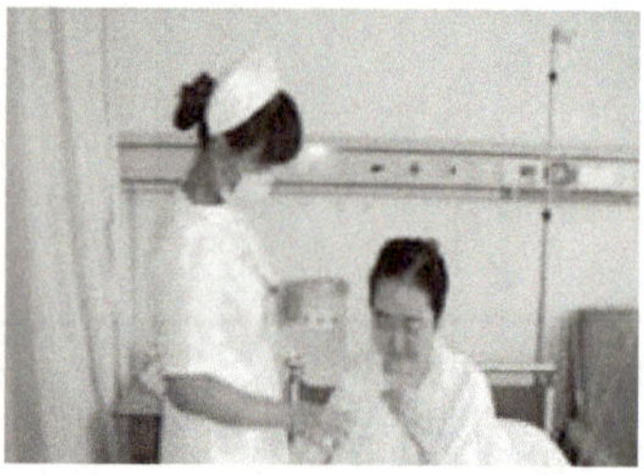

图 14-3 协助服药

五、实 训 流 程

准备：核对医嘱→患者评估→环境评估→自身评估→用物评估（查对：服药单、药物、用物）

↓

核对药物：按服药单核对药物（两人核对）

↓

体位准备：推发药车至患者床旁→核对解释→协助患者做起，不能坐起者备吸水管

↓

发药：告知患者药物名称→同一患者的药物应一次取离药车→如有疑问时应重新核对→若患者不在病房或因故暂不能服药者→暂不发药→做好交班

↓

服药：备好温开水→患者服药→鼻饲患者应将药物研碎溶解→由胃管注入→年老体弱、小儿、危重患者应喂药（小剂量液体药物，应精确量取）→放回药杯→再次核对→交代服药注意事项→方可离去→发第二位患者的药

↓

整理记录：整理床单位→协助取舒适卧位→清洁药盘及药杯→洗手→脱口罩→记录→签名

笔 记 栏

六、注 意 事 项

1. 严格执行查对制度，按规定时间发药。

2. 掌握患者所服药物的作用、不良反应以及某些药物服用的特殊要求。

3. 对服用强心苷类药物的患者，服药前应先测脉搏、心率并注意其节律变化，如心率低于 60 次 / 分或者节律不齐时，不可以服用。

七、操 作 用 语

×××您好！服药时间到了，药物可能会有一点苦，希望您能配合，现在您可以坐起来吗？

×××您好！药已经服好了，请您躺下好好休息，待会儿我再来看您，如果您感到不舒服请按床旁呼叫器，好吗？

八、口服给药操作考核评分标准（表 14-1）

表 14-1　口服给药操作考核评分标准

操作步骤		技术要求	分值
评估	评估患者	1. 核对医嘱	6
		2. 了解患者身体状况、询问药物过敏史	
		3. 检查患者口腔黏膜情况，取得患者的配合	
	评估环境	环境符合操作要求	2
	评估用物	实训用物齐全，放置合理	3
	自身评估	仪表大方，举止端庄，着装符合要求，洗手，戴口罩	4
计划	护理目标	保证患者的安全，正确服用药物	5
实施	核对药物	按服药单核对药物（两人核对）	10
	体位准备	1. 推发药车至患者床旁，核对	8
		2. 协助患者做起，不能坐起者备吸水管	
	发药	1. 告知药物的名称	15
		2. 同一患者的药物应一次取离药车，患者有疑问时应重新核对	
		3. 若患者不在病房或因故暂不能服药者，暂不发药并做好交班	
	服药	1. 备好温开水，患者服药后方可离去	20
		2. 为鼻饲患者给药应将药物研碎溶解后由胃管注入，年老体弱、小儿、危重患者应喂药（小剂量液体药物，应精确量取）	
		3. 药杯放回时再次核对，待前一位患者服药后再发第二患者的药	
		4. 交代服药注意事项	

笔 记 栏

续表

操作步骤		技术要求	分值
实施	整理记录	1. 发药完毕，整理床单位，协助患者取舒适体位 2. 清洁药盘及药杯 3. 洗手，脱口罩，记录，签名	12
评价	质量标准	严格查对，关注患者服药反应	5
	熟练程度	操作流程熟练	4
	人文关怀	沟通有效，关爱患者，言语行为符合临床要求	5
	操作时间	5 分钟内完成操作，每超时 30 秒钟扣 0.5 分	1

实训 14-2　超声雾化吸入术

一、实训目的

1. 了解超声雾化吸入器的原理。
2. 学会超声雾化吸入的操作方法。

二、临床情景

患者，男性，56 岁。因肺部感染，喉头有痰咳不出来，遵医嘱给予庆大霉素 8 万 U、地塞米松 5mg、α- 糜蛋白酶 5mg，2 次 / 天进行雾化吸入。请问：作为当班护士，你应如何完成此项操作？

三、实训用物

1. 治疗盘　蒸馏水、药液、砂轮、棉签、注射器、治疗巾、无菌纱布、持物钳、碘伏。
2. 超声雾化装置一套、口含嘴（或面罩）。
3. 执行记录卡、笔。
4. 治疗车、洗手液、医疗垃圾筒、生活垃圾筒。

四、超声雾化吸入的方法

超声雾化吸入的方法见图 14-4～图 14-9。

笔记栏

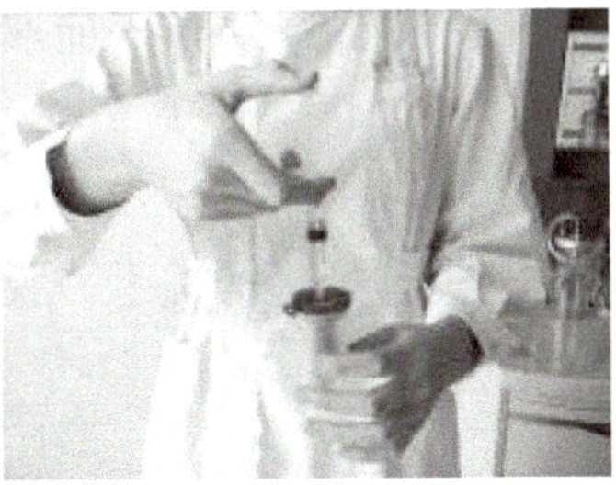
图 14-4　注入药液

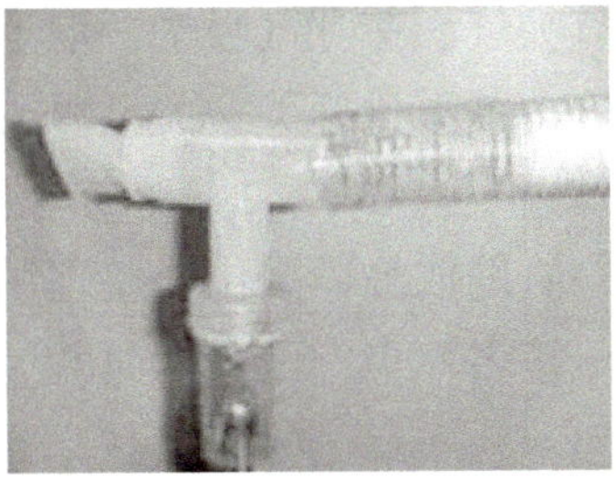
图 14-5　连接雾化罐与雾化口含嘴

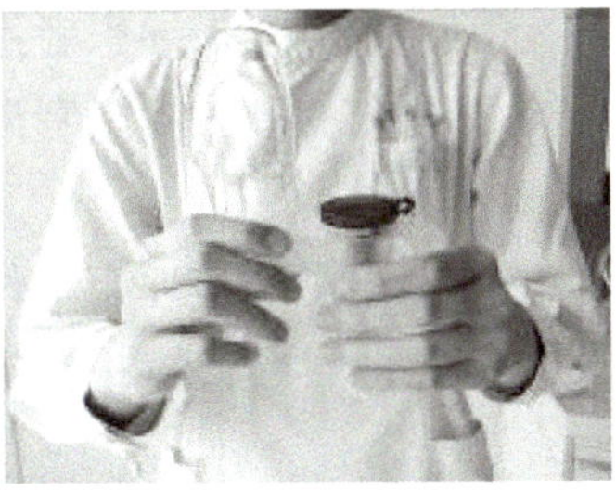
图 14-6　连接雾化罐与雾化面罩

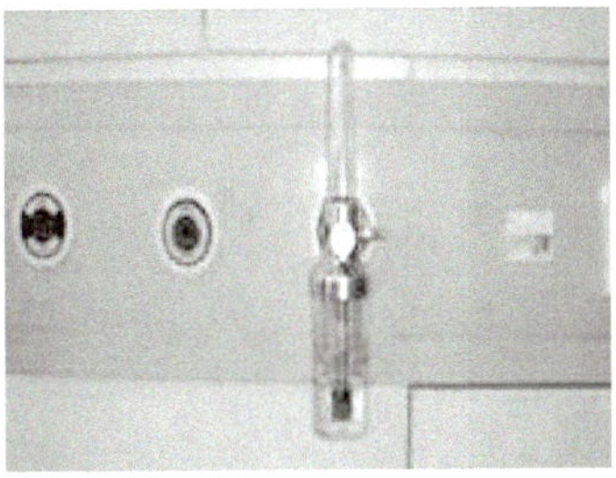
图 14-7　连接中心供氧系统

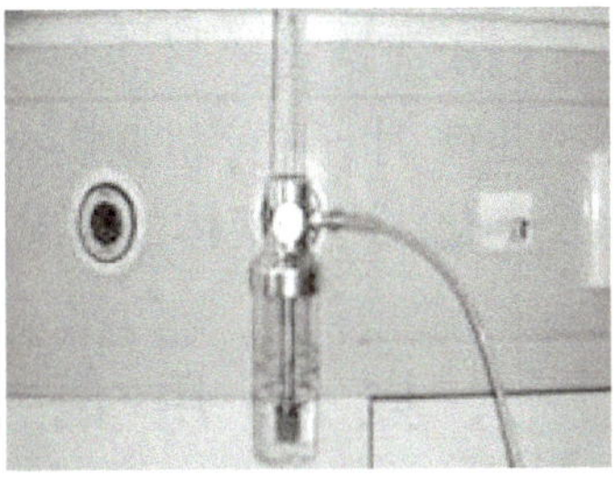
图 14-8　连接雾化吸入器

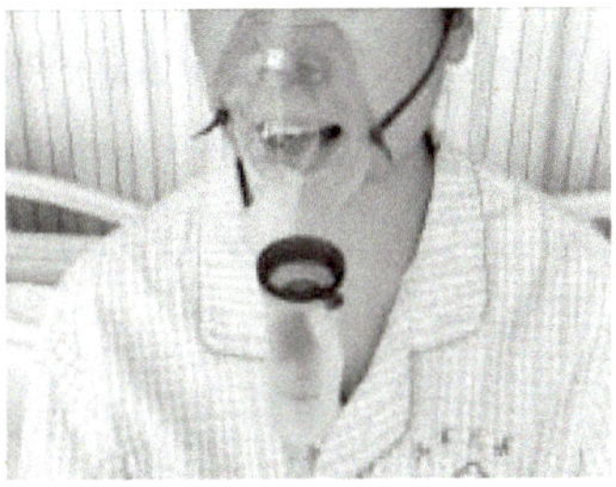
图 14-9　戴面罩雾化

五、实 训 流 程

准备：核对医嘱→患者评估→环境评估→自身评估→用物评估（查对：医嘱、执行单、药物、用物）

↓

机器准备：检查机器性能→将蒸馏水倒入水槽内至浮标处→放雾化罐→打开罐盖

↓

配制药液：检查药液→轻弹安瓿→消毒（安瓿、砂轮）→环锯安瓿→再次消毒→折断安瓿→取注射器→抽吸药液→再次查对→抽生理盐水稀释至30～50ml→注入雾化灌→接螺纹管或将面罩接螺纹管

↓

体位准备：携用物至床旁→核对解释→协助患者取合适体位→铺治疗巾

↓

雾化吸入：接通电源→预热→开雾化开关→调节雾量→将含嘴接螺纹管放入患者口中→嘱含紧（或将面罩接螺纹管罩住患者口鼻）→定好时间→

笔 记 栏

指导患者用口吸气、鼻呼气吸毕→取下口含嘴（面罩）→擦干面部→嘱患者漱口→关雾化开关→关电源

整理记录：整理床单位→协助取舒适卧位→整理用物→分类预处理→洗手→脱口罩→记录→签名

六、注意事项

1. 水槽和雾化罐中切忌加温水或热水。
2. 雾化过程中，水温超过 50℃时，应停机调换冷蒸馏水。
3. 水槽内无足够的冷水及雾化罐内无液体的情况下不能开机。

七、操作用语

×××您好！您喉头有痰，吸不出来，遵医嘱给您做些雾化，稀释痰液，便于您的痰液排出，利于病情治疗。希望您能配合，好吗？

×××您好！您不要紧张，现在开始为您雾化了，请您用口用力吸气，用鼻呼气。

×××您好！您配合得很好，感觉好点吗？如果您感到不舒服请按呼叫器。等会儿我再来看您，谢谢！

八、超声雾化吸入操作考核评分标准（表 14-2）

表 14-2　超声雾化吸入操作考核评分标准

操作步骤		技术要求	分值
评估	评估患者	1. 核对医嘱	6
		2. 了解患者身体状况，解释雾化吸入的目的	
		3. 告知相关事宜，征询患者同意	
	评估环境	环境符合操作要求	2
	评估用物	按医嘱备药，实训用物齐全，放置合理	3
	自身评估	仪表大方，举止端庄，着装符合要求，洗手，戴口罩	4
计划	护理目标	患者知晓超声雾化吸入的目的，并配合操作	5
实施	机器准备	1. 检查机器性能	6
		2. 将蒸馏水倒入水槽内至浮标起，放雾化罐，打开罐盖	
	配制药液	1. 查对内容全面，无遗漏	9
		2. 按医嘱取药，正确吸药，正确加药	
		3. 接螺纹管或将面罩接螺纹管，待用	

笔记栏

续表

操作步骤		技术要求	分值
实施	体位准备	患者体位合适	8
	雾化吸入	1. 接通电源，预热，开雾化开关，调节雾量 2. 将扣含嘴接螺纹管放入患者口中，嘱含紧；或将面罩接螺纹管，罩住患者口鼻 3. 指导患者用口吸气、鼻呼气 4. 吸毕，取下口含嘴（面罩），擦干面部，嘱患者漱口；关雾化开关，关电源	30
	整理记录	1. 整理床单位，协助患者取舒适体位 2. 清理用物，分类预处理 3. 洗手，脱口罩，记录正确 4. 交代注意事项，致谢	12
评价	质量标准	无菌观念强，无污染，查对到位	5
	熟练程度	操作流程熟练，动作规范	4
	人文关怀	沟通有效，关爱患者，言语行为符合临床要求	5
	操作时间	8 分钟内完成操作，每超时 30 秒钟扣 0.5 分	1

实训 14-3　药物抽吸术

一、实 训 目 的

学会药物抽吸术的方法。

二、实 训 用 物

1. 治疗盘　皮肤消毒液（安尔碘、75% 乙醇）、无菌干棉签（一次性）、2ml 或 5ml 注射器、药液、无菌纱布、无菌持物钳、无菌包、锯刀（砂轮）。

2. 执行记录单、小方盘、弯盘、笔。

3. 治疗车、洗手液、锐器盒、医疗垃圾筒、生活垃圾筒。

三、药 物 抽 吸

药物抽吸方法见图 14-10～图 14-14。

笔 记 栏

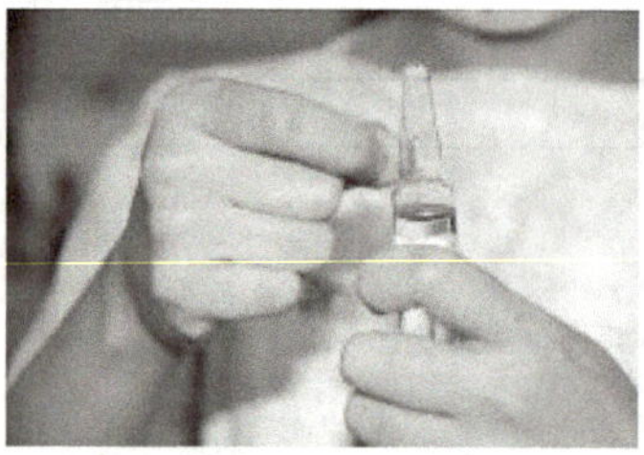

图 14-10 检查药液

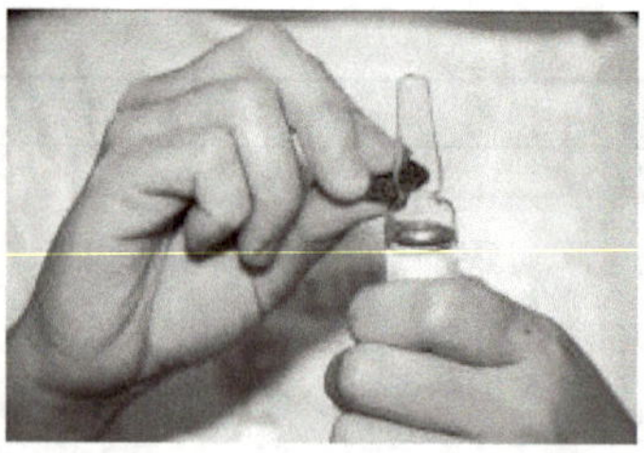

图 14-11 用砂轮划安瓿颈部

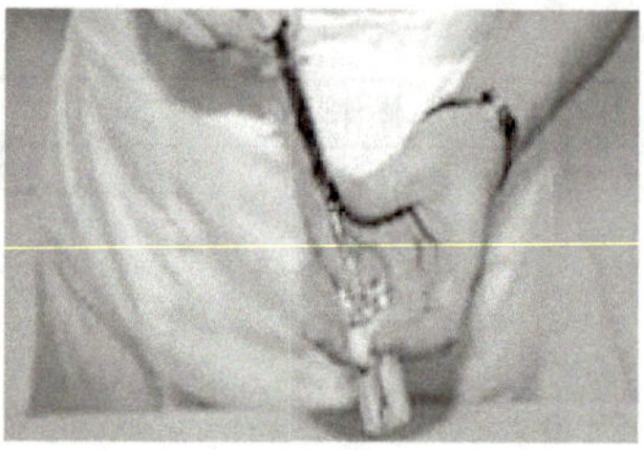

图 14-12 吸取药液

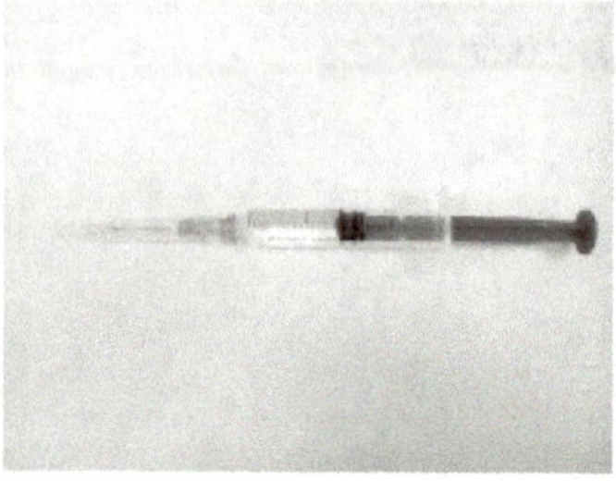

图 14-13 针帽套于针头上

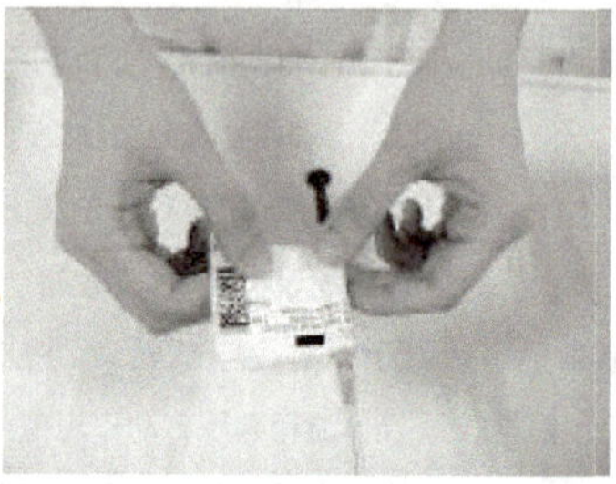

图 14-14 标签贴于注射器上

四、实 训 流 程

准备：核对医嘱→患者评估→环境评估→自身评估→用物评估（查对：医嘱、治疗卡、药物、用物）

↓

铺无菌盘：清洁方盘→取无菌包检查无误→正确开包→取无菌巾→持无菌巾→铺无菌盘待用

↓

抽吸药液：检查药液→轻弹安瓿→消毒（安瓿、砂轮）→环锯安瓿→再次消毒→取无菌纱布→折断安瓿→取注射器→抽吸药液→排尽空气→再次查对→套上安瓿

↓

放置药液：打开无菌盘→将套上安瓿的药液放入无菌盘→按正确方法折巾→记录铺盘时间→备用

↓

整理记录：整理用物→分类预处理→洗手→脱口罩→记录→签名

笔 记 栏

五、注 意 事 项

1. 严格执行无菌操作原则和查对制度。

2. 抽药时不可用手握住活塞体部，以免污染药液；排气时不可浪费药液以免影响药量的准确性。

3. 根据药液的性质抽吸药液。

六、药液抽吸操作考核评分标准（表 14-3）

表 14-3 药液抽吸操作考核评分标准

操作步骤		技术要求	分值
评估	评估患者	1. 核对医嘱 2. 了解患者身体状况 3. 告知相关事宜，征询患者同意	6
	评估环境	环境符合操作要求	2
	评估用物	按医嘱备药，实训用物齐全，放置合理	3
	自身评估	仪表大方，举止端庄，着装符合要求，洗手，戴口罩	4
计划	护理目标	患者理解，并配合操作	5
实施	铺无菌盘	1. 清洁方盘 2. 取无菌包检查无误，正确开包，取无菌巾 3. 双手持无菌巾，铺盘待用	12
	抽吸药液	1. 查对内容全面，无遗漏 2. 按医嘱取药，正确吸药 3. 排气手法正确，药量准确，无污染，无浪费	30
	放置药液	1. 开无菌盘方法正确 2. 药液放入无菌盘 3. 盖好无菌盘，记录时间	15
	整理记录	1. 清理用物，分类预处理 2. 洗手，脱口罩，记录正确	8
评价	质量标准	无菌观念强，无污染，查对到位	5
	熟练程度	操作流程熟练，动作规范	4
	人文关怀	沟通有效，关爱患者，言语行为符合临床要求	5
	操作时间	2 分钟内完成操作，每超时 30 秒钟扣 0.5 分	1

笔 记 栏

实训 14-4 皮内注射术

一、实 训 目 的

1. 了解皮内注射的目的及注意事项。
2. 学会皮内注射技术。

二、临 床 情 景

患者，男性，16 岁。因扁桃体发炎来院就诊。查体：T 39℃，P 102 次 / 分，R 22 次 / 分，BP 100/70mmHg；扁桃体周围红肿有黄色脓点。医嘱：青霉素 80 万 U im，2 次 / 天。使用青霉素前一定要做皮试。请问：作为责任护士，你应如何为患者做皮试？

三、实 训 用 物

1. 治疗盘 皮肤消毒液（安尔碘、75% 乙醇）、无菌干棉签（一次性）、无菌布包、无菌持物钳、无菌纱布、青霉素、注射用水、5ml 注射器、1ml 注射器、备用针头、启瓶器、砂轮、急救药盒（肾上腺素、2.5ml 注射器）。
2. 注射单、弯盘。
3. 治疗车、洗手液、锐器盒、医疗垃圾筒、生活垃圾筒。

四、注 射 部 位

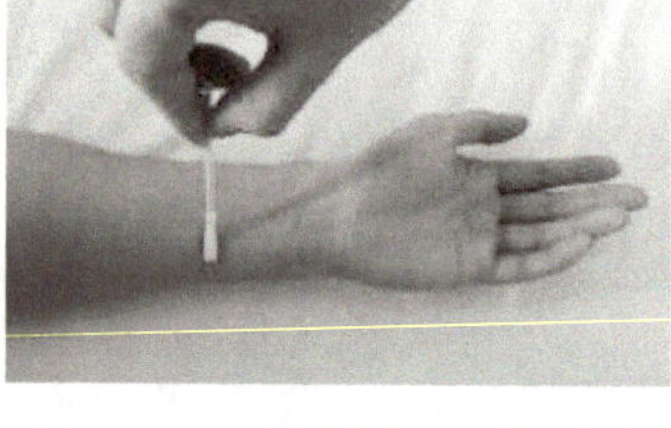

图 14-15 注射部位（前臂掌侧下 1/3 段）

1. 体位准备 患者取舒适卧位，露出前臂，掌侧向上。
2. 部位准备 见图 14-15。

五、皮试液的配置

皮试液的配置见图 14-16～图 14-21。

笔 记 栏

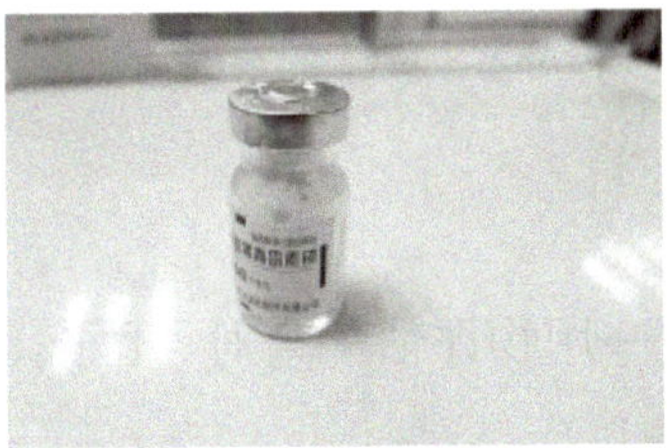

图 14-16　80 万 U 青霉素针剂

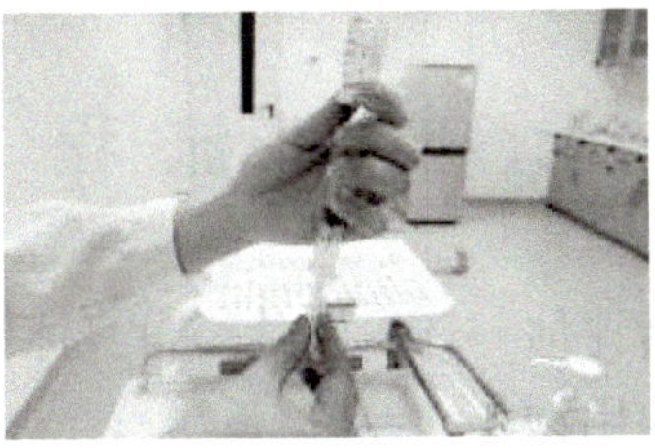

图 14-17　氯化钠注射液注入青霉素针剂

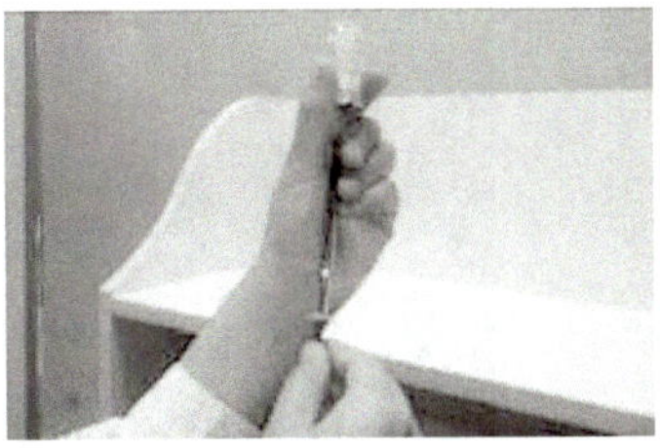

图 14-18　吸取青霉素溶液 0.1ml

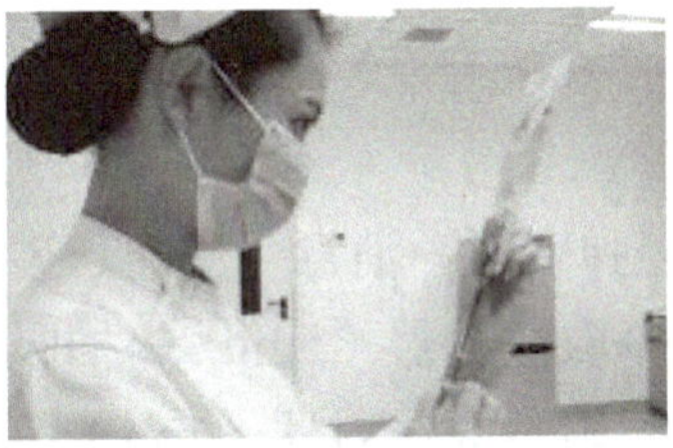

图 14-19　加 0.9% 氯化钠注射液至 1ml

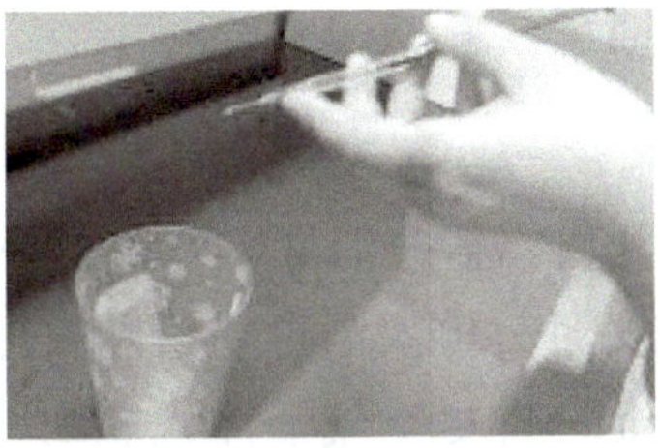

图 14-20　弃去 0.9ml

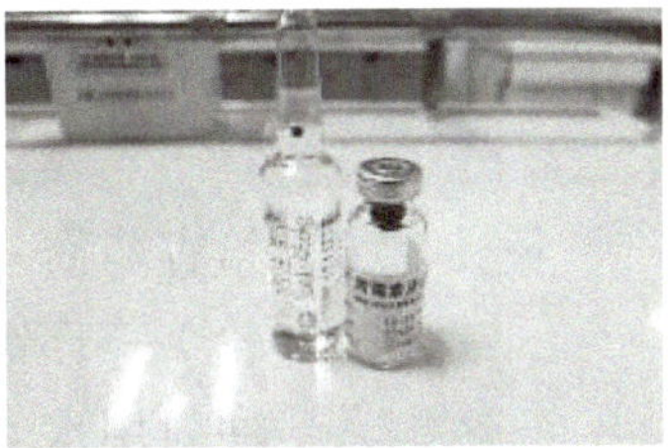

图 14-21　青霉素皮试液

六、皮内注射的方法

皮内注射方法见图 14-22～图 14-26。

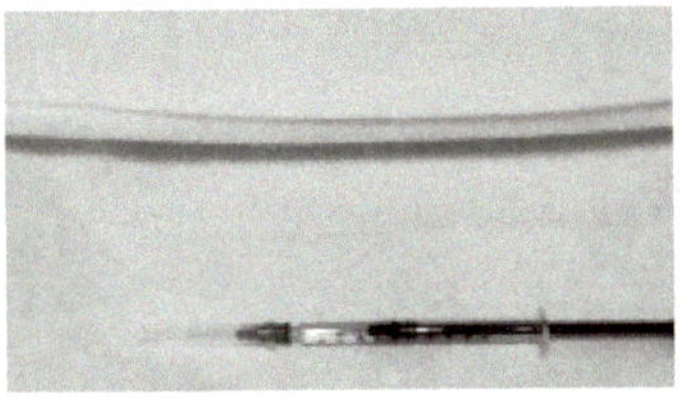

图 14-22　吸取青霉素皮试溶液

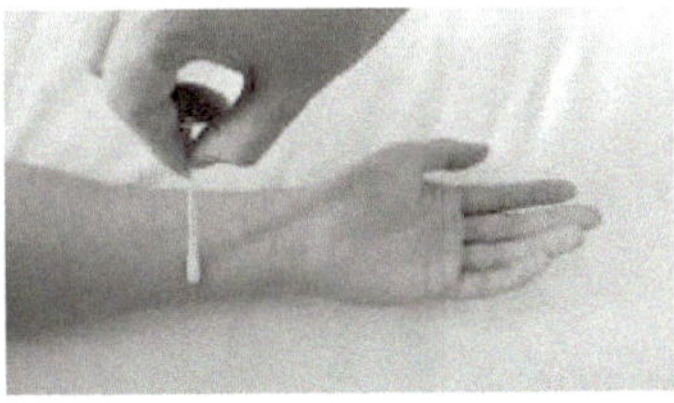

图 14-23　75% 酒精棉签消毒注射部位

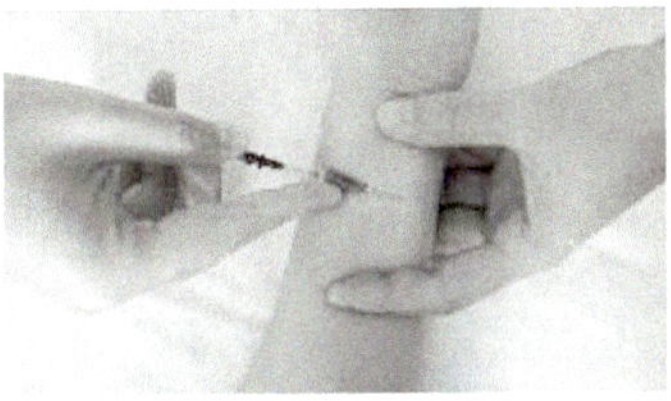

图 14-24　青霉素皮试注射

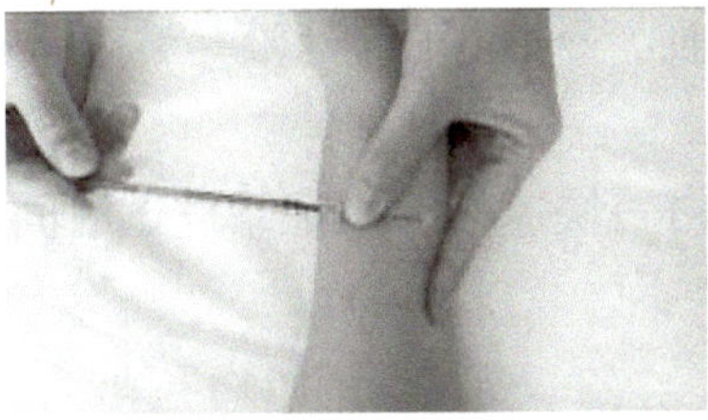

图 14-25　缓慢注入药液

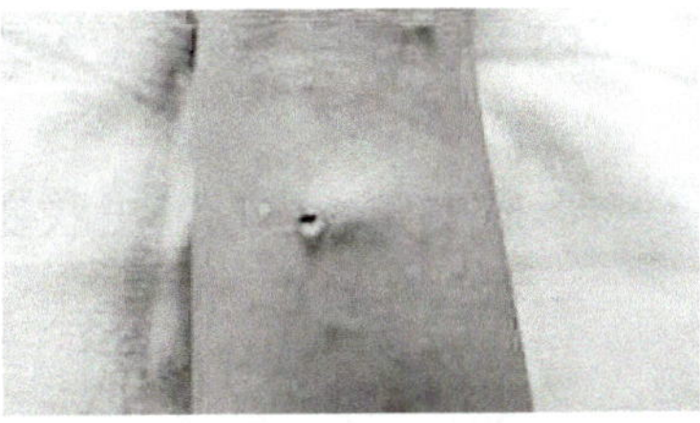

图 14-26　注入药液至白色皮丘隆起

笔 记 栏

七、实训流程

准备：核对医嘱→患者评估→环境评估→自身评估→用物评估（查对：医嘱、注射单、药物、用物）

↓

铺无菌盘：清洁方盘→取无菌布包→查对无误，开无菌包→取无菌治疗巾→双手持无菌巾铺盘

↓

配皮试液：检查药物→开启铝盖→消毒（两遍）→轻弹安瓿→消毒（安瓿、砂轮）→环锯安瓿→再次消毒→折断安瓿→取注射器（5ml）→抽吸注射用水 4ml →排尽空气→注入瓶内→摇匀→取注射器（1ml）→抽吸上液 0.1ml，抽 0.9ml 注射用水稀释→摇匀→排出 0.9ml，余 0.1ml，再抽 0.9ml 注射用水稀释→再摇匀→再排出 0.9ml，余 0.1ml，再抽 0.9ml 注射用水稀释→摇匀，排尽空气→再次查对→更换针头→放入无菌盘

↓

体位准备：携用物至床旁→核对解释，再次询问过敏史→取舒适体位

↓

定位消毒：选部位（前臂掌侧下 1/3 处）→消毒皮肤

↓

进针推药：再次查对→排尽空气→左手拇指和示指绷紧皮肤，右手持注射器，示指固定针栓→进针（与皮肤成 5°角，针头斜面向上迅速刺入皮内）→固定→回抽（无回血）→推 0.1ml 药液

↓

拔针观察：形成皮丘，皮丘处皮肤变白→快速拔针→记录皮试时间→再次查对→交代注意事项

↓

观察结果：20 分钟后双人观察皮丘情况，患者反应→判断，记录结果

笔 记 栏

整理记录：协助取舒适卧位→整理床单位→分类处理用物→洗手→脱口罩→记录→签名

八、注 意 事 项

1. 严格执行查对制度，皮试前详细询问患者用药史、过敏史及家族史，如对所需注射药物有过敏史，则不做过敏试验。

2. 皮试液要现配现用，剂量准确，并备有抢救药品及物品。

3. 拔针后，切勿按压注射部位，以免影响观察结果。

4. 20 分钟后观察皮试结果，如皮试结果为阳性时，应告知患者、家属及医生，并做好标注。

九、操 作 用 语

××× 您好！因为您扁桃体发炎，需要注射青霉素，在注射前需要做皮试，请问您用过青霉素这一类药吗？有过敏吗？您的家人有过敏吗？您是否对乙醇过敏呢？

××× 您好！现在准备给您做皮试了，可能会有一点疼，希望您能配合，尽量放松。

您不要紧张，已做好皮试。穿刺部位请您不要按揉，也不要随意离开病房，20 分钟后我们会来观察结果。如果您感到任何不适请按呼叫器，好吗？

十、皮内注射操作考核评分标准（表 14-4）

表 14-4　皮内注射操作考核评分标准

操作步骤		技术要求	分值
评估	评估患者	1. 核对医嘱	6
		2. 详细询问用药史、过敏史、家族史	
		3. 了解患者身体状况、注射部位皮肤	
	评估环境	环境符合操作要求	2
	评估用物	按医嘱备药，备急救药，实训用物齐全，放置合理	3
	自身评估	仪表大方，举止端庄，着装符合要求，洗手，戴口罩	4
计划	护理目标	患者及家属知晓皮内注射的目的，并配合操作	5

笔 记 栏

续表

	操作步骤	技术要求	分值
实施	铺无菌盘	1. 清洁方盘 2. 取无菌布包查对无误，开无菌包，取无菌治疗巾 3. 双手持无菌巾铺盘	6
	配皮试液	1. 查对内容全面，无遗漏 2. 按医嘱取药，正确吸药 3. 排气手法正确，皮试液配置准确，无污染，无浪费	18
	体位准备	患者肌肉放松，体位舒适	4
	定位消毒	前臂掌侧下 1/3 处，75% 乙醇消毒皮肤	2
	进针推药	1. 排尽空气 2. 左手拇指和示指绷紧皮肤，右手持注射器，示指固定针栓，进针（与皮肤成 5°角，针头斜面向上迅速刺入皮内），固定 3. 推 0.1ml 药液	18
	拔针观察	1. 形成皮丘，皮丘处皮肤变白 2. 快速拔针，记录皮试时间 3. 交代注意事项，观察患者反应	9
	整理记录	1. 协助患者穿裤，取舒适卧位，整理病床单位 2. 清理用物，分类处理 3. 洗手，脱口罩，记录正确 4. 交代注意事项，致谢	8
评价	质量标准	无菌观念强，查对到位，皮试液剂量准确，皮丘标准	5
	熟练程度	操作流程熟练，动作规范	4
	人文关怀	沟通有效，关爱患者，言语行为符合临床要求	5
	操作时间	12 分钟内完成操作，每超时 30 秒钟扣 0.5 分	1

实训 14-5　皮下注射术

一、实训目的

1. 了解皮下注射的目的及注意事项。
2. 学会皮下注射部位定位方法和皮下注射技术

二、临床情景

笔记栏

患者，男性，62 岁。患糖尿病多年，今因头痛、头晕住院治疗，入院后为患者检查及对症治疗外，另遵医嘱给予胰岛素 4U 餐前 30 分钟皮下注射。请问：作为当班护士，你应如何完成此项操作？如何做到无痛注射？

三、实 训 用 物

1. 治疗盘　皮肤消毒液（安尔碘、75% 乙醇）、无菌干棉签（一次性）、1ml 或 2.5ml 注射器、备用针头、按医嘱备药品、无菌布包、砂轮（备用）、启瓶器。

2. 注射单、弯盘、笔。

3. 治疗车、洗手液、锐器盒、医疗垃圾筒、生活垃圾筒。

四、注射部位与体位

1. 体位准备　患者取侧卧位或坐位。

2. 部位准备　常选用上臂三角肌下缘（图 14-27）、两侧腹壁、后背、大腿前侧和外侧。

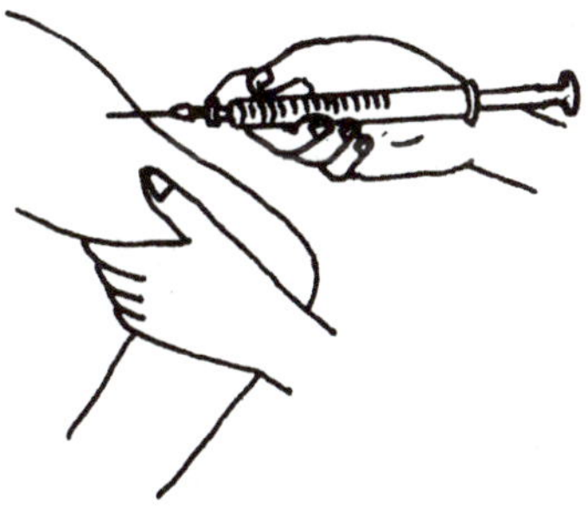

图 14-27　上臂三角肌下缘

五、皮下注射的方法

皮下注射方法见图 14-28～图 14-31。

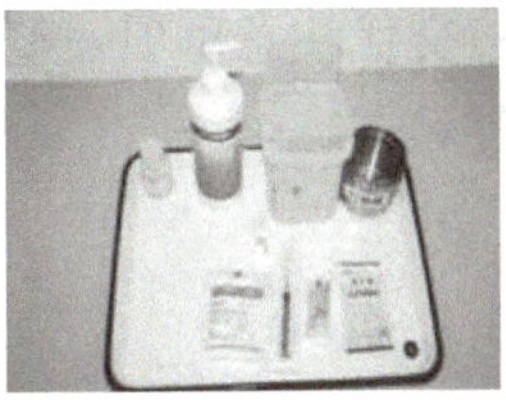

图 14-28　物品准备

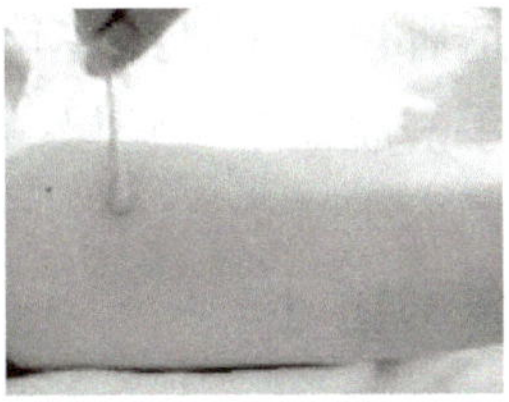

图 14-29　常规消毒皮肤

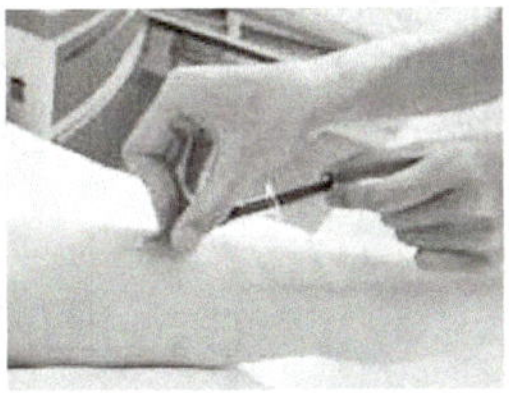

图 14-30　与皮肤成 30°～40° 角

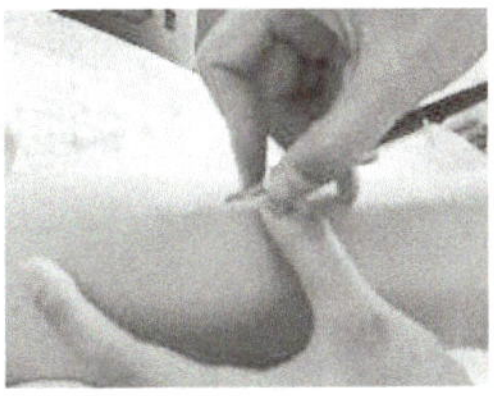

图 14-31　皮下注射，推注药液

六、实 训 流 程

准备：核对医嘱→患者评估→环境评估→自身评估→用物评估（查对：医嘱、注射单、药物、用物）

↓

笔 记 栏

铺无菌盘：清洁方盘→取无菌布包→查对无误→开无菌布包→取无菌治疗巾→双手持巾→铺无菌盘，待用

↓

配制药液：检查药液→开启密封盖→消毒（两遍）→取注射器→抽吸药液→排尽空气→再次查对→取下针头→套上备用针头→放入无菌盘→注明时间

↓

体位准备：携用物至床旁→核对解释→取合适体位

↓

定位消毒：选部位（上臂外侧三角肌下缘皮肤）→消毒皮肤（两遍）

↓

进针推药：打开无菌盘→取出药液→再次查对→排尽空气→左手拇指绷紧三角肌下缘皮肤→右手持注射器，示指固定针栓（针尖斜面向上）→进针（与皮肤成 30°～40°角，迅速刺入皮下）→固定→回抽（无回血）→缓慢推药→观察情况

↓

拔针观察：按压→快速拔针→再次查对→观察反应

↓

整理记录：整理患者衣袖→协助取舒适卧位→整理床单位→交代注意事项→整理用物→分类预处理→洗手→脱口罩→记录→签名

七、注 意 事 项

1. 尽量避免应用刺激性较强的药物做皮下注射。
2. 针头刺入角度不宜超过 45°，以免刺入肌层。
3. 选择注射部位时应避开炎症、破溃或者硬结等部位。
4. 长期注射者，有计划地更换注射部位。

八、操 作 用 语

笔 记 栏

×××您好！因病情需要，现在准备给您打针了，可能会有一点疼，我尽量

轻一点，请放松好吗？

您不要紧张，我会为您推注得很慢的。您配合得很好，觉得有点酸胀是吗？这是药物的正常反应，一会就好了。

谢谢您的配合，等会儿我再来看您，如果您感到不舒服请按呼叫器，好吗？

九、皮下注射操作考核评分标准（表 14-5）

表 14-5　皮下注射操作考核评分标准

操作步骤		技术要求	分值
评估	评估患者	1. 核对医嘱 2. 了解患者身体状况、心理状态和注射部位皮肤情况 3. 告知相关事宜，征询患者同意	6
	评估环境	环境符合操作要求	2
	评估用物	按医嘱备药，实训用物齐全，放置合理	3
	自身评估	仪表大方，举止端庄，着装符合要求，洗手，戴口罩	4
计划	护理目标	患者及家属知晓皮下注射目的，并配合操作	5
实施	铺无菌盘	1. 开无菌布包方法正确 2. 无菌治疗巾未污染 3. 无菌盘平整	6
	配制药液	1. 查对内容全面，无遗漏 2. 按医嘱取药，正确吸药 3. 排气手法正确，药量准确，无污染，无浪费 4. 药液放入无菌盘，注明时间	12
	体位准备	患者肌肉放松，体位舒适，充分暴露注射部位	5
	定位消毒	1. 选定注射部位 2. 从注射点由内向外螺旋式消毒，范围直径大于 5cm	6
	进针推药	1. 打开无菌盘，取出药液，再次排气 2. 用一手绷紧局部皮肤，另一手持注射器，用示指固定针栓，与皮肤成 30°～40°角，针尖斜面向上刺入皮下 3. 松开绷紧皮肤的手，抽动活塞，如无回血，缓注药	18
	拔针观察	1. 观察患者的表情及反应 2. 注射完毕，干棉签轻按进针处，同时快速拔针 3. 询问患者感受	6
	整理记录	1. 整理患者衣袖，取舒适体位，整理病床单位 2. 清理用物，分类处理 3. 洗手，脱口罩，记录正确 4. 交代注意事项，致谢	12
评价	质量标准	无菌观念强，查对到位，药量准确，注射安全，动作连贯、轻巧	5
	熟练程度	认真查对，爱伤观念强，操作流程熟练，动作规范	4
	人文关怀	沟通有效，关爱患者，言语行为符合临床要求	5
	操作时间	6 分钟内完成操作，每超时 30 秒钟扣 0.5 分	1

笔 记 栏

实训 14-6 肌内注射术

一、实训目的

1. 了解肌内注射的目的及注意事项。
2. 学会臀大肌等常用肌内注射部位的定位方法和肌内注射技术。

二、临床情景

患者，男性，56 岁。胃大部分切除术后 7 小时，自述：切口疼痛难忍。查体：T 37.8℃，P 102 次 / 分，R 22 次 / 分，BP 110/80mmHg；切口敷料无渗液；腹部无明显阳性体征。医嘱：盐酸哌替啶 50mg im st。请问：作为当班护士，你应如何完成此项操作？如何做到无痛注射？

三、实训用物

1. 治疗盘　皮肤消毒液（安尔碘、75% 乙醇）、无菌干棉签（一次性）、2ml 或 5ml 注射器、药液、锯刀（砂轮）。
2. 注射单、执行记录卡、弯盘。
3. 治疗车、洗手液、锐器盒、医疗垃圾筒、生活垃圾筒。

四、注射部位与体位

1. 体位准备

（1）臀部注射（图 14-32）

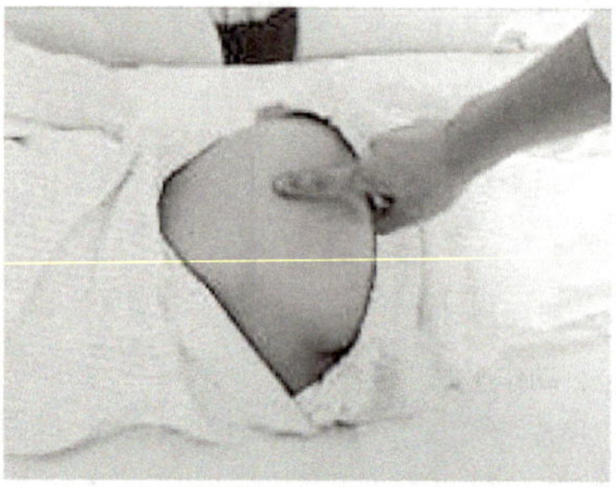

图 14-32　选择注射部位（臀大肌）

1）侧卧位，上腿伸直，下腿稍弯曲。

2）俯卧位：两足尖相对，足跟分开。

3）仰卧位：用于不宜侧卧的患者，限于臀中肌、臀小肌注射。

（2）上臂三角肌注射：取坐位或立位，单手叉腰使三角肌显露。

（3）股外侧肌注射：以自然坐位为宜。

2. 选择注射部位

笔记栏

（1）臀大肌注射定位

1）十字法（图 14-33）：从臀裂顶点向左或右划一水平线，再从髂嵴最高点作一垂直线，将臀部分为四个象限，其外上象限避开内下角为注射区（适用于较胖者）。

2）连线法（图 14-34）：从髂前上棘到尾骨连线的外上 1/3 处为注射部位（适用于较瘦者）。

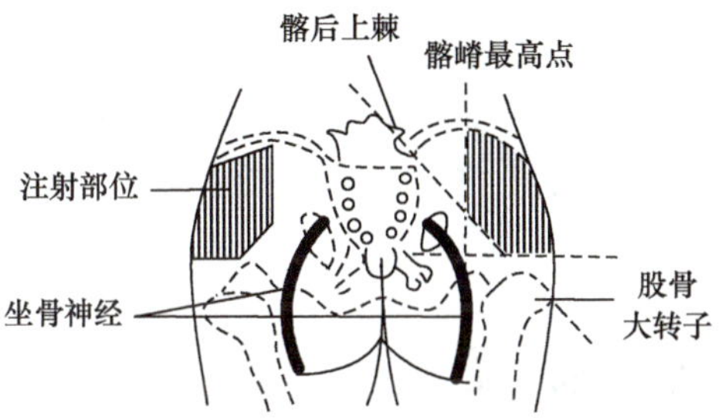

图 14-33　臀大肌十字法定位

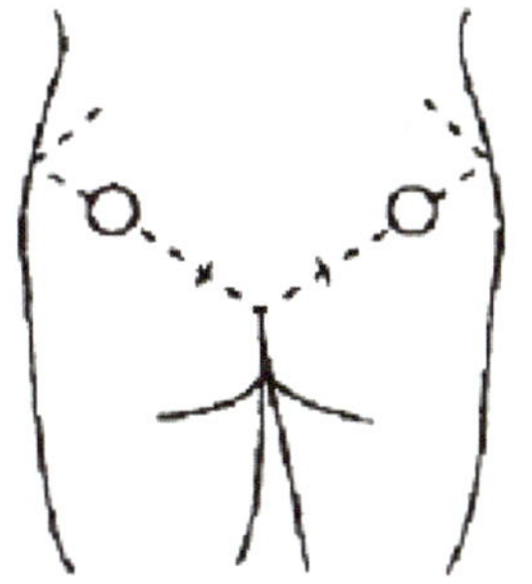

图 14-34　臀大肌连线法定位

（2）三角肌注射部位（图 14-35）：上臂外侧，自肩峰下三横指下三角肌处（适用于小剂量注射）。

（3）臀中肌、臀小肌注射定位法（图 14-36）：以示指尖和中指尖分别置于髂前上棘和髂嵴下缘处，在髂嵴、示指、中指指尖构成一三角形区域，其中示指与中指构成的内角为注射区（适用于小儿）。

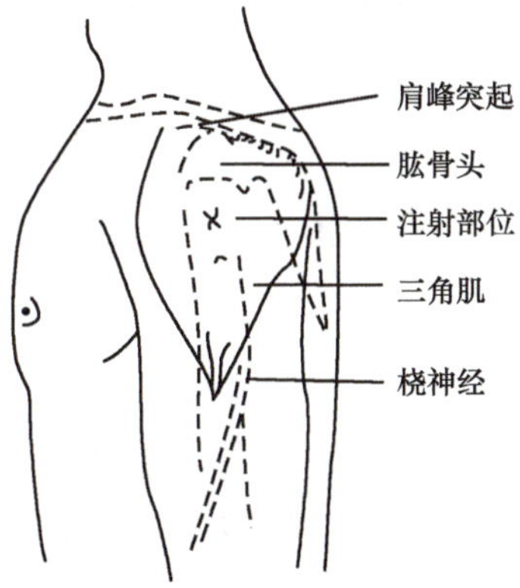

图 14-35　三角肌注射部位

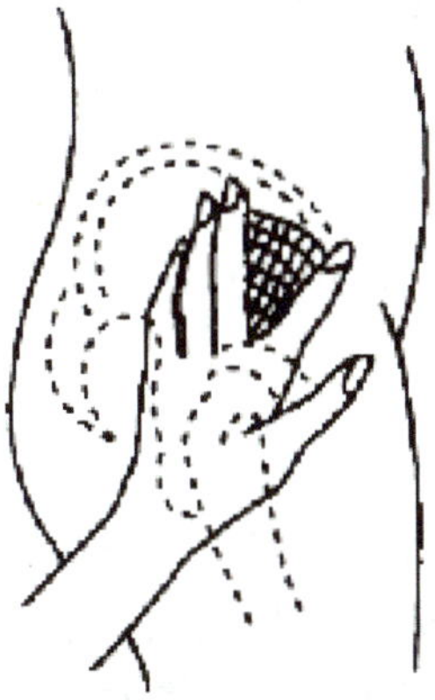

图 14-36　臀中肌和臀小肌注射部位

（4）股外侧肌注射定位法（适用于需多次臀部注射者）：股外侧肌注射定位，取大腿中段外侧。一般成人取髋关节下 10cm 至膝关节上 10cm，宽约 7.5cm 的范围。此处大血管、神经干很少通过，范围较广，可供反复注射。

笔 记 栏

五、肌内注射的方法

肌内注射的方法见图 14-37～图 14-40。

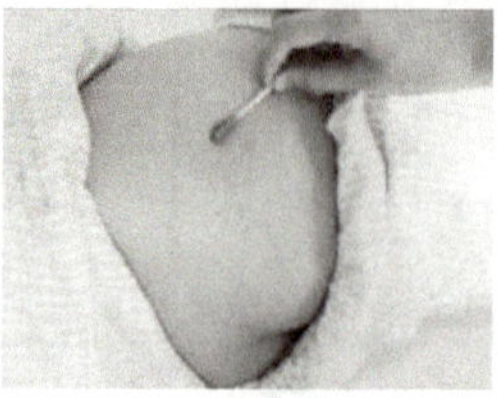
图 14-37 消毒皮肤

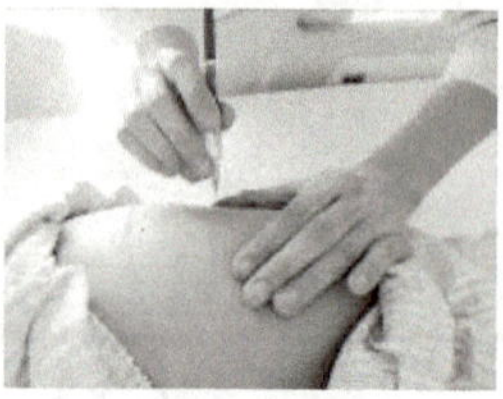
图 14-38 垂直进针

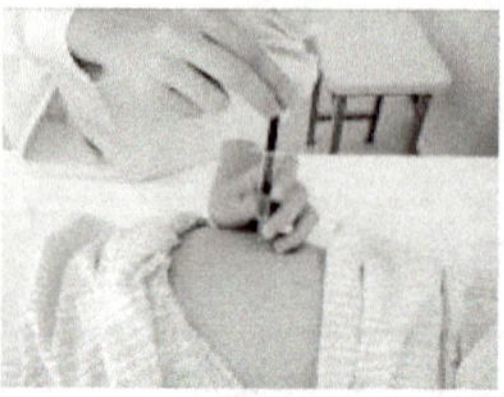
图 14-39 回抽活塞确定无回血

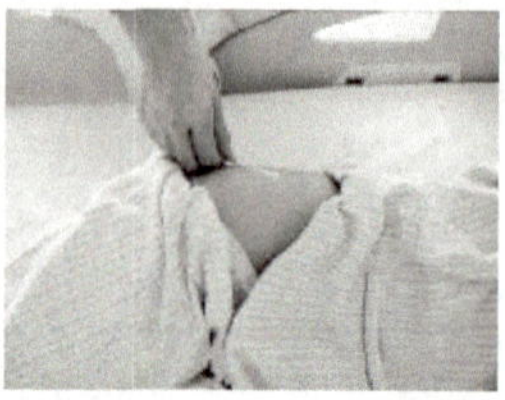
图 14-40 棉签按压穿刺点

六、实 训 流 程

准备：核对医嘱→患者评估→环境评估→自身评估→用物评估（查对：医嘱、治疗卡、药物、用物）

↓

配制药液：检查药液→轻弹安瓿→消毒（安瓿、砂轮）→环锯安瓿→再次消毒→折断安瓿→取注射器→抽吸药液→排尽空气→再次查对→套上安瓿

↓

体位准备：携用物至床旁→核对解释→取侧卧位 / 俯卧位 / 仰卧位 / 坐位

↓

定位消毒：选部位（连线法、十字法）→消毒皮肤

↓

进针推药：再次查对→排尽空气→左手绷紧皮肤，右手持注射器（执笔式）→进针（与皮肤成 90° 角，刺入针梗的 1/2～2/3）→固定→回抽（无回血）→缓慢推药→观察情况

↓

拔针观察：快速拔针→按压→再次查对→观察反应

↓

笔 记 栏

整理记录：协助取舒适卧位→交代注意事项→整理床单位→分类处理用物→洗手→脱口罩→记录→签名

七、注 意 事 项

1. 同时注射两种药液时，注意配伍禁忌。
2. 注射时切勿将针梗全部刺入。
3. 2 岁以内婴幼儿不宜臀大肌注射。
4. 长期注射者，应有计划地更换注射部位。

八、操 作 用 语

×××您好！因病情需要，现在准备给您打针了，可能会有一点疼，希望您能配合，尽量放松，取侧卧位好吗？

您不要紧张，我会为您推注得很慢的。您配合得很好，觉得有点酸胀是吗？这是药物的正常反应，一会就好了。

谢谢您的配合，等会儿我会再来看您，如果您感到不舒服请按呼叫器，好吗？

九、肌内注射操作考核评分标准（表 14-6）

表 14-6　肌内注射操作考核评分标准

操作步骤		技术要求	分值
评估	评估患者	1. 核对医嘱	6
		2. 了解患者身体状况、心理状态和注射部位皮肤情况	
		3. 告知相关事宜，征询患者同意	
	评估环境	环境符合操作要求	2
	评估用物	按医嘱备药，酌情备急救药，实训用物齐全，放置合理	3
	自身评估	仪表大方，举止端庄，着装符合要求，洗手，戴口罩	4
计划	护理目标	患者及家属知晓肌内注射目的，能说出其注意事项并配合操作	5
实施	配制药液	1. 查对内容全面，无遗漏	9
		2. 按医嘱取药，正确吸药	
		3. 排气手法正确，药量准确，无污染，无浪费	
	体位准备	患者肌肉放松，体位舒适，充分暴露注射部位	8
	定位消毒	1. 用“十字法”或“连线法”划分臀大肌注射区，选定注射部位	12
		2. 从注射点由内向外螺旋式消毒，范围直径大于 5cm，再次排气	
	进针推药	1. 用一手示指与拇指稍分开并绷紧局部皮肤，另一手持注射器，用中指或环指固定针栓，将针头垂直刺入肌内 2～3cm	15
		2. 松开绷皮肤的手，抽动活塞，如无回血，缓注药	

笔记栏

续表

操作步骤		技术要求	分值
实施	拔针观察	1. 观察患者的表情及反应 2. 注射完毕，干棉签轻按进针处，同时快速拔针 3. 询问患者感受	9
	整理记录	1. 协助患者穿裤，取舒适卧位，整理病床单位 2. 清理用物，分类处理 3. 洗手，脱口罩，记录正确 4. 交代注意事项，致谢	12
评价	质量标准	无菌观念强，查对到位，药量准确，注射安全，动作连贯、轻巧	5
	熟练程度	认真查对，爱伤观念强，操作流程熟练，动作规范	4
	人文关怀	沟通有效，关爱患者，言语行为符合临床要求	5
	操作时间	6 分钟内完成操作，每超时 30 秒钟扣 0.5 分	1

实训 14–7　静脉注射术

一、实训目的

1. 了解静脉注射的目的及注意事项。
2. 掌握静脉注射的方法。

二、临床情景

患者，女性，26 岁。因充血性心力衰竭住院治疗，入院时查体下肢中度水肿，尿量偏少，医嘱：呋塞米 20mg 静脉注射 st。请问：作为当班护士，你应如何完成此项操作？

三、实训用物

1. 治疗盘　无菌布包、无菌纱布、无菌持物钳、皮肤消毒液（安尔碘、75% 乙醇）、无菌干棉签（一次性）、注射器、头皮针、按医嘱备药品、砂轮、一次性压脉带、输液贴、一次性小治疗巾、启瓶器（备用）。
2. 执行卡、弯盘、笔。
3. 治疗车、洗手液、锐器盒、医疗垃圾筒、生活垃圾筒。

笔记栏

四、注射部位和体位

1. 体位准备　见图 14-41。
2. 部位准备　见图 14-42、图 14-43。

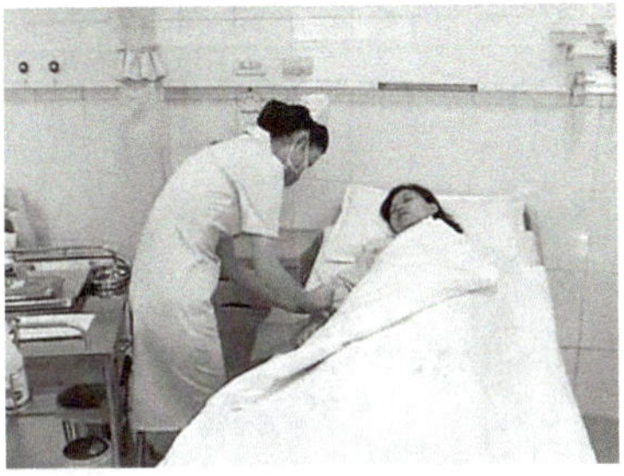

图 14-41　仰卧位

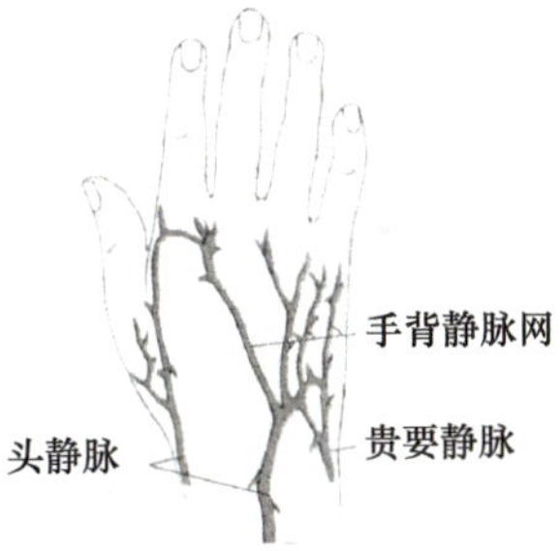

图 14-42　手背浅静脉

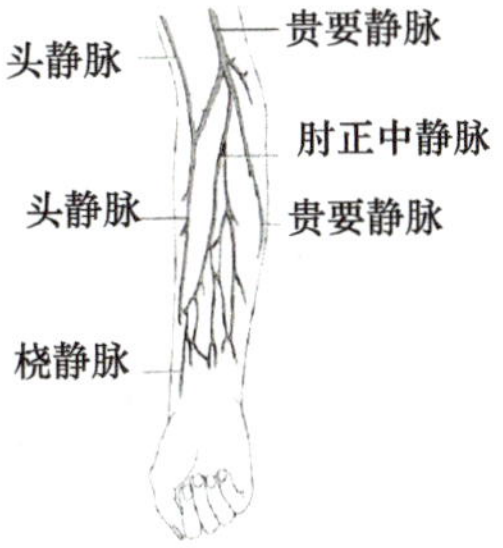

图 14-43　贵要静脉、正中静脉等

五、静脉注射的方法

静脉注射方法见图 14-44～图 14-57。

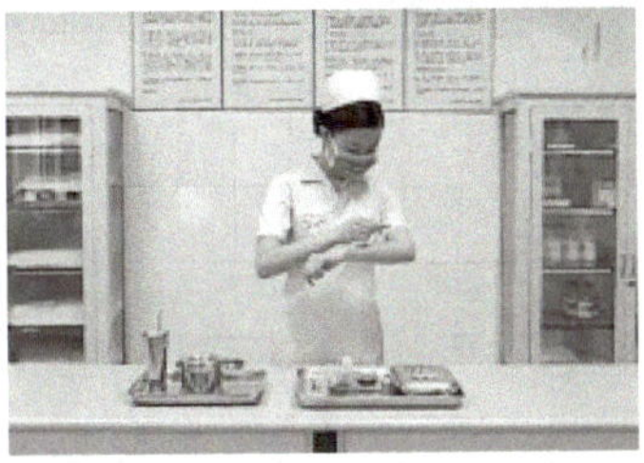

图 14-44　核对药物

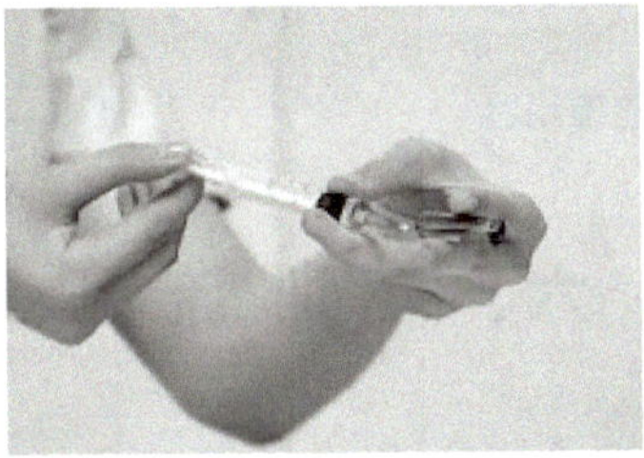

图 14-45　抽吸药物

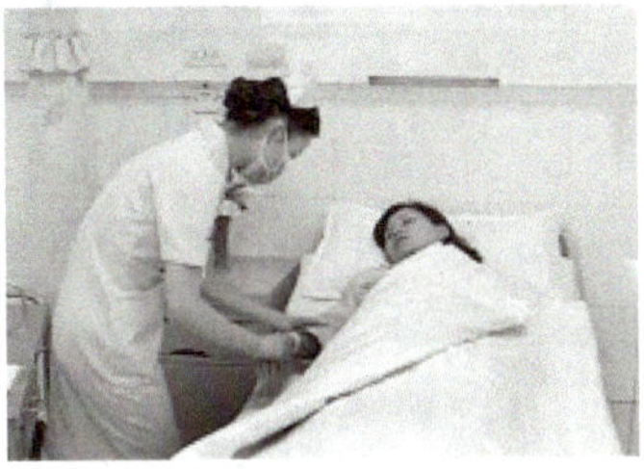

图 14-46　选静脉

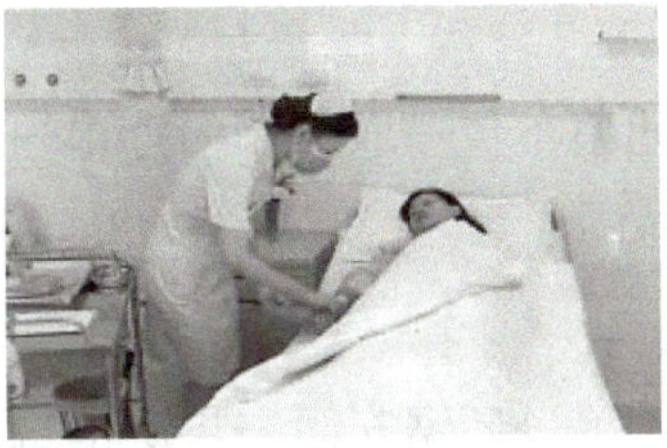

图 14-47　垫小枕

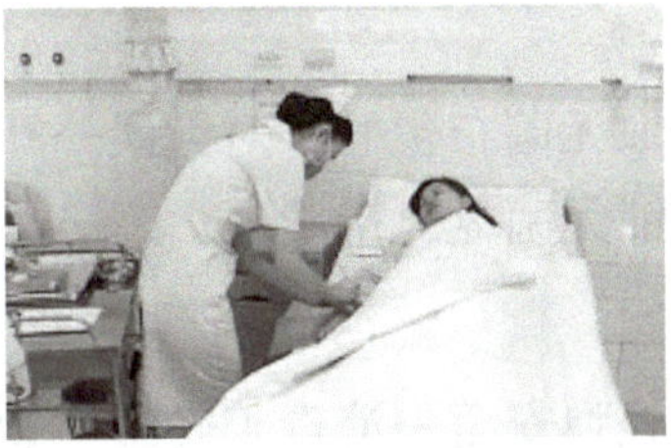

图 14-48　扎止血带

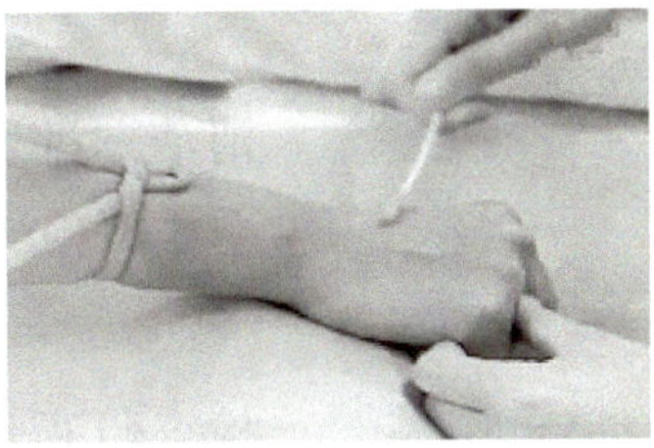

图 14-49　消毒

笔 记 栏

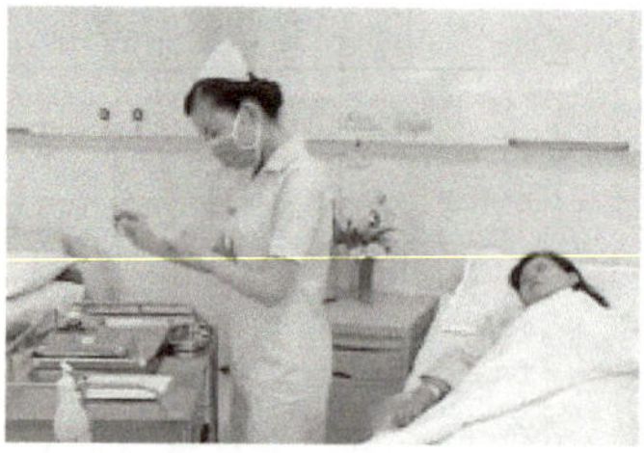

图 14-50 再次核对

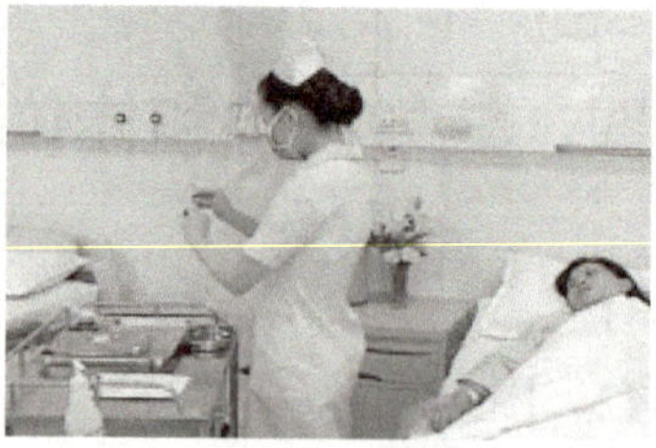

图 14-51 排气

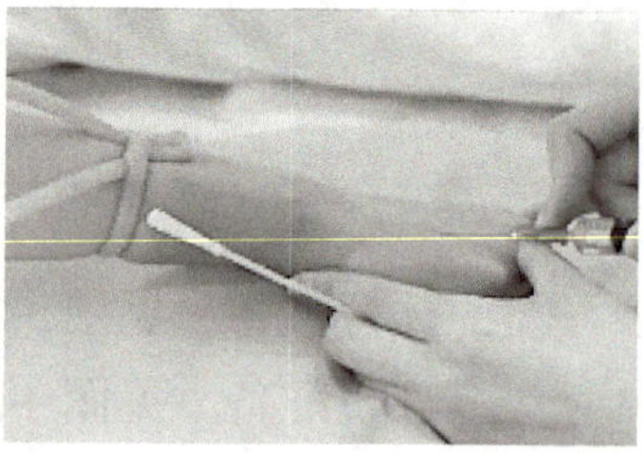

图 14-52 进针 20°～25°

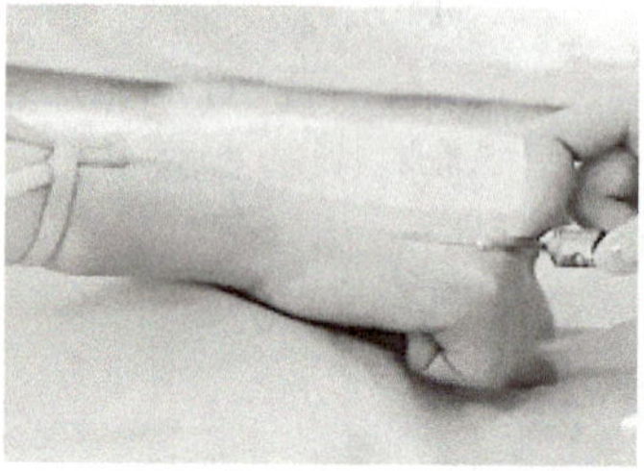

图 14-53 有回血

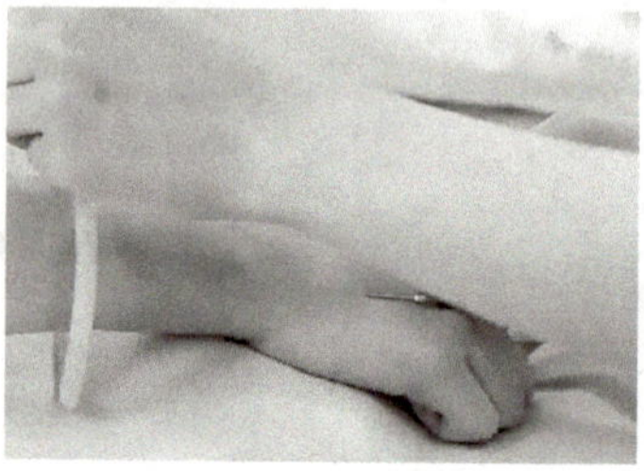

图 14-54 松止血带、松拳

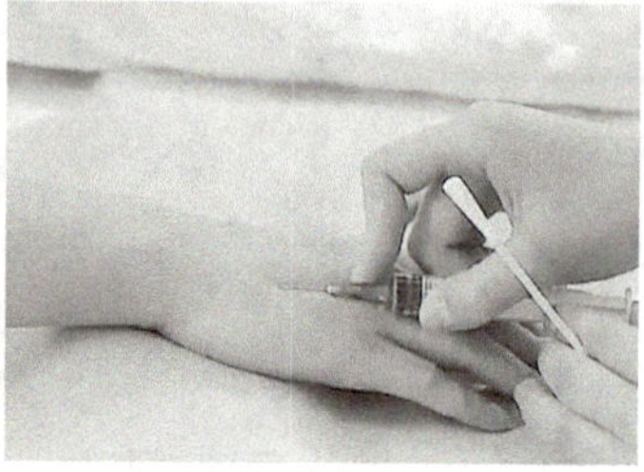

图 14-55 推药

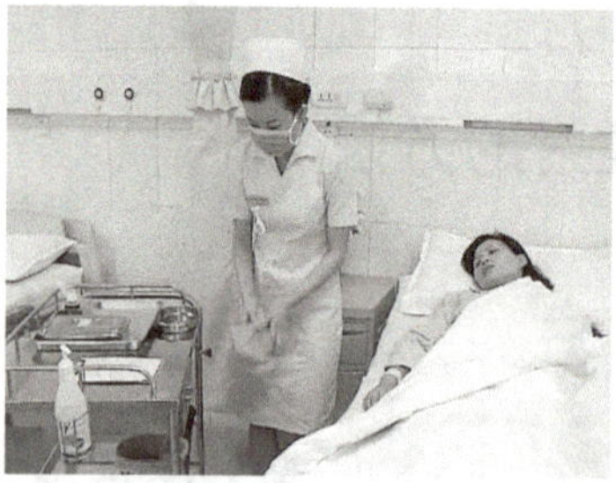

图 14-56 整理用物

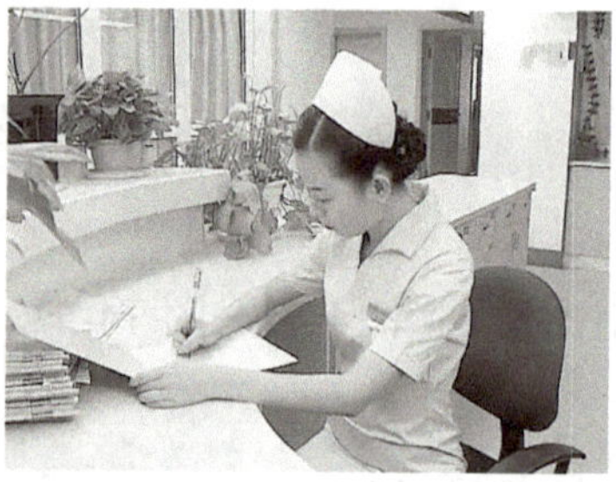

图 14-57 记录

六、实训流程

准备：核对医嘱→患者评估→环境评估→自身评估→用物评估（查对：医嘱、注射单、药物、用物）

↓

铺无菌盘：清洁方盘→取无菌布包→查对无误→开无菌布包→取无菌治疗巾→双手持巾→铺无菌盘，待用

↓

配制药液：检查药液→轻弹安瓿→消毒（安瓿、砂轮）→环锯安瓿→再次消毒→取无菌纱布→折断安瓿→取注射器→抽吸药液→排尽空气→再次查对→连接头皮针→放入无菌盘→注明时间

笔记栏

↓

体位准备：携用物至床旁→核对解释→取合适体位

↓

定位消毒：选择静脉（穿刺部位上方 6cm 处）→在其下方铺小治疗巾→扎压脉带→嘱握拳→消毒皮肤（两遍）→备输液贴

↓

进针输液：打开无菌盘→取出药液→再次查对→排尽针头空气→取下护针帽→行静脉穿刺（一次成功）→见回血→再平行进少许→固定针柄→嘱松拳→松压脉带→输液贴固定针头→缓慢推药→观察情况

↓

拔针观察：按压→快速拔针→撤去治疗巾、压脉带→再次查对→观察反应→交代注意事项

↓

整理记录：协助取舒适卧位→整理床单位→整理用物→分类预处理→洗手→脱口罩→记录→签名

七、注 意 事 项

1. 对需要长期静脉给药的患者，注意保护血管。
2. 注射过程中随时观察患者的反应。
3. 静脉注射有强烈刺激性药物时，应当防止药物外渗而发生组织坏死。

八、操 作 用 语

×××您好！医生根据您的病情决定给您用××静脉注射，您需要解大小便吗？

×××您好！现在给您注射，可能会有点痛，您稍忍耐一下，好吗？如有不适，请告诉我，我会及时帮您解决的。

×××您好！针眼处请勿揉擦，这样可以防止针眼处出血而造成皮肤青肿，谢谢您的合作！

笔 记 栏

九、静脉注射操作考核评分标准（表 14-7）

表 14-7 静脉注射操作考核评分标准

	操作步骤	技术要求	分值
评估	评估患者	1. 核对医嘱 2. 了解患者身体状况、心理状态和注射部位皮肤情况 3. 告知相关事宜，征询患者同意	6
	评估环境	环境符合操作要求	2
	评估用物	按医嘱备药，实训用物齐全，放置合理	3
	自身评估	仪表大方，举止端庄，着装符合要求，洗手，戴口罩	4
计划	护理目标	患者及家属知晓静脉注射的目的，并配合操作	5
实施	铺无菌盘	1. 开无菌布包方法正确 2. 无菌治疗巾未污染 3. 无菌盘平整	6
	配制药液	1. 查对内容全面，无遗漏 2. 按医嘱取药，正确吸药 3. 排气手法正确，药量准确，无污染，无浪费 4. 配制好的药液连接头皮针放入无菌盘，注明时间	10
	体位准备	患者放松，体位舒适	5
	定位消毒	1. 选择静脉，在其下方铺治疗巾 2. 扎压脉带，嘱握拳 3. 从穿刺点由内向外螺旋式消毒，范围直径大于 5cm（两遍），备输液贴	6
	进针推药	1. 排尽针头空气，取下护针帽，行静脉穿刺（一次成功） 2. 见回血，再平行进少许，固定针柄 3. 嘱松拳，松压脉带，输液贴固定针头，缓慢推药，观察情况	20
	拔针观察	1. 注射完毕，干棉签轻按进针处，同时快速拔针，撤治疗巾、压脉带 2. 询问患者感受，交代注意事项	9
	整理记录	1. 取舒适体位，整理病床单位 2. 清理用物，分类处理 3. 洗手，脱口罩，记录正确	9
评价	质量标准	无菌观念强，查对到位，药量准确，注射安全，动作连贯、轻巧	5
	熟练程度	认真查对，爱伤观念强，操作流程熟练，动作规范	4
	人文关怀	沟通有效，关爱患者，言语行为符合临床要求	5
	操作时间	6 分钟内完成操作，每超时 30 秒钟扣 0.5 分	1

笔记栏

实训 14-8 密闭式静脉输液术

一、实训目的

1. 了解密闭式静脉输液的目的及注意事项。
2. 学会保护和合理使用静脉。

二、临床情景

患者，男性，62 岁。因口腔手术术后 5 天，暂不能完全进食，为了补充患者能量，医嘱：5% 葡萄糖 500ml＋能量合剂 2 支静脉点滴 st。请问：作为责任护士，你应如何完成此项操作？

三、实训用物

1. 治疗盘 皮肤消毒液（安尔碘、75% 乙醇）、无菌干棉签（一次性）、输液器、注射器、无菌纱布、无菌持物钳、输液贴、砂轮、启瓶器（备用）、输液卡、一次性压脉带、按医嘱备药品，酌情备网套、一次性小治疗巾。
2. 输液卡、弯盘、笔。
3. 治疗车、洗手液、锐器盒、医疗垃圾筒、生活垃圾筒。

四、注射部位与体位

1. 体位准备 协助患者取仰卧位或坐位。
2. 部位准备（选择血管应由远心端到近心端，选择粗、直、弹性好的血管）。

五、静脉输液的方法

静脉输液的方法见图 14-58～图 14-66。

笔记栏

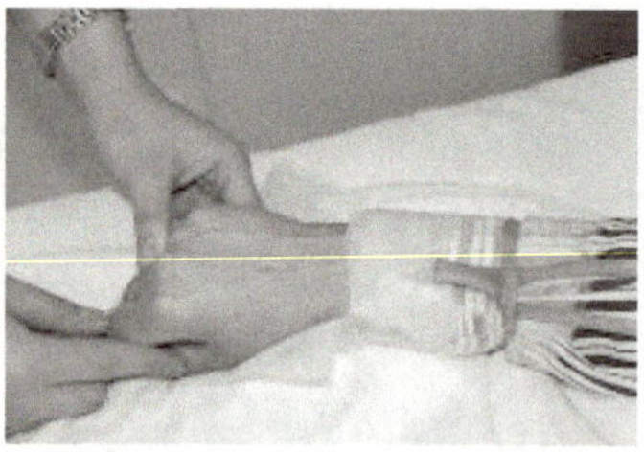
图 14-58 选择血管

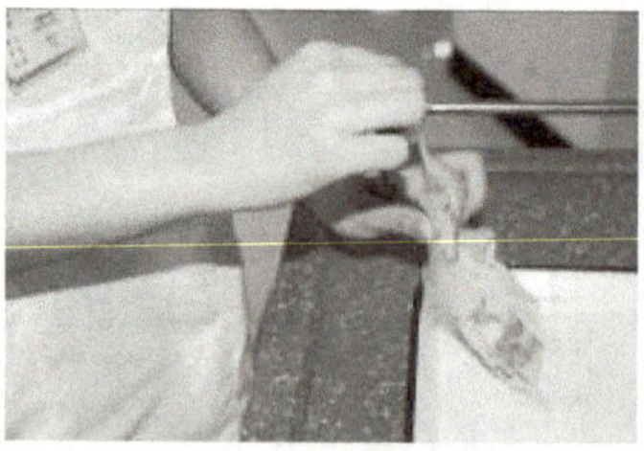
图 14-59 消毒胶塞

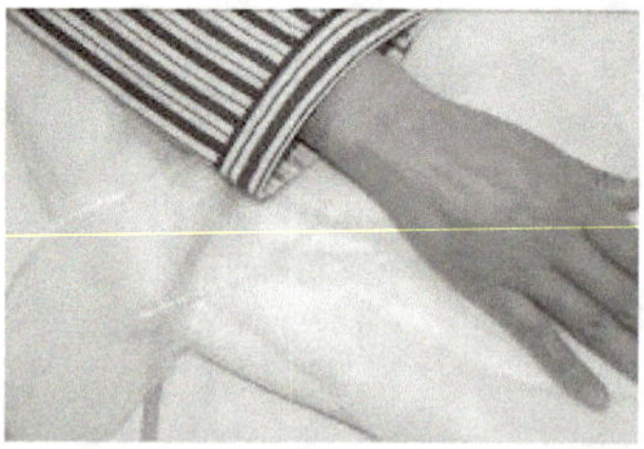
图 14-60 输液软管置于垫巾上

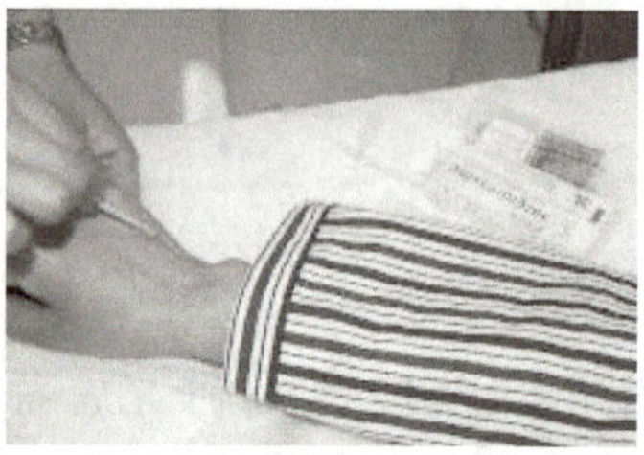
图 14-61 消毒皮肤

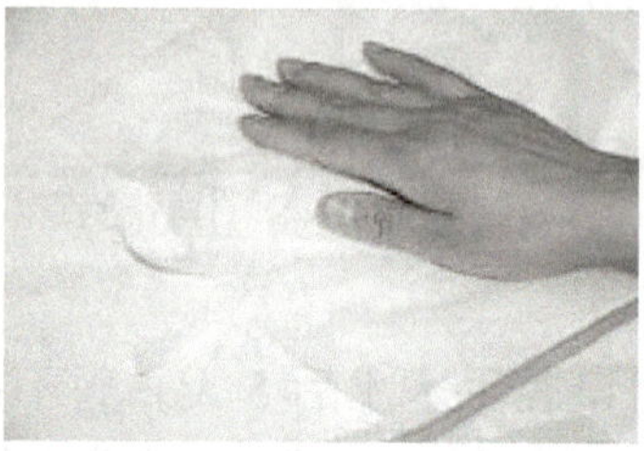
图 14-62 输液贴贴于垫巾上

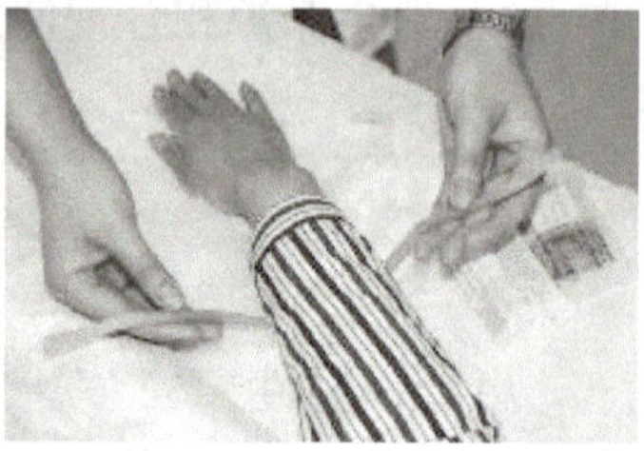
图 14-63 扎止血带

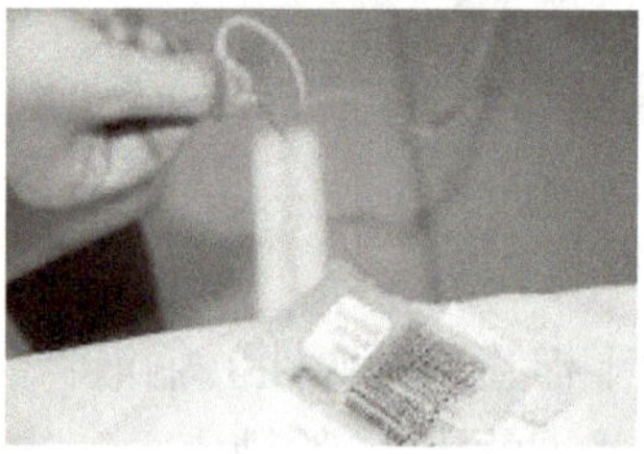
图 14-64 排尽空气

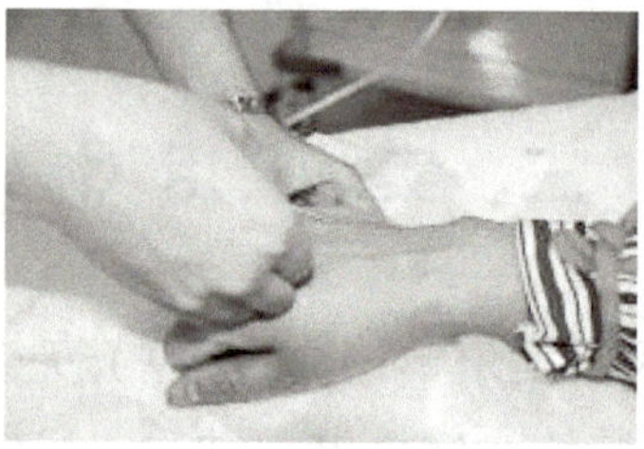
图 14-65 穿刺皮肤

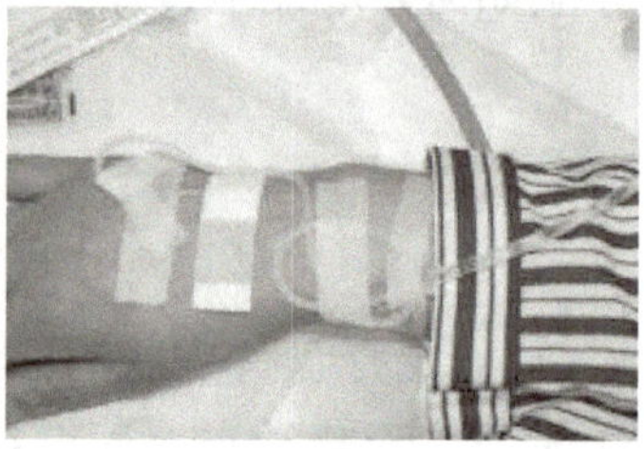
图 14-66 胶贴固定

六、实训流程

准备：核对医嘱→患者评估→环境评估→自身评估→用物评估（查对：医嘱、注射单、药物、用物）

↓

配制药液：填写输液卡→核对药物→检查药液→将输液卡倒贴于输液瓶上→启瓶→消毒（两遍）→轻弹安瓿→消毒（安瓿、砂轮）→环锯安瓿→再次消毒→取无菌纱布→折断安瓿→取注射器→抽吸药液→排尽空气→将药液注入输液瓶内→再次查对→插输液器→关闭调节器

↓

体位准备：携用物至床旁→核对解释→取合适体位→排气（一次性成功）

↓

笔记栏

定位消毒：选择静脉（穿刺部位上方 6cm 处）→在其下方铺小治疗巾→扎压

脉带→嘱握拳→消毒皮肤（两遍）→备输液贴→再次查对

进针输液：再次检查有无气泡→排尽针头内的空气→取下护针帽→行静脉穿刺（一次成功）→见回血→再平行进少许→固定针柄→嘱松拳→松压脉带→松调节夹→输液贴固定针头→撤去治疗巾和压脉带→调节滴速→记录→签名→再次查对→交代注意事项

整理记录：协助取舒适卧位→整理床单位→整理用物→分类预处理→洗手→脱口罩→记录→签名

七、注 意 事 项

1. 需要长期输液的患者，应当注意保护并合理使用静脉。
2. 根据患者年龄、病情、药物性质调节滴速。
3. 注意药物的配伍禁忌。
4. 患者发生输液反应及时处理。

八、操 作 用 语

×××您好！您现在需要输液，请问需要解大小便吗？不要紧张，我会尽量轻点。

×××您好！现在给您输液，请您握紧拳头，别紧张。好了，请松拳，疼吗？

×××您好！针已经打好了，我会经常来看您的，如果有事，请按呼叫器。

九、密闭式静脉输液操作考核评分标准（表 14-8）

表 14-8 密闭式静脉输液操作考核评分标准

	操作步骤	技术要求	分值
评估	评估患者	1. 核对医嘱	6
		2. 了解患者身体状况、穿刺部位皮肤情况	
		3. 告知相关事宜，征询患者同意，备输液架	
	评估环境	环境符合操作要求	2
	评估用物	按医嘱备药，实训用物齐全，放置合理	3
	自身评估	仪表大方，举止端庄，着装符合要求，洗手，戴口罩	4
计划	护理目标	患者及家属知晓密闭式静脉输液的目的，并配合操作	5

笔 记 栏

续表

	操作步骤	技术要求	分值
实施	配制药液	1. 查对内容全面，无遗漏 2. 按医嘱取药，正确吸药 3. 排气手法正确，无污染，无浪费 4. 药液注入输液瓶内，插好输液器	9
	体位准备	患者放松，体位舒适	4
	定位消毒	1. 选定穿刺部位，在其下方铺治疗巾 2. 扎压脉带，嘱握拳 3. 从穿刺点由内向外螺旋式消毒，范围直径大于 5cm（两遍），备输液贴，再次查对	6
	进针输液	1. 再次检查有无气泡，排尽针头内的空气，取下护针帽，行静脉穿刺（一次成功） 2. 见回血，再平行进少许，固定针柄，嘱松拳，松压脉带，松调节夹，输液贴固定针头 3. 撤去治疗巾和压脉带，调节滴速，记录，签名 4. 再次查对，交代注意事项	18
	整理记录	1. 取舒适体位，整理床单位 2. 整理用物，分类处理 3. 洗手，脱口罩，记录正确	12
评价	质量标准	无菌观念强，查对到位，一次性排气成功，穿刺一次成功	5
	熟练程度	操作流程熟练，动作规范	4
	人文关怀	沟通有效，关爱患者，言语行为符合临床要求	5
	操作时间	10 分钟内完成操作，每超时 30 秒钟扣 0.5 分	1

实训 14-9　静脉留置针术

一、实训目的

1. 了解静脉留置针的目的及注意事项。
2. 掌握静脉留置针的使用方法。

二、临床情景

患者，女性，60 岁。因脑梗死进一步加重转入我院治疗，入院时周围血管均已破坏，考虑患者住院时间比较长，护嘱：放置静脉留置针。请问：作为责任护

笔记栏

士，你应如何完成此项操作？

三、实 训 用 物

1. 治疗盘 皮肤消毒液（安尔碘、75% 乙醇）、无菌干棉签（一次性）、输液器、冲封管器具、外周静脉留置针、无菌贴膜、胶布、一次性小治疗巾、一次性压脉带、弯盘、笔。

2. 治疗车、洗手液、锐器盒、医疗垃圾筒、生活垃圾筒。

四、静脉留置针术

静脉留置针术具体操作见图 14-67～图 14-72。

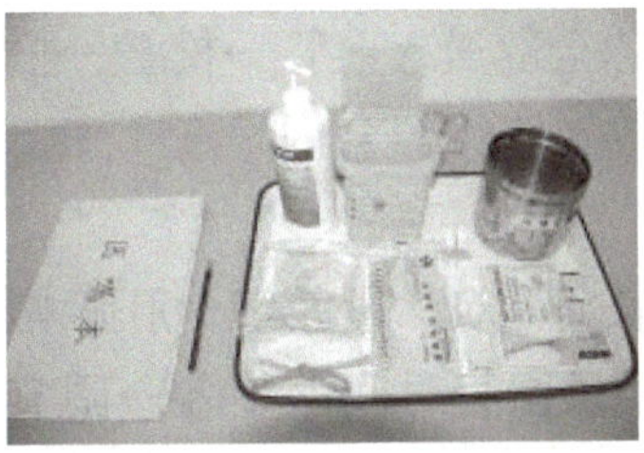

图 14-67 物品准备

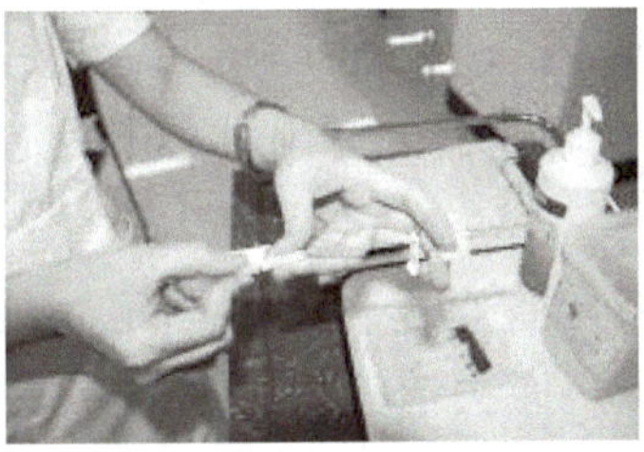

图 14-68 旋转留置针针芯

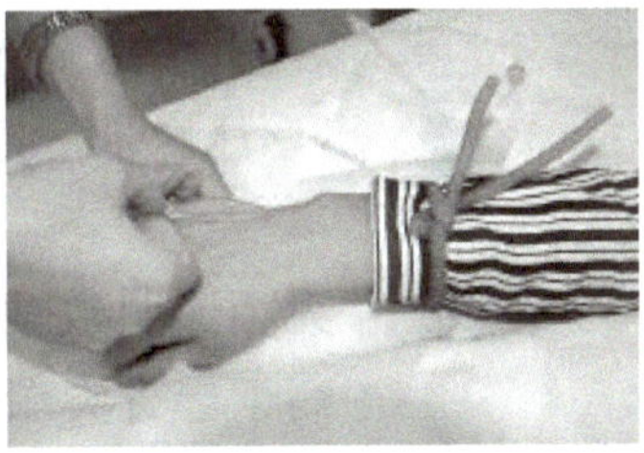

图 14-69 穿刺皮肤

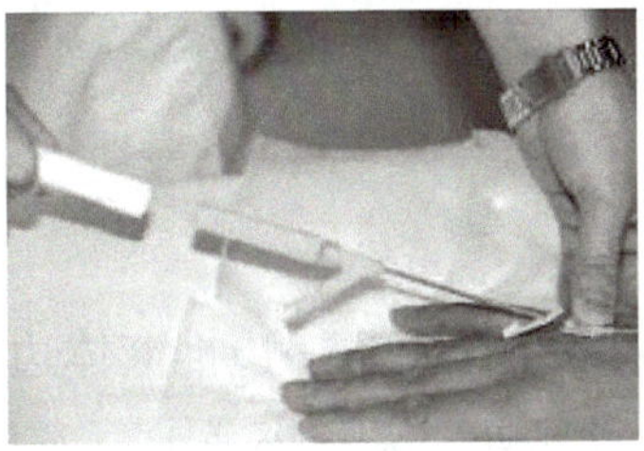

图 14-70 拔除针芯

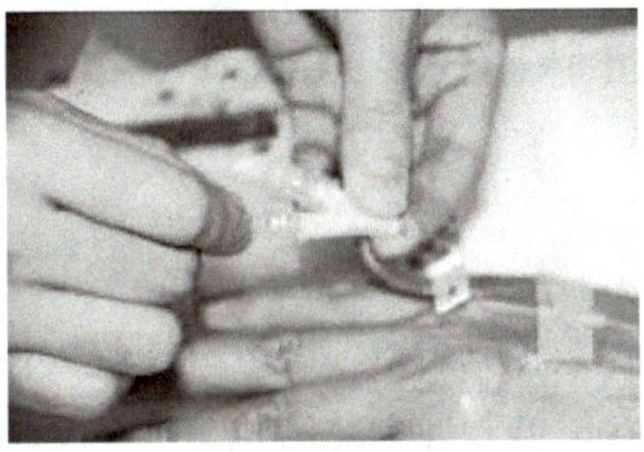

图 14-71 敷料覆盖伤口

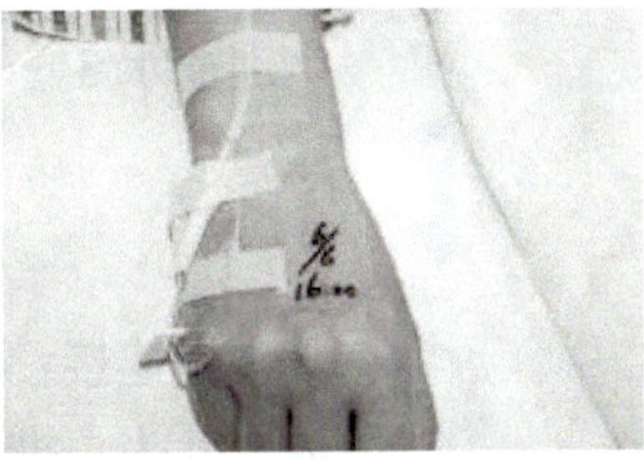

图 14-72 注明留置日期

五、实 训 流 程

准备：核对医嘱→患者评估→环境评估→自身评估→用物评估（查对：医嘱、输液卡、药物、用物）

↓

配制药液：检查药液→启瓶→消毒（两遍）→加药→再次查对→插输液器→关闭调节器

笔 记 栏

↓

体位准备：携用物至床旁→核对解释→取合适体位→挂瓶，排气

↓

定位消毒：选择血管（进针点上方 10cm 处）→在其下方铺治疗巾→扎压脉带→嘱握拳→消毒皮肤（两遍，直径范围不少于 8cm，待干）→备无菌透明贴膜和胶布

↓

放留置针：取出留置针→头皮针插入肝素帽内→再次排气→去除护针帽→左右转动针芯→绷紧皮肤→进针（与皮肤成 15°～30°角，直刺静脉）→见回血后降低角度至 5°～10°→再进 2～3cm→针芯后撤少许使针尖退至导管内→持导管座将导管与针芯全部送入血管→松拳→松压脉带→打开调速器→撤出针芯→针芯放置于锐器盒内

↓

固定：无菌透明敷贴将导管座作封闭式固定，延长管"U"形固定（肝素帽高于导管尖端）→撤去治疗巾、压脉带→记录留置时间→签名→调节滴速→再次查对→签输液卡→交代注意事项

↓

冲管：生理盐水 3～5ml 脉冲式轻柔冲管

↓

封管：肝素帽连接：将剩余的 0.5～1ml 生理盐水采取正压手法→边推液体边拔出针头（推液速度大于拔针速度）→靠近针座处，夹紧小夹子

↓

整理记录：协助取舒适卧位→整理床单位→整理用物→分类预处理→洗手→脱口罩→记录

六、注意事项

1. 更换透明贴膜后，记录当时穿刺日期。
2. 静脉套管针保留时间可参照使用说明。
3. 每次输液前后应当检查穿刺部位及静脉走向有无红、肿，询问患者有关情

笔记栏

况，发现异常时及时拔除导管，给予处理。

七、操 作 用 语

×××您好！由于您周围血管破坏严重，为了减轻您穿刺的痛苦，我为您留置静脉留置针好吗？

×××您好！现在开始为您穿刺了，可能有点疼，不要紧张，我会尽量轻点。

×××您好！已经穿刺好了，请松拳，您别动，我马上为您固定。

×××您好！现在已输液完，我为您封管。我已将留置针固定牢固，活动时请您稍加注意，好吗？如有什么事情，请按呼叫器，我们会马上过来看您。

八、静脉留置针操作考核评分标准（表 14-9）

表 14-9 静脉留置针操作考核评分标准

操作步骤		技术要求	分值
评估	评估患者	1. 核对医嘱 2. 了解患者身体状况、穿刺部位及排便情况。解释，取得配合 3. 评估血管、皮肤情况	6
	评估环境	环境符合操作要求	2
	评估用物	按医嘱备药，实训用物齐全，放置合理	5
	自身评估	仪表大方，举止端庄，着装符合要求，洗手，戴口罩	4
计划	护理目标	患者及家属知晓留置静脉输液针的目的，并配合操作	3
实施	配制药液	1. 查对内容全面，无遗漏 2. 按医嘱取药，正确吸药 3. 排气手法正确，无污染，无浪费 4. 药液注入输液瓶内，插好输液器	4
	体位准备	患者放松，体位舒适	2
	定位消毒	1. 选择血管（进针点上方 10cm 处），在其下方铺治疗巾，扎压脉带，嘱握拳，消毒皮肤（两遍，直径范围不少于 8cm，待干） 2. 备无菌透明敷料和胶布	6
	放留置针	1. 取出留置针，头皮针插入肝素帽内，再次排气 2. 去除护针帽，左右转动针芯 3. 绷紧皮肤，进针（与皮肤成 15°～30°角，直刺静脉），见回血后降低角度至 5°～10°再进 2～3cm，针芯后撤少许使针尖退至导管内 4. 持导管座将导管与针芯全部送入血管 5. 松拳，松压脉带，打开调速器 6. 撤出针芯→针芯放置于锐器盒内	30

续表

	操作步骤	技术要求	分值
实施	固定	1. 无菌透明贴膜将导管座做封闭式固定，延长管“U”形固定（肝素帽高于导管尖端），记录留置时间，签名 2. 调节滴速，再次查对，签输液卡，交代注意事项	8
	冲管	生理盐水 3～5ml 脉冲式轻柔冲管	3
	封管	肝素帽连接：将剩余的 0.5～1ml 生理盐水采取正压手法，边推液体边拔出针头（推液速度大于拔针速度），靠近针座处，夹紧小夹子	6
	整理记录	1. 取舒适体位，整理床单位 2. 清理用物，分类处理 3. 洗手，脱口罩，记录正确	6
评价	质量标准	无菌观念强，查对到位，动作连贯、轻巧	5
	熟练程度	操作流程熟练，动作规范，一次穿刺成功	4
	人文关怀	沟通有效，关爱患者，言语行为符合临床要求	5
	操作时间	12 分钟内完成操作，每超时 30 秒钟扣 0.5 分	1

实训 14–10　输液泵 / 微量注射泵使用术

一、实 训 目 的

1. 了解输液泵 / 微量注射泵的结构原理。
2. 学会输液泵 / 微量注射泵的使用方法。

二、临 床 情 景

患者，女性，28 岁。因孕 1 产 0 孕 41^{+4} 周入院待产，入院时检查宫口闭，胎心音 134 次 / 分，骨盆正常，B 超显示胎盘成熟指数Ⅲ度。医嘱：5% 葡萄糖 500ml＋缩宫素 2U，输液泵滴注诱发宫缩，30ml/h，st。请问：作为待产室护士，您如何完成此项操作？

三、实 训 用 物

1. 治疗盘　皮肤消毒液（安尔碘、75% 乙醇）、无菌干棉签（一次性）、输液器、注射器、无菌纱布、无菌持物钳、输液贴、砂轮、启瓶器（备用）、输液卡、一次性压脉带、按医嘱备药品，酌情备网套、一次性小治疗巾。

笔记栏

2. 输液泵、输液卡、弯盘、笔。

3. 治疗车、洗手液、锐器盒、医疗垃圾筒、生活垃圾筒。

四、输液泵使用方法

输液泵使用方法见图 14-73～图 14-77。

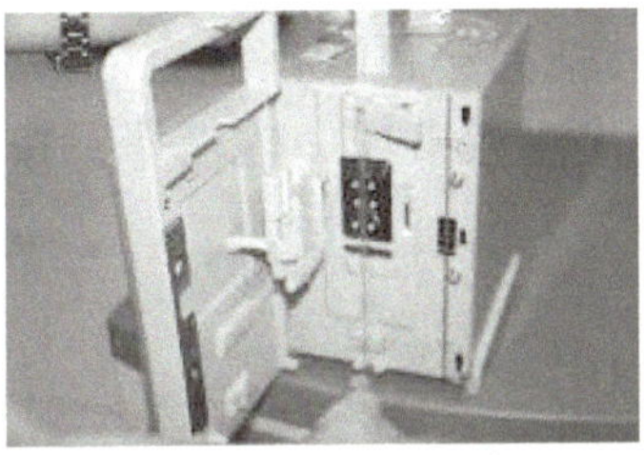

图 14-73 打开泵门，固定泵管

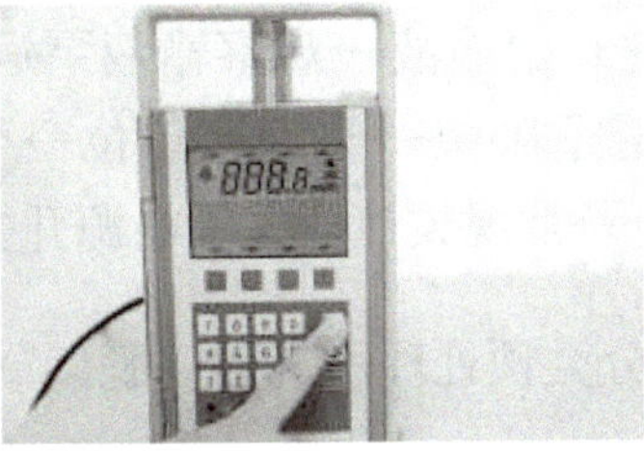

图 14-74 打开输液泵开关

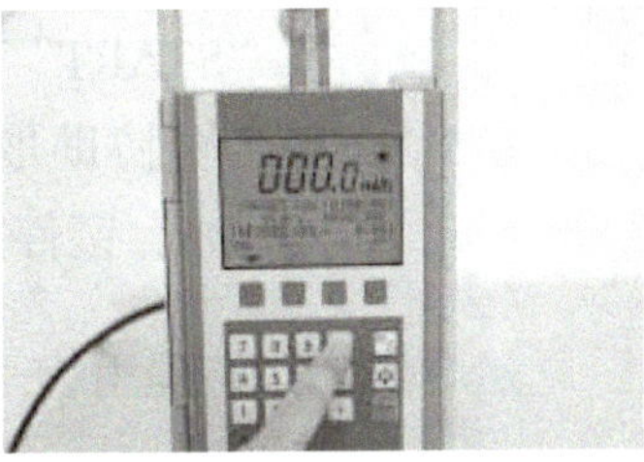

图 14-75 设置输液量

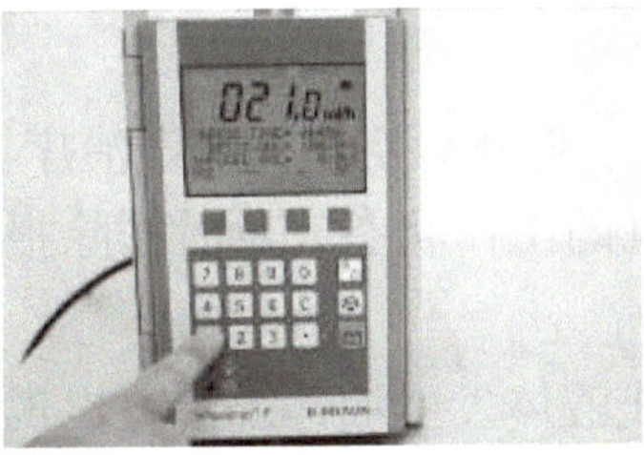

图 14-76 设置输液速度

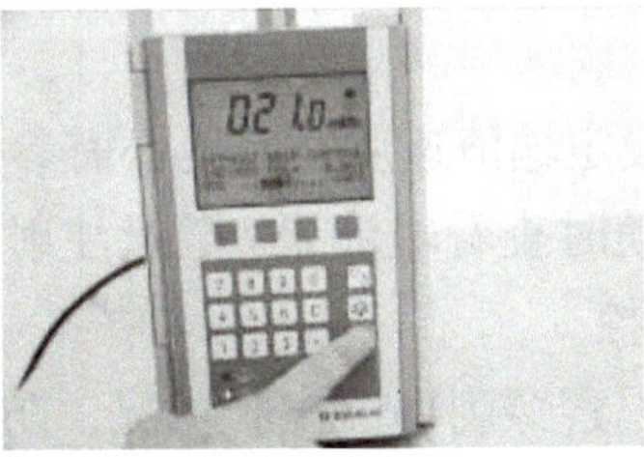

图 14-77 输液泵正常运转

五、实训流程

准备：核对医嘱→患者评估→环境评估→自身评估→用物评估（查对：医嘱、注射单、药物、用物）

↓

配制药液：检查药液→启瓶→消毒（两遍）→加药→再次查对→插输液器→关闭调节器

↓

体位准备：携用物至床旁→核对解释→取合适体位

↓

开输液泵：固定输液泵→接通电源→挂液体→排气→开输液泵门→将输液管装入输液泵→关好泵门→开电源→设置每小时输注速度及量→按“START”键再次排气，按“STOP”键停止

笔记栏

↓

静脉穿刺：按常规进行静脉输液并固定

↓

输液：按“START”键开始输液→观察输液泵运转情况→再次核对→记录、签名→协助取舒适卧位→整理床单位→交代注意事项→输液毕，按“STOP”键停止→常规拔针→关闭电源开关

↓

整理记录：整理用物→分类预处理→洗手→脱口罩→记录→签名

六、注 意 事 项

1. 正确设定输液速度及其他必需参数，防止设定错误延误治疗。

2. 护士随时查看输液泵 / 微量注射泵的工作状态，及时排除报警、故障，防止液体输入失控。

3. 注意观察穿刺部位皮肤情况，防止液体发生液体外渗，出现外渗及时给予相应处理。

七、操 作 用 语

××× 您好！因病情需要，遵医嘱给您使用缩宫素 2U 诱发宫缩，请问您现在需要解大小便吗？

××× 您好！现在开始为您静脉穿刺了，请您尽量放松。

××× 您好！输液的速度已经设置好，请您及您的家属不要随便调动，好吗？

××× 您好！我会一直在这里，如您的肚子有反应，请及时告诉我好吗？

八、输液泵 / 微量注射泵使用操作考核评分标准（表 14-10、表 14-11）

表 14-10　输液泵使用操作考核评分标准

操作步骤		技术要求	分值
评估	评估患者	1. 核对医嘱 2. 了解患者身体状况，注射部位血管、皮肤情况，向患者解释，取得配合 3. 评估输液泵的性能	6

笔 记 栏

续表

	操作步骤	技术要求	分值
评估	评估环境	环境符合操作要求	2
	评估用物	按医嘱备药，实训用物齐全，放置合理	3
	自身评估	仪表大方，举止端庄，着装符合要求，洗手，戴口罩	4
计划	护理目标	患者及家属知晓输液泵使用的目的，并配合操作	5
实施	配制药液	1. 检查药液，启瓶，消毒（两遍），加药，再次查对 2. 插输液器，关闭调节器	6
	体位准备	患者体位舒适	5
	开输液泵	1. 固定输液泵，接通电源 2. 挂液体，排气，开输液泵门，将输液管装入输液泵，关好泵门，开电源，设置每小时输注速度及量 3. 按“START”键再次排气，按“STOP”键停止	18
	静脉穿刺	按常规进行静脉输液并固定	12
	输液	1. 按“START”键开始输液，观察输液泵运转情况 2. 再次核对，记录、签名 3. 协助取舒适卧位，整理床单位，交代注意事项 4. 输液毕，按“STOP”键停止→常规拔针→关闭电源开关	16
	整理记录	1. 清理用物，分类处理 2. 洗手，脱口罩，记录正确	8
评价	质量标准	严格查对，无菌观念强，根据医嘱设置速度及输注量，出现故障能及时处理	5
	熟练程度	操作流程熟练，动作规范	4
	人文关怀	沟通有效，关爱患者，言语行为符合临床要求	5
	操作时间	13 分钟内完成操作，每超时 30 秒钟扣 0.5 分	1

表 14-11　微量注射泵使用操作考核评分标准

	操作步骤	技术要求	分值
评估	评估患者	1. 核对医嘱 2. 了解患者身体状况，注射部位血管、皮肤情况，向患者解释，取得配合 3. 评估微量泵的性能	6
	评估环境	环境符合操作要求	2
	评估用物	按医嘱备药，实训用物齐全，放置合理	3
	自身评估	仪表大方，举止端庄，着装符合要求，洗手，戴口罩	4
计划	护理目标	患者及家属知晓微量泵使用的目的，并配合操作	5
实施	配制药液	1. 检查药液，启瓶，消毒（两遍），加药，再次查对 2. 插输液器，关闭调节器	6
	体位准备	患者体位舒适	5
	开微量泵	1. 妥善放置微量泵，接通电源 2. 将备好药液的注射器连接泵管，排气，安装到微量泵上，开电源，设置每小时输液量 3. 按“START”键及“FAST”键再次排气，按“STOP”键停止	18

笔 记 栏

续表

	操作步骤	技术要求	分值
实施	静脉穿刺	按常规进行静脉穿刺并固定	12
	泵入液体	1. 按“START”键启动泵，观察泵的运转情况	16
		2. 再次核对，记录、签名	
		3. 协助取舒适卧位，整理床单位，交代注意事项	
		4. 输注完毕，按“STOP”键停止，常规拔针，关闭电源开关	
		5. 取下注射器、泵管，切断电源	
	整理记录	1. 清理用物，分类处理	8
		2. 洗手，脱口罩，记录正确	
评价	质量标准	严格查对，无菌观念强，根据医嘱设置速度及输注量，出现故障能及时处理	5
	熟练程度	操作流程熟练，动作规范	4
	人文关怀	沟通有效，关爱患者，言语行为符合临床要求	5
	操作时间	13 分钟内完成操作，每超时 30 秒钟扣 0.5 分	1

实训 14–11　密闭式静脉输血术

一、实训目的

1. 了解密闭式静脉输血的目的及注意事项。
2. 学会密闭式静脉输血的技术。

二、临床情景

患者，女性，36 岁。因异位妊娠大出血手术后 2 天，抽血查血常规，血红蛋白含量较低，遵医嘱静脉输注同型悬浮红细胞 4U st。请问：作为责任护士，你应如何完成此项操作？

三、实训用物

1. 治疗盘　皮肤消毒液（安尔碘、75% 乙醇）、无菌干棉签（一次性）、输血器、0.9% 氯化钠注射液，同型血、输液贴、一次性压脉带、一次性小治疗巾。
2. 配血报告单、弯盘、笔、粉红色的手腕带。
3. 治疗车、洗手液、锐器盒、医疗垃圾筒、生活垃圾筒。

笔 记 栏

四、静脉输血的方法

静脉输血方法见图 14-78～图 14-94。

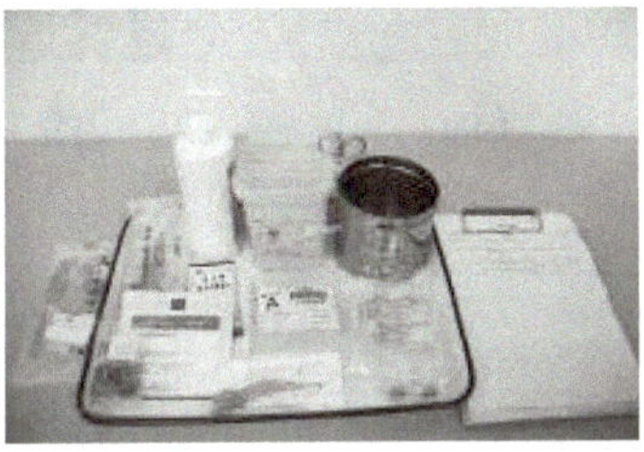

图 14-78　静脉输血前物品准备

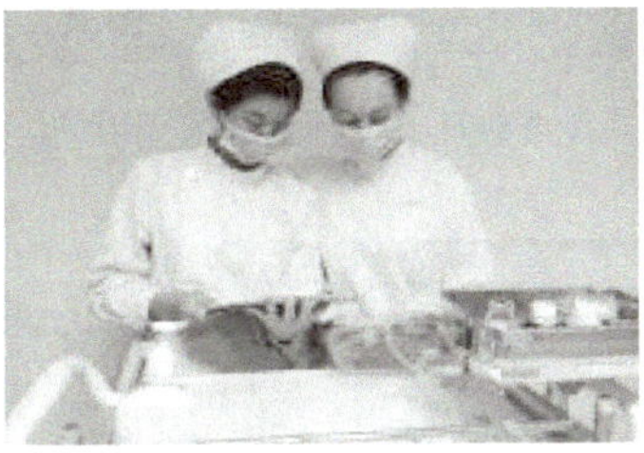

图 14-79　两人核对

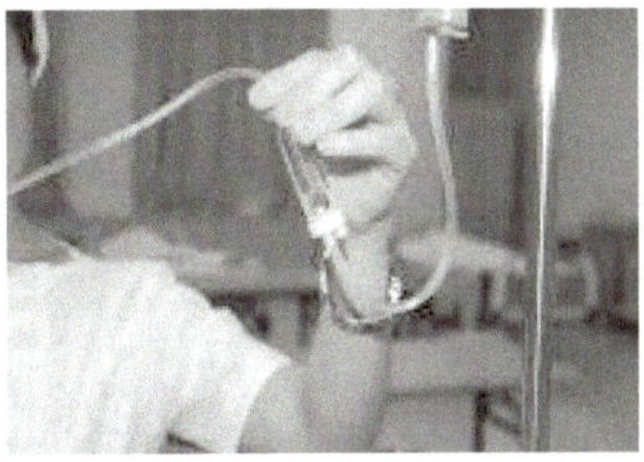

图 14-80　输液器排气

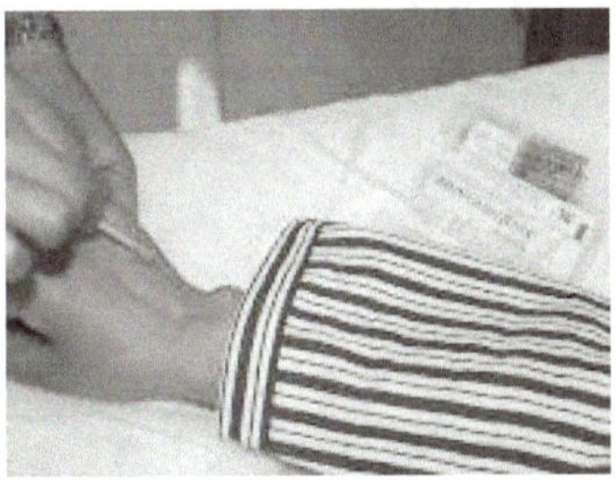

图 14-81　消毒穿刺部位

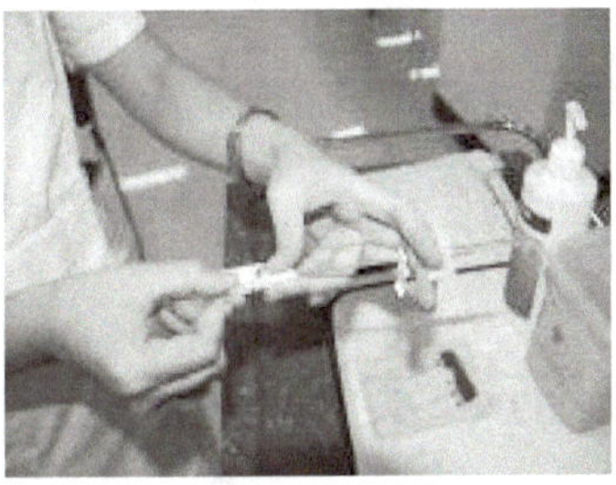

图 14-82　转动留置针针芯

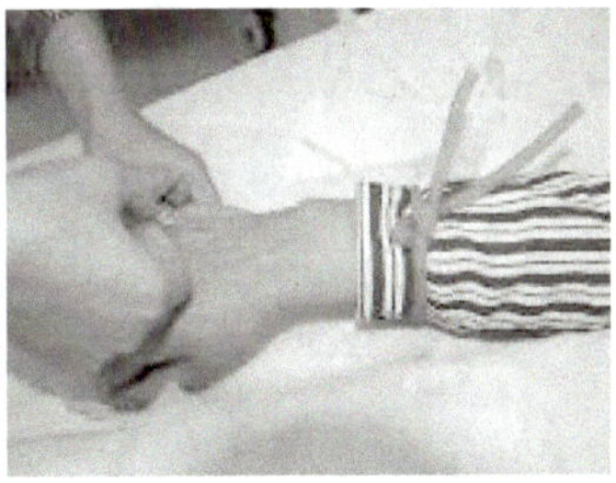

图 14-83　留置针穿刺

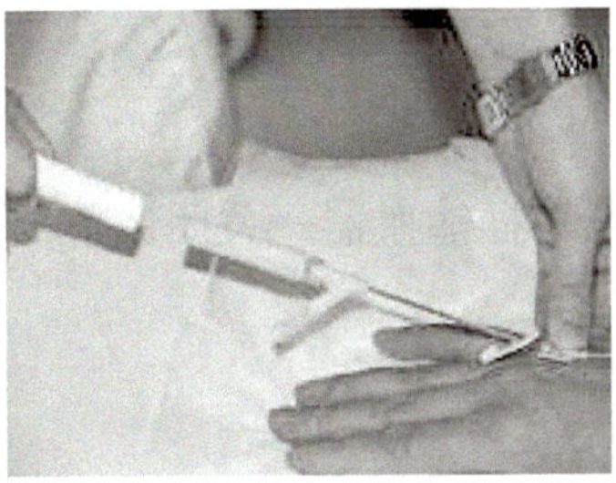

图 14-84　拔出针芯

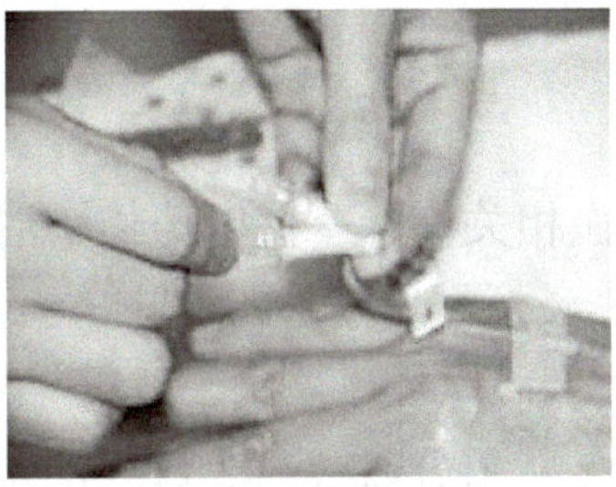

图 14-85　连接输液器

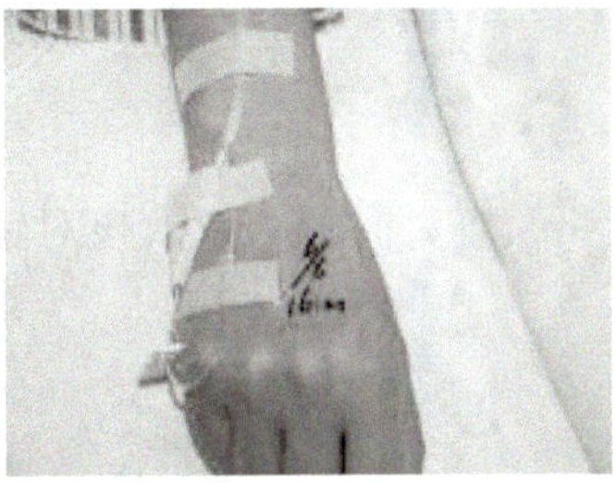

图 14-86　固定留置针

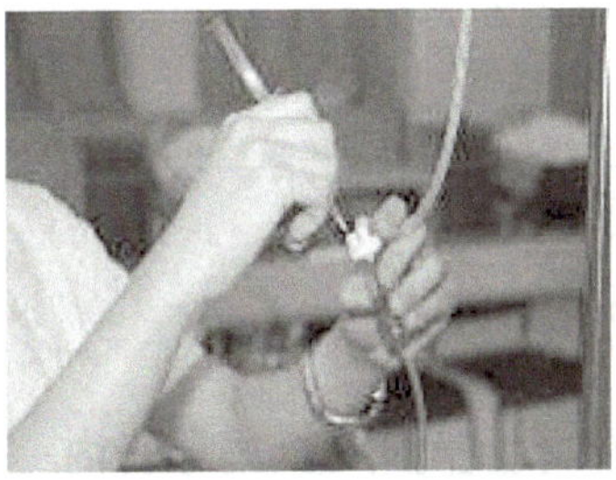

图 14-87　墨菲滴管给药

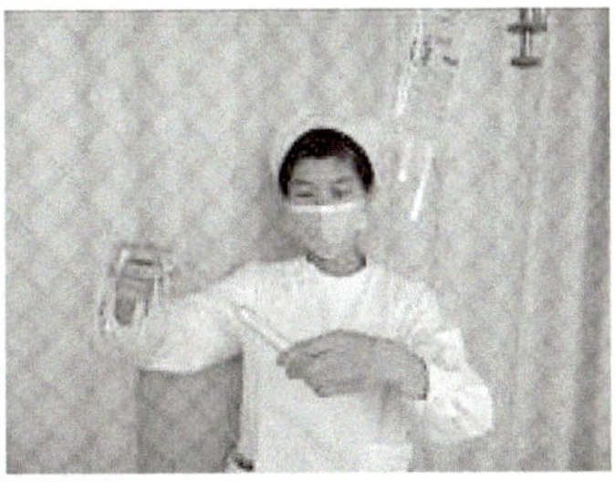

图 14-88　输血器连接 0.9% 氯化钠注射液

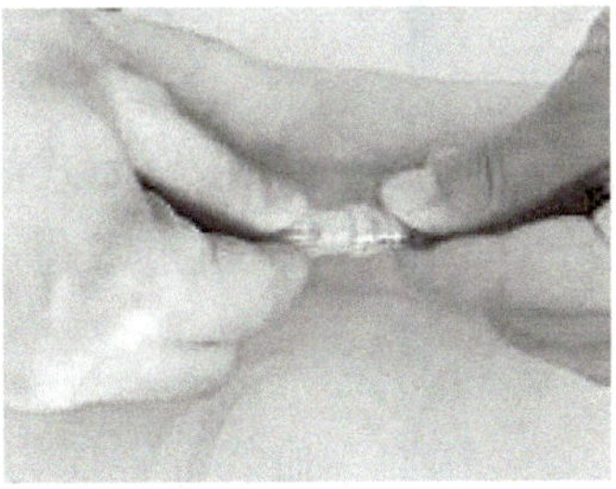

图 14-89　连接输血器与留置针

笔 记 栏

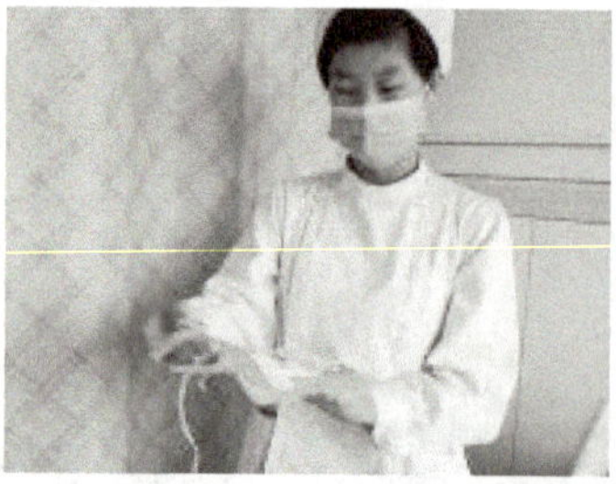

图 14-90 摇匀血袋内血液

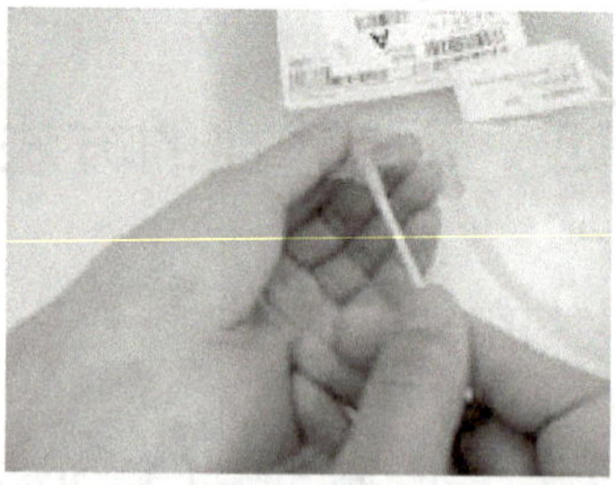

图 14-91 打开血袋塑料小帽

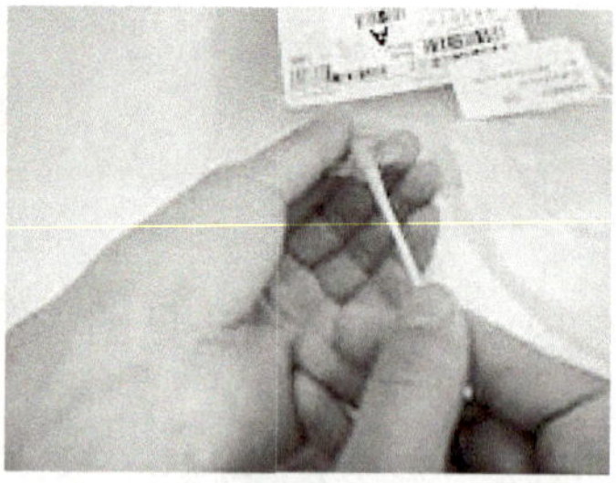

图 14-92 消毒血袋塑料小帽

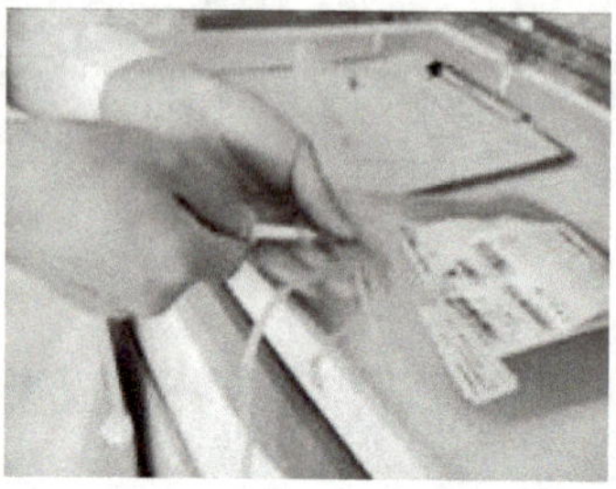

图 14-93 输血器针头平行插入血袋

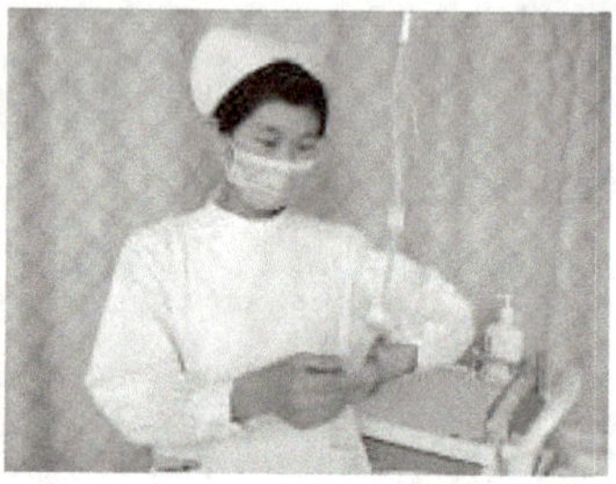

图 14-94 调节输血速度

五、实 训 流 程

准备：核对医嘱→患者评估→环境评估→自身评估→用物评估（查对：医嘱、治疗卡、药物、用物）

↓

核对血液：双人核对输血相关信息→核对药物→消毒→插输血器→关闭调节器

↓

体位准备：携用物至床旁→核对解释→取舒适体位

↓

建立通道：按密闭式静脉输液为患者建立静脉通道→输入生理盐水→按医嘱给抗过敏药→双人再次核对输血信息

↓

输血：血袋轻轻摇匀→撕开血袋导管封口→消毒→输血器插入血袋导管内→挂于输液架上→调节滴速（慢）→观察 15 分钟无反应后→酌情调节→记录、双签名→再次核对血型等信息→交代注意事项→观察有无输血

笔记栏

反应

冲管：输血完毕→滴入少量生理盐水→关调节器→拔针头→按压

整理记录：协助取舒适卧位→整理床单位→整理用物→分类预处理→洗手→脱口罩→记录

六、注 意 事 项

1. 输血前必须由两人核对无误方可输入。
2. 输入两袋以上血时，在两袋血液之间输入生理盐水，防止发生反应。
3. 血液制品取回后应 30 分钟之内输入，避免引起不良反应。
4. 开始输血速度宜慢，观察 15 分钟后无不良反应，可调至所需速度。
5. 血袋用后需低温保存 24 小时。

七、操 作 用 语

×××您好！您现在需要输血，您知道自己的血型吗？您需要解大小便吗？

×××您好！现在给您穿刺，请您握紧拳头，别紧张。好了，请松拳，疼吗？

×××您好！我已经为您调好了滴速，请您不要随意调整，先观察 15 分钟，如无反应，我会为您调快一点，如果有事，请按呼叫器，好吗？

八、密闭式静脉输血操作考核评分标准（表 14-12）

表 14-12 密闭式静脉输血操作考核评分标准

操作步骤		技术要求	分值
评估	评估患者	1. 核对医嘱	8
		2. 了解患者身体状况、有无输血史及不良反应	
		3. 告知相关事宜，征询患者同意	
		4. 评估血管、皮肤情况，备输液架，为患者系腕带	
	评估环境	环境符合操作要求	2
	评估用物	按医嘱备血，实训用物齐全，放置合理	3
	自身评估	仪表大方，举止端庄，着装符合要求，洗手，戴口罩	4
计划	护理目标	患者及家属知晓密闭式静脉输血目的，并配合操作	3

笔 记 栏

续表

	操作步骤	技术要求	分值
实施	核对血液	1. 双人核对输血相关信息 2. 核对药物，消毒 3. 插输血器，关调节器	6
	体位准备	患者体位舒适	3
	建立通道	1. 按密闭式静脉输液为患者建立静脉通道 2. 输入生理盐水，按医嘱给抗过敏药 3. 双人再次核对输血信息	21
	输血	1. 血袋轻轻摇匀，撕开血袋导管封口，消毒，输血器插入血袋导管内，挂于输液架上 2. 调节滴速（慢），观察 15 分钟无反应后，酌情调节，记录、双签名 3. 再次核对血型等信息，交代注意事项，观察有无输血反应	18
	冲管	输血完毕，滴入少量生理盐水，关调节器，拔针头，按压	8
	整理记录	1. 取舒适卧位，整理床单位 2. 清理用物，分类预处理 3. 洗手，脱口罩，记录正确	9
评价	质量标准	严格查对，无菌观念强	5
	熟练程度	操作流程熟练，动作规范	4
	人文关怀	沟通有效，关爱患者，言语行为符合临床要求	5
	操作时间	15 分钟内完成操作，每超时 30 秒钟扣 0.5 分	1

笔 记 栏

第十五章

常用抢救技术

危重患者是指病情严重、随时可能发生生命危险的患者。危重患者的抢救是医疗护理工作中一项重要而严肃的任务，其中抢救技术是抢救成功的关键，它直接关系到患者的生命和生存质量，护理人员必须熟练掌握。

本章主要介绍心肺复苏术、氧气吸入、吸痰、洗胃和简易呼吸器使用。

实训 15-1　徒手心肺复苏术

一、实训目的

1. 了解心跳、呼吸骤停的判断标准。
2. 学会心肺复苏的有效指标、操作方法。

二、临床情景

患者，男性，56 岁。突然晕倒。请问：如你在现场，应立即为患者做什么处理？

三、实训用物

1. 心脏按压板、纱布、气管插管盒（开口器、拉舌钳、牙垫、口咽管、急救药、注射器）、除颤仪、呼吸机、导尿管。
2. 洗手液、医疗垃圾筒、生活垃圾筒。

笔记栏

四、心肺复苏的方法

心肺复苏的方法见图 15-1～图 15-9。

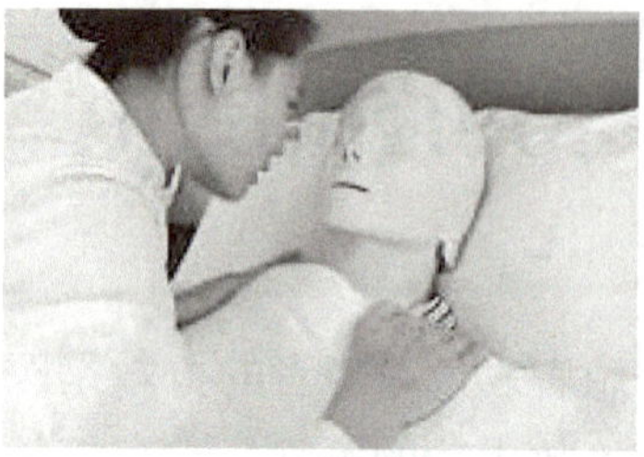
图 15-1 判断患者意识

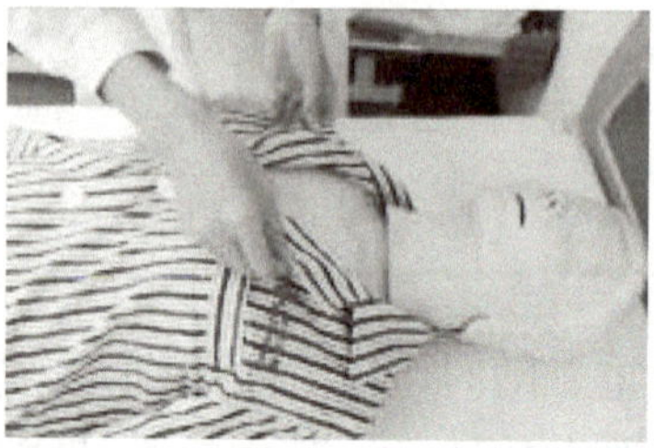
图 15-2 解开患者衣领

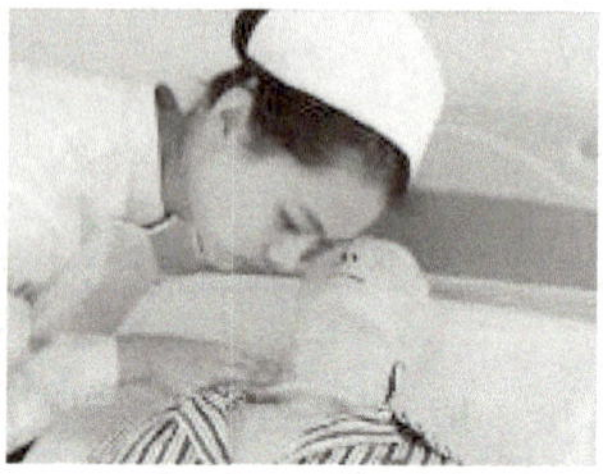
图 15-3 判断患者颈动脉搏动

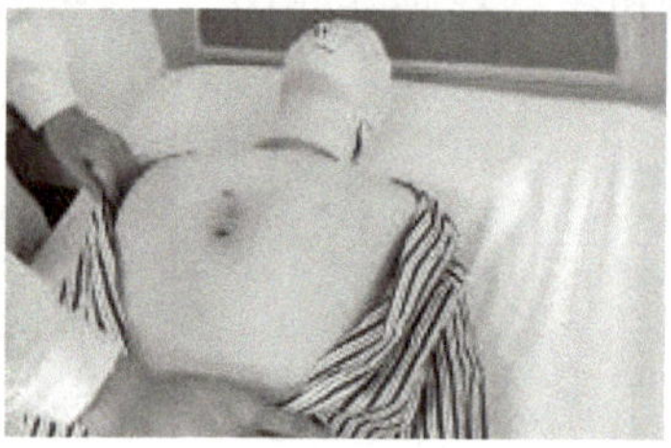
图 15-4 暴露胸前区域

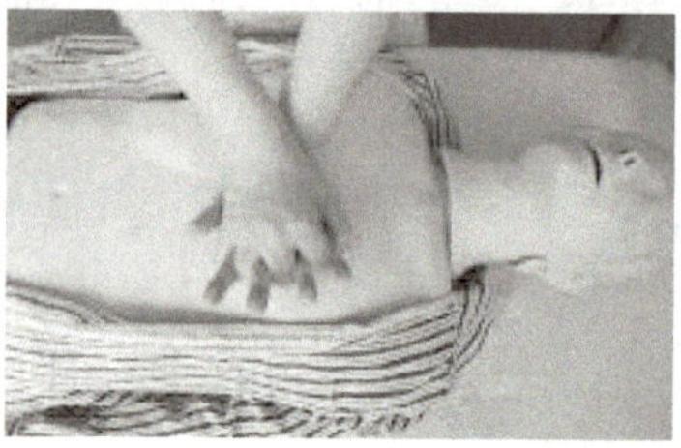
图 15-5 胸外按压

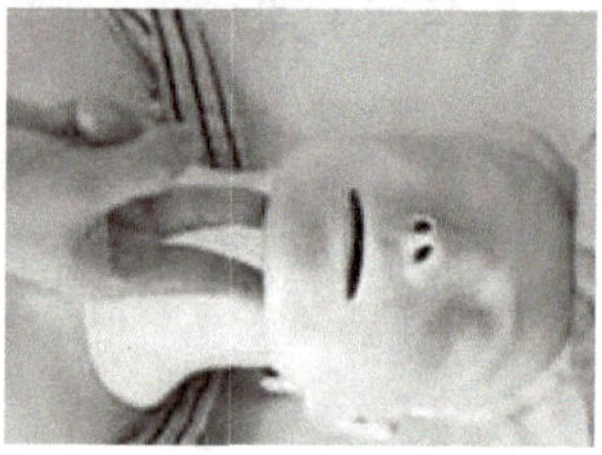
图 15-6 开放气道（仰头抬颏法）

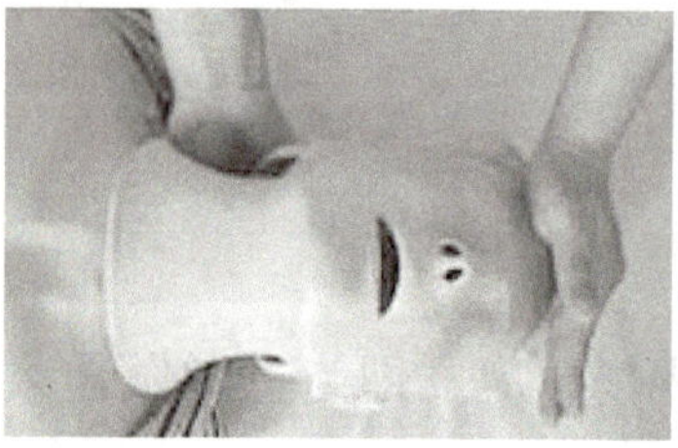
图 15-7 开放气道（仰头抬颈法）

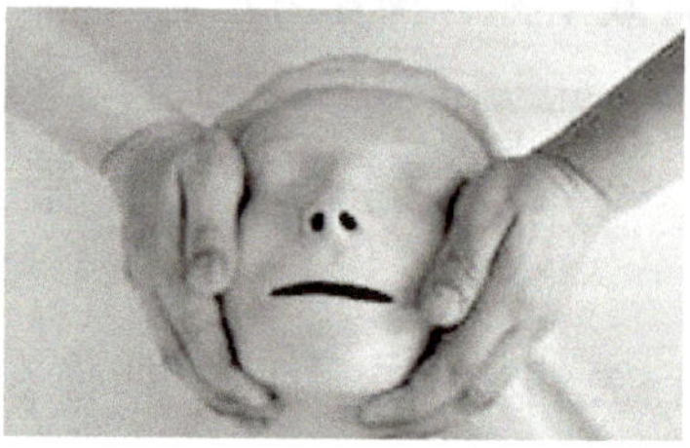
图 15-8 开放气道（托颌法）

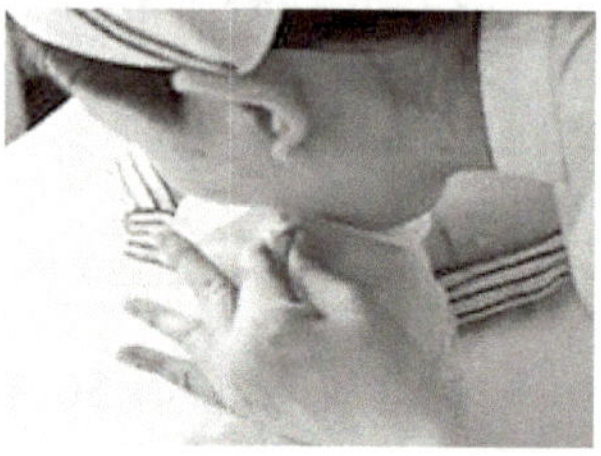
图 15-9 口对口人工呼吸

五、实 训 流 程

准备：自身评估→患者评估→环境评估→用物评估（着装、发现情况迅速到位，患者平卧位、无颈椎损伤，用物齐全）

↓

判断：摇动肩→无应答→呼救急→触颈脉、辨呼吸→看时间

↓

笔记栏

心脏按压：去枕卧→松衣裤→选部位（男性：两乳头连线的中点；女性：沿一侧肋弓上滑至剑突 2 横指上）→术者一手掌根部紧贴在按压部位→另一手掌根部重叠放于其手背上→十指翘起→双臂伸直→垂直按压 30 次，胸骨下陷至少 5cm →放松掌→观察胸廓起伏情况→周而复始→观效果

↓

开放气道：清理口、鼻腔分泌物→检查有无义齿→采用仰头举颏法开放气道

↓

人工呼吸：以压于前额手的拇指和示指捏住鼻翼→再张口包紧患者嘴巴向患者口内吹气→至患者胸部抬起为止→松鼻翼（连吹两口气）

↓

再次判断：5 次循环后→触颈脉→观眼角→观意识→观瞳孔→复苏成功、看时间→进一步进行高级生命支持

↓

整理记录：整理衣裤→撤按压板→取舒适卧位→整理床单位→交代注意事项→整理用物，分类预处理→洗手→记录→签名

六、注意事项

1. 心搏骤停的判断

（1）医务人员：意识突然丧失，大动脉搏动消失，呼吸停止。

（2）非医务人员：取消现场检测脉搏，只要结合患者意识丧失，呼吸停止以及对咳嗽、触动等刺激的反应来综合判断是否心搏骤停。

2. 人工呼吸时注意

（1）口对口呼吸时应注意自我保护，可先垫上一层薄纱布。

（2）不主张急救者深吸气，以免吸气过大，引起胃充气，胸腔压力增大，回心血量减少而致脏器缺血和低血压。

（3）吹气频率不宜过快，以 10～12 次 / 分为宜。

（4）吹气时暂停按压胸部。

3. 胸外心脏按压时注意

（1）按压部位要准确，姿势要正确，力度适当。

（2）按压平稳，节律均匀，不能冲击式按压，不能左右摆动。

笔记栏

（3）抬起时，掌根不要离开胸壁。

（4）避免施救者过度劳累而致无效按压，如多人在场，每 2 分钟替换一次，每次转换的时间不应超过 5 秒。

七、操 作 用 语

×××您好！刚才您晕倒了，我们为您进行了抢救，已经没事了，现在您好好休息。

八、徒手心肺复苏操作考核评分标准（表 15-1）

表 15-1 徒手心肺复苏操作考核评分标准

操作步骤		技术要求	分值
评估	评估患者	1. 患者平卧位，无颈椎损伤，头、颈、躯干在同一水平 2. 呼之无应答，触及无大动脉搏动，无呼吸	6
	评估环境	环境符合操作要求	2
	评估用物	实训用物齐全，放置合理，酌情备急救药	3
	自身评估	仪表大方，举止端庄，着装符合要求	4
计划	护理目标	尽快恢复全身组织器官的氧供，保证机体最低的氧需要	5
实施	判断患者有无意识	1. 轻拍患者双肩，大声呼叫，你怎么了？无反应 2. 检查呼吸，观察患者胸廓起伏情况，无呼吸，高声呼救：来人啊，救命啊！ 3. 触及颈动脉，无搏动，看时间	15
	胸外心脏按压	1. 去枕、松被、插板、放平四肢 2. 解衣扣、松裤带 3. 定位（男性：两乳头连线的中点，女性：沿一侧肋弓上滑至剑突 2 横指上） 4. 按压：术者一手掌根部紧贴在按压部位，另一手掌根部重叠放于其手背上，双臂伸直，垂直按压 30 次（按压频率至少 100 次 / 分，按压深度至少 5cm）	14
	开放气道	1. 清理口、鼻腔分泌物，检查有无义齿 2. 采用仰头举颏法开放气道	10
	人工呼吸	1. 以压于前额手的拇指和示指捏住鼻翼 2. 张口包紧患者嘴巴向患者口内吹气，直至患者胸部抬起为止 3. 松鼻翼（连吹两口气），按压和通气比为 30：2	10
	再次判断	反复 5 个循环后，可触及大动脉搏动，眼角湿润，意识恢复，瞳孔由大变小。复苏成功，看时间，进一步进行高级生命支持	4
	整理记录	1. 整理衣裤，撤按压板，取舒适卧位 2. 整理床单位，交代注意事项 3. 整理用物分类预处理，洗手，记录，签名	12

笔记栏

续表

操作步骤		技术要求	分值
评价	质量标准	安全，观察得力，动作连贯、正确有效	5
	熟练程度	操作流程熟练，动作敏捷、规范	4
	人文关怀	关爱患者，言语行为符合临床要求	5
	操作时间	4 分钟内完成操作，每超时 30 秒钟扣 0.5 分	1

实训 15-2　氧气吸入术

一、实训目的

1. 了解氧气吸入疗法的目的及注意事项。
2. 学会氧气吸入技术和安全用氧。

二、临床情景

患者，男性，70 岁。诊断："支气管肺炎"。自述：发热，头痛，咽喉痛，呼吸费力。查体：T 39℃，P 126 次 / 分，R 28 次 / 分，BP 120/80mmHg；听诊肺部有哮鸣音。医嘱：持续低流量吸氧。请问：作为当班护士，你应如何完成此项操作？

三、实训用物

1. 治疗盘　治疗碗内盛无菌蒸馏水、纱布、胶布、别针、棉签、治疗碗、氧管或鼻塞、连接管。
2. 氧气装置一套（图 15-10）、"四防"牌、氧卡、氧气筒及满牌（图 15-11）、扳手。
3. 输氧卡、笔。
4. 治疗车、洗手液、医疗垃圾筒、生活垃圾筒。

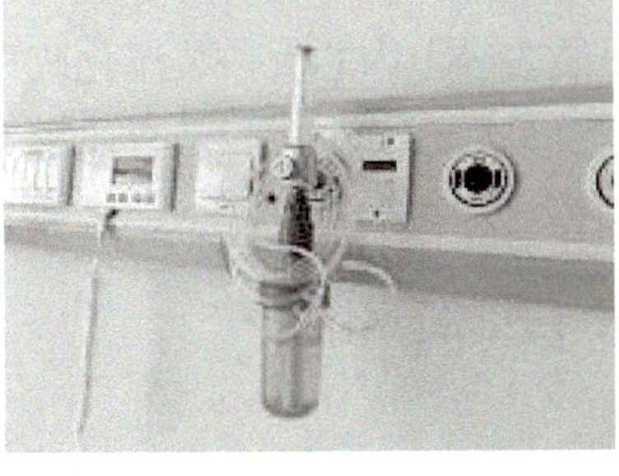

图 15-10　中心供氧装置

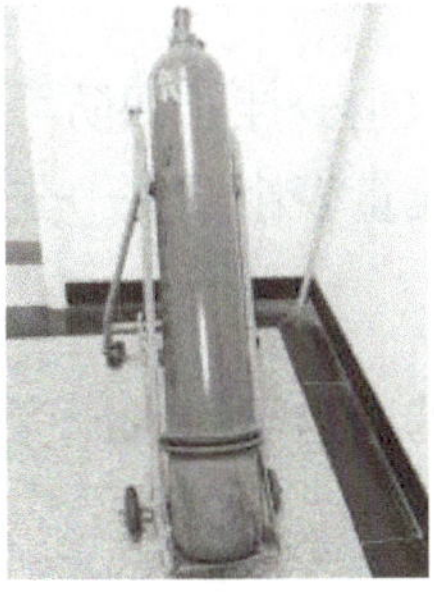

图 15-11　氧气筒给氧装置

笔记栏

四、给氧护理的方法

给氧护理方法见图 15-12～图 15-16。

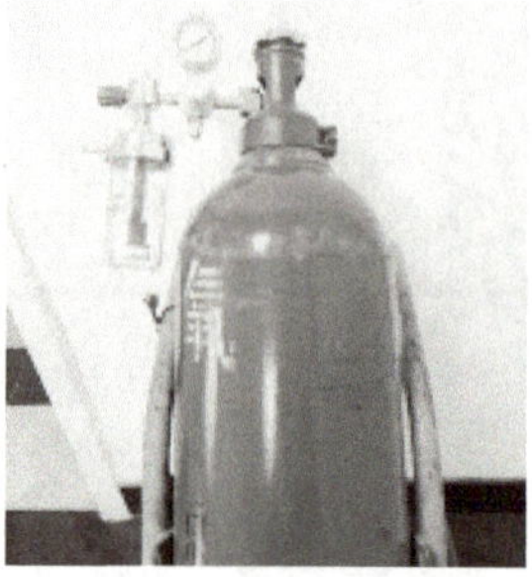

图 15-12 连接氧气瓶给氧装置

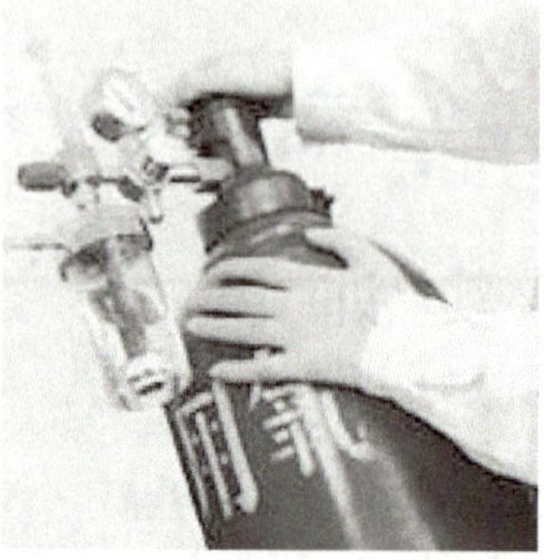

图 15-13 氧气瓶总开关打开至最大

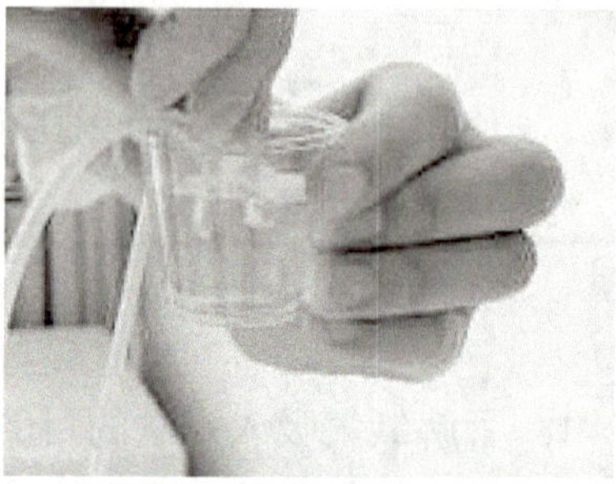

图 15-14 观察有无气泡溢出

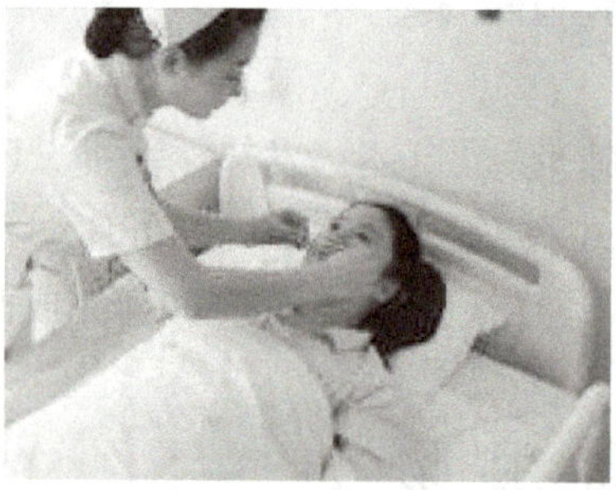

图 15-15 给氧

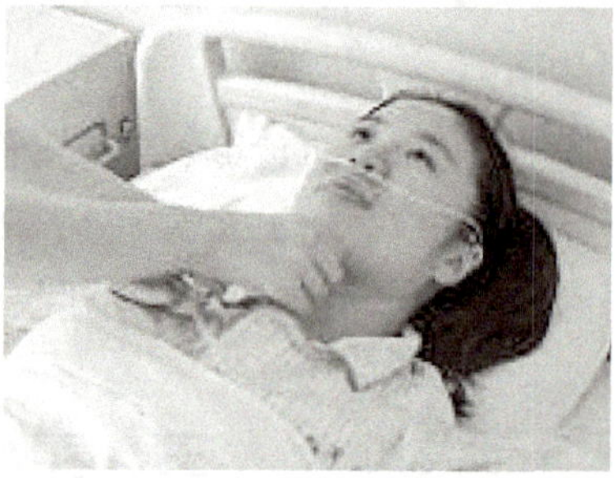

图 15-16 固定吸氧管

五、实 训 流 程

准备：核对医嘱→患者评估→环境评估→自身评估→用物评估（查对：医嘱、输氧卡、用物）

↓

安装氧表：吹尘→挂“四防”牌→装表→上内芯管→装湿化瓶→接连接管→关流量表小开关→先开“总”后开“小”→是否通畅→关小待用

↓

体位准备：携用物至患者床旁→核对→取舒适体位

↓

笔记栏

输氧：检查、清洁鼻腔→连接鼻导管或鼻塞→开表调流量→试氧→测长度→插管→胶布、别针固定→记录给氧时间→挂氧卡→观察效果→交代注意事项

↓

停氧：再次核对解释→取下别针和胶布→拔管→擦净鼻部→关总开关→放尽余氧后关流量表→记录停氧时间

↓

整理记录：整理床单位→取舒适体位→卸表→整理用物，分类处理→洗手→脱口罩→记录

六、注 意 事 项

1. 严格遵守操作规程，注意用氧安全，切实做好四防：防震、防火、防油、防热。

2. 患者吸氧过程中，需要调节氧流量时，应当先将患者鼻导管（塞）取下，调节好氧流量后，再与患者连接。停止吸氧时，先取下鼻导管（塞），再关流量表。

3. 持续吸氧的患者，应当保持管道通畅，每天更换一次。

4. 经常观察、评估患者吸氧效果。

5. 氧气筒内氧气不可用尽，压力表上指针降至 0.49MPa 时不可再用。

七、操 作 用 语

×××您好！由于您病情的需要，我要遵医嘱为您吸点氧气，请您不用紧张，您鼻黏膜完整、无炎症、无肿胀。

×××您好！我现在给您插管了，可能有点不适，请您忍耐一下，好吗？感觉如何？如有不适请及时告诉我。

×××您好！现在已经输好氧了，请您合上嘴，用鼻子进行有效的呼吸，请不要自行摘除鼻导管，或者调节氧流量，也不要随意接触氧气接口，以免发生意外，因为氧气是易燃易爆物品，需要防火、防油、防震、防热，请您和您的家属都不要在病房吸烟。如果您有不舒服，请及时与我们联系，我会马上赶到的，我们也会随时来巡视病房，请您放心。

×××您好！您现在呼吸平稳多了，遵医嘱为您停氧，如果您还有什么需要，请与我们联系，谢谢您的配合，祝您早日康复！

笔 记 栏

八、氧气吸入操作考核评分标准（表 15-2）

表 15-2 氧气吸入操作考核评分标准

	操作步骤	技术要求	分值
评估	评估患者	1. 核对医嘱，抄输氧卡	6
		2. 了解患者身体状况和鼻腔情况	
	评估环境	无人吸烟、无明火，环境符合操作要求	2
	评估用物	实训用物齐全，放置合理	3
	自身评估	仪表大方，举止端庄，着装符合要求，洗手，戴口罩	4
计划	护理目标	患者及家属知晓氧气吸入目的，能说出其注意事项并配合操作	5
实施	安装氧表	1. 吹尘，挂“四防”牌	12
		2. 装表，上内芯管，装湿化瓶，接连接管	
		3. 关流量表小开关，先开“总”后开“小”，是否通畅，关小待用	
	体位准备	携用物至患者床旁，核对，协助患者取舒适体位	4
	输氧	1. 检查、清洁鼻腔	30
		2. 连接鼻导管或鼻塞	
		3. 开表调流量，试氧测长度，插管	
		4. 胶布固定、别针固定连接管	
		5. 记录给氧时间，挂氧卡，观察效果，交代注意事项	
	停氧	1. 取下别针和胶布，拔管，擦净鼻部	10
		2. 关总开关，放尽余氧后关流量表，记录停氧时间	
	整理记录	1. 整理床单位，协助患者取舒适体位	9
		2. 卸表，整理用物，分类处理	
		3. 洗手、脱口罩、记录	
评价	质量标准	带氧插管，带氧拔管	5
	熟练程度	操作流程熟练，动作规范、迅速	4
	人文关怀	沟通用语规范、自然，针对性强	5
	操作时间	8 分钟内完成操作，每超时 30 秒钟扣 0.5 分	1

实训 15-3 吸 痰 术

一、实 训 目 的

1. 了解吸痰术的目的及注意事项。
2. 熟练掌握吸痰术的操作方法。

笔 记 栏

二、临 床 情 景

患者，女性，68 岁。直肠癌根治术后 3 天，因肺部感染，听诊痰鸣音明显，痰稠咳不出来。医嘱：吸痰 sos。请问：作为责任护士，你应该为患者做何处理?

三、实 训 用 物

1. 治疗盘　负压吸引装置（图 15-17、图 15-18）一套、盛无菌生理盐水水缸 2 个、吸痰管数根、无菌纱布、无菌持物钳、无菌手套、一次性治疗巾、别针、试管。必要时备压舌板、开口器、舌钳、听诊器。
2. 执行记录卡、笔。
3. 治疗车、洗手液、医疗垃圾筒、生活垃圾筒。

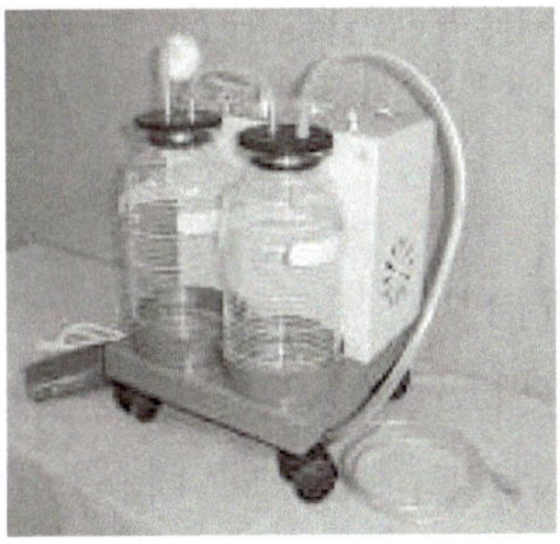
图 15-17　电动吸痰机

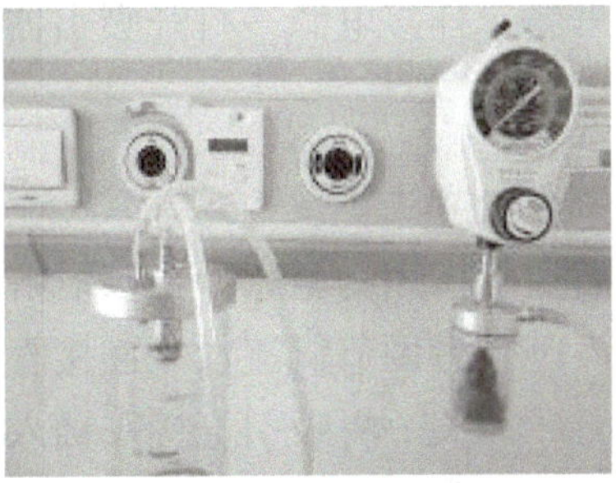
图 15-18　中心吸引装置

四、吸痰护理的方法

吸痰护理方法见图 15-19～图 15-24。

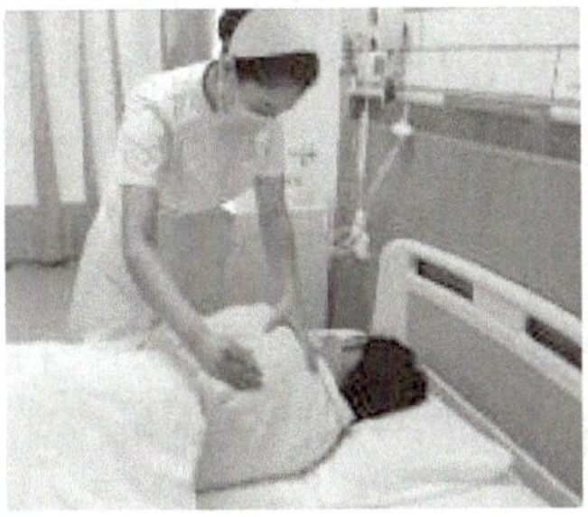
图 15-19　翻身、叩背

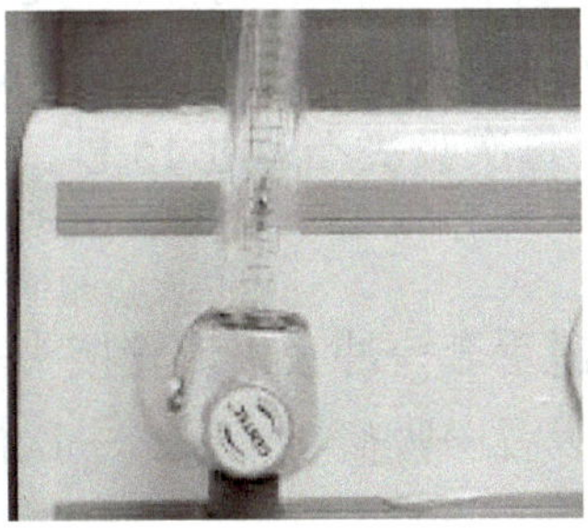
图 15-20　高流量吸氧 3～5 分钟

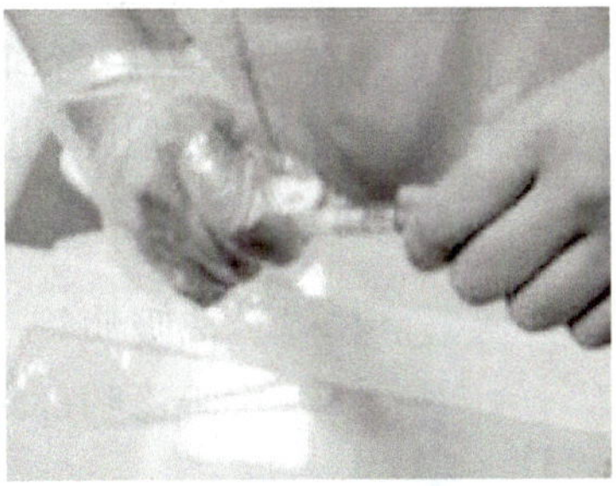
图 15-21　负压接头与吸痰管连接

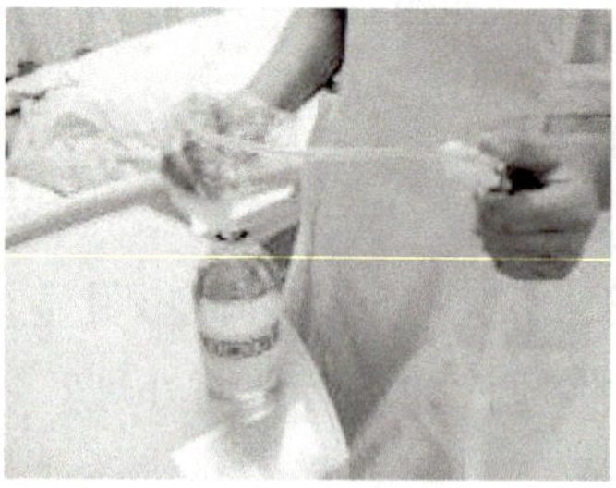

图 15-22 0.9% 氯化钠注射液湿润吸痰管

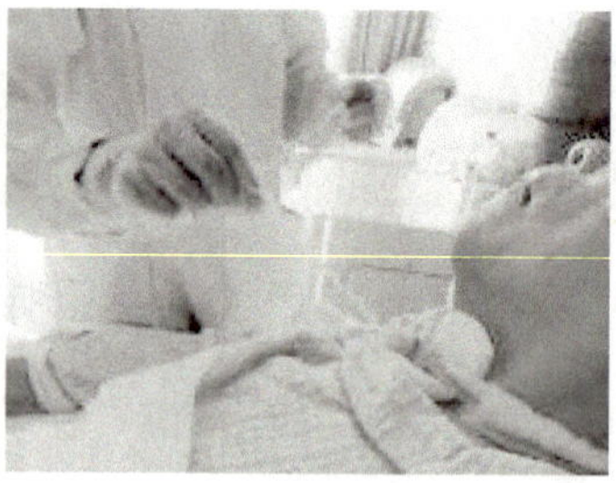

图 15-23 右手持吸痰管前段 1/3 处

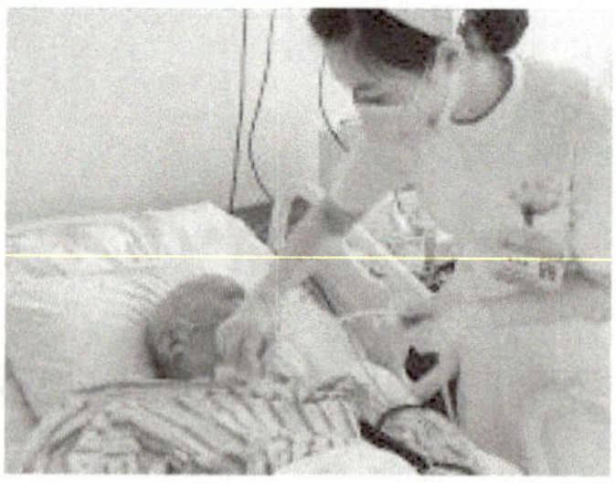

图 15-24 吸痰

五、实 训 流 程

准备：核对医嘱→患者评估→环境评估→自身评估→用物评估（查对：医嘱、治疗卡、用物）

↓

仪器准备：连接电源→打开吸引器开关→检查吸引器的性能→关机待用

↓

连接管道：携用物至床旁→核对解释→听诊肺部痰鸣音→绑试管于床头→给氧者调节氧流量→连接管道→打开吸引器开关→调压→试机→关闭开关→将吸引管接头插入床头试管中待用→别针将管道固定于床旁大单上

↓

体位准备：根据病情取合适体位→铺一次性治疗巾

↓

吸痰：戴无菌手套→接吸痰管→打开吸引器开关→试吸水→将吸痰管末端折叠→插入患者口腔或鼻腔深处→上提 0.5cm →松开吸痰管→由深部左右旋转向上提出（每次吸痰不超过 15 秒，间隔时间 3～5 分钟）

↓

吸痰完毕：分离吸痰管→脱手套→冲吸引流管接头→擦净口鼻→关机待用→再次听诊肺部呼吸音→吸痰毕→撤去一次性治疗巾→调回氧流量

↓

整理记录：协助取舒适卧位→交代注意事项→整理床单位→分类处理用物→洗

笔记栏

手→脱口罩→记录→签名

六、注意事项

1. 使用前检查吸引器性能是否良好，电源电压与吸引器电压是否相符，吸引管与排气管连接是否正确。

2. 贮液瓶内的液体不得超过 2/3 满，防止液体进入马达损坏机器。

3. 电动吸引器连续使用不得超过 2 小时，每次吸痰时间 10～15 秒钟，间隔时间 3～5 分钟。

4. 气管切开患者吸痰时须严格执行无菌操作原则，吸痰用物每日更换一次，吸痰管每吸一次更换一次。

5. 如患者痰稠，可以配合翻身扣背、雾化吸入，患者发生缺氧的症状如发绀、心率下降等症状时，应当立即停止吸痰，休息后再吸。

6. 吸痰前后均要听诊痰鸣音。

7. 吸痰过程中应观察患者神态、面色、呼吸、脉搏等。

8. 电动吸引器用毕，管道及贮液瓶应进行预处理。

七、操作用语

×××您好！您有痰咳不出来是吗？别着急，我马上帮您把痰吸出，请您配合。

×××您好！请您张开口，别用力咬管子，插管时会有点不舒服，您不用担心，我会尽量轻一些。您配合得很好，感觉舒服一点吗？有什么不舒服请告诉我，好吗？

×××您好！好了，谢谢您的配合，因为您的痰较黏稠不易咳出，所以请多喝点水，平时饮食要清淡，现在您好好休息，我将呼叫器放在您的枕旁，有事请按呼叫器，我们也会经常来看您，请您放心。

八、吸痰操作考核评分标准（表 15-3）

表 15-3 吸痰操作考核评分标准

	操作步骤	技术要求	分值
评估	评估患者	1. 核对医嘱	6
		2. 了解患者意识状况、生命体征、吸氧情况、观察口鼻腔情况	
		3. 对清醒患者进行解释，取得配合	

笔记栏

续表

	操作步骤	技术要求	分值
评估	评估环境	环境符合操作要求	2
	评估用物	实训用物齐全、在有效期内，摆放符合操作要求	3
	自身评估	仪表大方，举止端庄，着装符合要求，洗手，戴口罩	4
计划	护理目标	患者及家属知晓吸痰术的目的，并能配合其操作	5
实施	仪器准备	1. 连接电源 2. 打开吸引器开关 3. 检查吸引器的性能	9
	连接管道	1. 携用物至床旁，核对解释，听诊肺部痰鸣音，绑试管于床头 2. 给氧者调节氧流量 3. 连接管道，打开吸引器开关，调压、试机，关闭开关。将吸引管接头插入床头试管中待用，别针将管道固定于床旁大单上	15
	体位准备	根据病情取合适体位，铺一次性治疗巾	4
	吸痰	1. 戴无菌手套，接吸痰管，打开吸引器开关 2. 试吸水，将吸痰管末端折叠后插入患者口腔或鼻腔深处，上提 0.5cm，松开吸痰管，由深部左右旋转向上提出（每次吸痰不超过 15 秒钟，间隔时间 3～5 分钟）	15
	吸痰完毕	1. 分离吸痰管，脱手套，冲吸连接管，关机待用，擦净口鼻 2. 再次听诊肺部呼吸音。吸痰毕，撤去一次性治疗巾，调回氧流量	10
	整理记录	1. 协助患者取舒适卧位，整理床单位 2. 清理用物，分类处理 3. 洗手，脱口罩，记录正确 4. 交代注意事项，致谢	12
评价	质量标准	吸痰迅速、有效	5
	熟练程度	操作流程熟练，动作规范	4
	人文关怀	沟通有效，针对性强	5
	操作时间	8 分钟内完成操作，每超时 30 秒钟扣 0.5 分	1

实训 15–4 洗 胃 术

一、实 训 目 的

1. 了解洗胃的目的及注意事项。
2. 掌握急性中毒病情的判断和洗胃的操作技术。

笔 记 栏

二、临床情景

患者，女性，52 岁。因与老公拌嘴一气之下喝了半瓶农药之后腹痛难忍，家人发现后立即送入急诊室，医嘱：洗胃 st。请问：作为当班护士，你应该为患者做什么处理?

三、实训用物

1. 治疗盘　消毒胃管、50ml 注射器、液体石蜡、棉签、血管钳、纱布、一次性治疗巾 2 块、胶布、别针、治疗碗盛漱口液、水温计、毛巾、脸盆。酌情备压舌板、开口器、舌钳。

2. 自动洗胃机装置 1 套、执行记录单、笔。

3. 治疗车、洗手液、医疗垃圾筒、生活垃圾筒。

四、判断胃管在胃内的方法

判断胃管在胃内的方法见图 15-25～图 15-27。

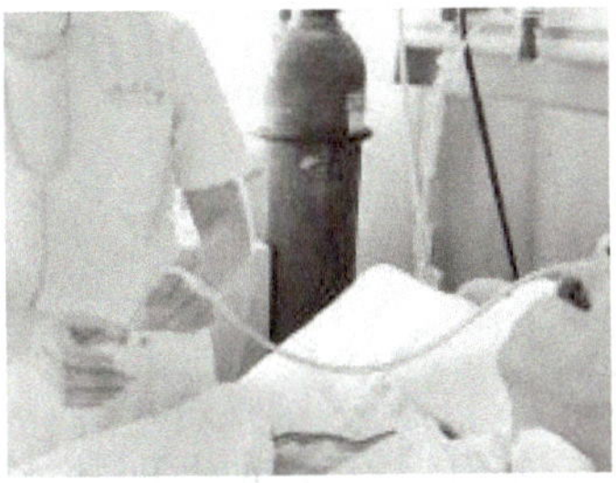

图 15-25　胃管末端放入温开水中

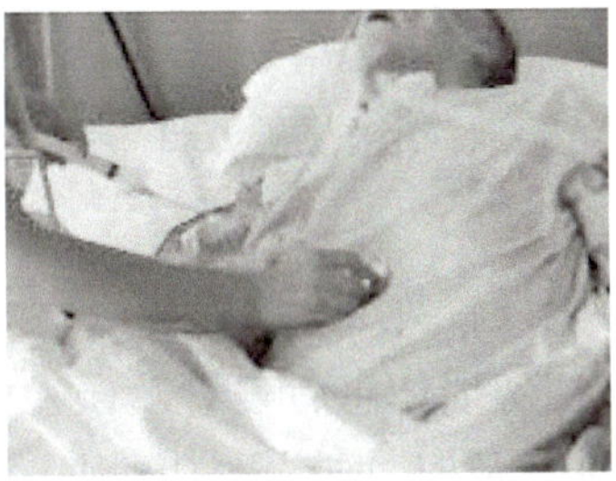

图 15-26　听诊气过水声

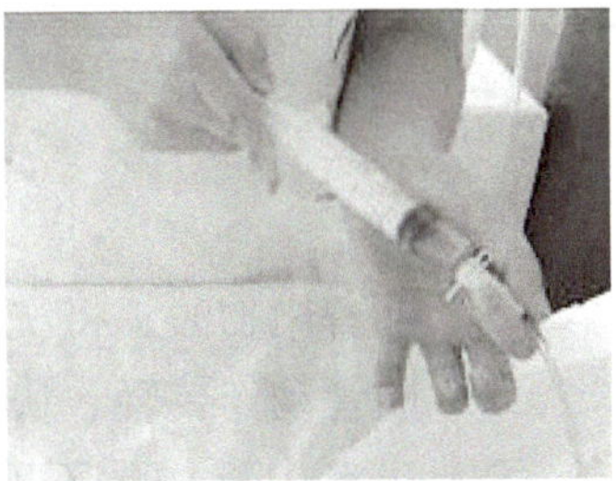

图 15-27　回抽有胃液

五、实训流程

准备：核对医嘱→患者评估→环境评估→自身评估→用物评估（查对：医嘱、治疗卡、用物）

接洗胃机：携用物至患者床旁→核对→接电源→将两贮液瓶与洗胃机连接→将三根橡胶管分别连接洗胃机的注药管、冲洗管、污水连接管→注药

笔记栏

管、冲洗管另一端放入洗胃液桶内→排污水管另一端放入污桶内→开电源开关→按手吸键→将药液注入机器的盛药瓶内→关电源开关待用

↓

体位准备：患者取合适体位（昏迷者去枕平卧，头侧向一侧）→头下、胸前各垫一次性治疗巾→弯盘置于患者口角旁

↓

置胃管：有活动假牙应取下→测量需插入胃管的长度→润滑胃管→从口腔插入10～15cm后→嘱患者做吞咽动作→插至所需长度证实胃管在胃内后→胶布固定→将胃管和冲洗管另一端连接→别针固定

↓

洗胃：开电源开关→按手吸键吸出胃内容物→再按自动键自动冲洗、反复多次至洗出液无味澄清→按停机键→取下别针→去除胶布→分离胃管→反折拔出→给患者漱口，洗脸

↓

整理记录：整理床单位→取舒适体位→将药管、胃管、污水管放入清水桶内按清洗键→自动清洗各管腔→洗毕，取下各管→关机→整理用物→分类预处理→洗手→脱口罩→记录→签名→必要时送标本

六、注 意 事 项

1. 准备用物时，将洗胃液设置为25～38℃。

2. 插管动作要轻、快，切勿损伤患者食管及误入气管。

3. 患者中毒物质不明时，及时抽取胃内容物送检，应用温开水或生理盐水洗胃。

4. 洗胃过程中，密切观察患者病情、生命体征变化及洗胃情况，及时准确记录灌注液名称、液量，洗出液量及其颜色、气味等，洗胃过程中出现血性液体，立即停止洗胃。

5. 幽门梗阻患者，洗胃宜在饭后4～6小时或者空腹时进行，并记录胃内潴留量，以了解梗阻情况，供补液参考。

6. 吞服强酸、强碱等腐蚀性毒物患者，切忌洗胃，以免造成胃穿孔。

7. 保证洗胃机功能处于备用状态。

笔 记 栏

七、操 作 用 语

×××您好！因您服了农药，请不要害怕，我们马上给您洗胃，在插管的时候可能会有一些不舒服，插管时，我们会很轻柔的，您别紧张，待会请根据我们的提示给予配合，如有不适请示意，我们会及时为您解决的，您还有什么需要？

×××您好！请张开口，好，像吞面条一样往下吞，您有哪儿不舒服吗？

×××您好！谢谢您的配合，现在您好好休息，等会儿我会再来看您，如果有事请及时告诉我们，我们会尽力帮助您。

八、洗胃操作考核评分标准（表 15-4）

表 15-4　洗胃操作考核评分标准

	操作步骤	技术要求	分值
评估	评估患者	1. 核对医嘱 2. 评估病情，意识状态，告知相关事宜，取得患者配合 3. 评估患者服用毒物的名称、剂量及时间 4. 评估患者口鼻腔皮肤及黏膜情况	6
	评估环境	环境符合操作要求	2
	评估用物	实训用物齐全，放置合理	3
	自身评估	仪表大方，举止端庄，着装符合要求，洗手，戴口罩	4
计划	护理目标	患者及家属知晓洗胃的目的、意义，并能配合操作	5
实施	接洗胃机	1. 携用物至患者床旁，核对 2. 接电源，将两贮液瓶与洗胃机连接，将三根橡胶管分别连接洗胃机的注药管、冲洗管、污水连接管，注药管、冲洗管另一端放入洗胃液桶内，排污水管另一端放入污桶内，关电源开关，按手吸键，将药液注入机器的盛药瓶内，关电源开关待用	9
	体位准备	1. 患者取合适体位，昏迷者去枕平卧，头侧向一侧 2. 头下、胸前各垫一次性治疗巾，弯盘置于患者口角旁	4
	置胃管	1. 有活动假牙应取下，测量需插入胃管的长度 2. 润滑胃管，从口腔插入 10～15cm 后，嘱患者做吞咽动作，插至所需长度证实胃管在胃内后，胶布固定，将胃管和冲洗管另一端连接，别针固定	18
	洗胃	1. 开电源开关，按手吸键吸出胃内容物，再按自动键自动冲洗、反复多次至洗出液无味澄清，分离胃管，反折拔出。取下别针，去除胶布 2. 给患者漱口，洗脸	18

续表

	操作步骤	技术要求	分值
实施	整理记录	1. 整理床单位，取舒适体位 2. 将药管、胃管、污水管放入清水桶并按清洗键，自动清洗各管腔，洗毕，取下各管，关机 3. 清理用物，分类处理 4. 洗手，脱口罩，记录，必要时送标本	16
评价	质量标准	一次插管成功，洗胃效果好，安全无并发症	5
	熟练程度	操作流程熟练，动作规范、迅速	4
	人文关怀	沟通有效，关爱患者，言语行为符合临床要求	5
	操作时间	20 分钟内完成操作，每超时 30 秒钟扣 0.5 分	1

实训 15-5　简易呼吸器的使用

一、实训目的

1. 了解简易呼吸器的结构和性能（图 15-28）。
2. 学会简易呼吸器的使用方法（图 15-29）和注意事项。

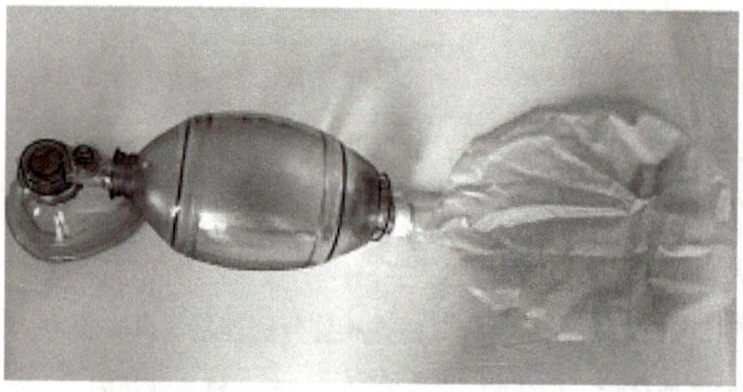

图 15-28　简易呼吸器

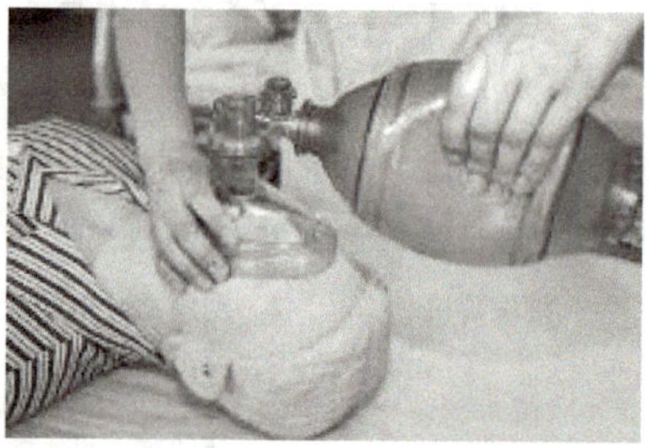

图 15-29　简易呼吸器的使用

二、临床情景

患者，男性，32 岁。患乙型脑炎，昏迷，入院时有呼吸衰竭，立即行气管内插管，以简易呼吸器做辅助呼吸。请问：作为当班护士，你应如何完成此项操作？

三、实训用物

1. 治疗盘　复苏囊、面罩、氧气连接管、口咽通气管、吸引器、纱布、听诊器。
2. 执行记录卡、笔。

笔记栏

3. 治疗车、洗手液、锐器盒、医疗垃圾筒、生活垃圾筒。

四、实训流程

准备：核对医嘱→患者评估→环境评估→自身评估→用物评估（查对：医嘱、治疗卡、用物）

↓

管道准备：携用物至患者床旁→核对解释→复苏囊与面罩连接→氧气连接管与复苏囊连接→打开氧气开关→调节氧流量：8～10L/min

↓

体位准备：卸下床头栏→去枕取合适体位→解开衣领

↓

打开气道：戴手套→清理呼吸道→用托起下颌法打开气道→将面罩完全盖住口鼻→一手以 EC 法固定面罩→另一手挤压复苏囊［频率 10～12 次 / 分，潮气量 400～600ml/ 次，按压与放松复苏囊的时间比为 1：（1.5～2）］

↓

观察：每次送气时胸廓是否抬起→面色有无好转→氧饱和度是否上升→听诊两肺呼吸音

↓

使用后：纱布清洁患者口及面部→脱手套→关氧气

↓

整理记录：整理好衣物→取舒适体位→整理床单位→分类处理用物→洗手→脱口罩→记录→签名

五、注意事项

1. 面罩要选择合适，罩住口鼻，否则容易发生漏气。
2. 正压通气 2 分钟以上需要放置胃管进行减压。
3. 在无氧源的情况下，请将储氧阀、储氧袋卸下，以免影响简易呼吸器压缩次数。

笔记栏

4. 如患者使用气管插管，请将面罩卸下，直接与气管插管连接使用。

六、操 作 用 语

×××您好！您现在已经没事了，您好好休息，有事请按呼叫器，我们也会经常来看您的，请放心。

七、简易呼吸器使用操作考核评分标准（表15-5）

表15-5 简易呼吸器使用操作考核评分标准

	操作步骤	技术要求	分值
评估	评估患者	1. 核对医嘱 2. 了解患者意识状况	6
	评估环境	环境符合操作要求	2
	评估用物	实训用物齐全，放置合理	3
	自身评估	仪表大方，举止端庄，着装符合要求，洗手，戴口罩	4
计划	护理目标	患者及家属知晓简易呼吸器的使用目的及注意事项并配合操作	5
实施	管道准备	1. 携用物至患者床旁，核对解释 2. 复苏囊与面罩连接，氧气连接管与复苏囊连接，打开氧气开关，调节氧流量：8～10L/min	9
	体位准备	卸下床头栏，去枕取合适体位，解开衣领、腰带	8
	打开气道	1. 戴手套，清理呼吸道，用托起下颌法打开气道 2. 将面罩完全盖住口鼻→一手以EC法固定面罩→另一手挤压复苏囊［频率10～12次/分，潮气量400～600ml/次，按压与放松复苏囊的时间比为1：（1.5～2）］	12
	观察	1. 每次送气时胸廓是否抬起 2. 面色有无好转 3. 氧饱和度是否上升 4. 听诊两肺呼吸音，应矫正通气	15
	使用后	1. 纱布清洁患者口及面部 2. 脱手套，关氧气	9
	整理记录	1. 整理好衣物，取舒适体位 2. 整理床单位，分类处理用物 3. 洗手，脱口罩 4. 记录，签名	12
评价	质量标准	操作顺序正确，连贯	5
	熟练程度	操作流程熟练，动作规范	4
	人文关怀	关爱患者，言语行为符合临床要求	5
	操作时间	5分钟内完成操作，每超时30秒钟扣0.5分	1

笔记栏

第三篇　综合护理实训项目

项目一

急性胰腺炎患者的护理

（一）实训目的

1. 掌握护理急性胰腺炎患者的综合性技能。
2. 学会对患者的病情判断及紧急处理。

（二）实训前准备

1. 自身准备　衣帽整洁、仪表规范。
2. 用物准备　用物恰当、准备齐全。
3. 患者准备　体位正确、安置妥当。

（三）操作流程及评分标准（实训表 1）

实训表 1　急性胰腺炎患者护理的操作流程及评分标准

操作流程	评分标准	分值	扣分理由
准备充分	自身准备规范	1	
	用物备齐	2	
	了解病情充分（口述）	2	
体位	患者体位舒适，便于操作	2	
	根据病情摆放体位正确	4	
测生命体征	沟通恰当	5	
	测量生命体征部位准确，手法得当	5	
	操作步骤清晰、正确	5	
	数据真实、有效	5	
胃肠减压	沟通恰当	3	
	患者体位安置正确	2	
	胃管插入长度正确	5	
	检查胃管是否在胃内的方法正确	5	
	操作手法轻柔、熟练	5	
建立静脉通路	正确执行查对及操作流程	5	
	沟通有效，患者积极配合	5	
	操作程序清晰，动作规范	5	
	穿刺手法正确，能一针见血	5	
	巡视观察的要点表述正确	5	
健康教育（口述）	禁食、禁饮	5	
	绝对卧床休息	5	
	观察腹痛腹胀情况	5	
	遵医嘱用药	5	
整理	患者体位适宜	2	
	用物处理正确，摆放有序	2	

项目二

急性一氧化碳中毒患者的护理

（一）实训目的

1. 掌握测生命体征、给氧及建立静脉通路等护理综合性技能。
2. 学会对患者的病情判断及紧急处理。

（二）实训前准备

1. 自身准备　目的明确，衣帽整洁、规范。
2. 用物准备　用物恰当、齐全。
3. 患者准备　体位安置正确。

（三）操作流程及评分标准（实训表 2）

实训表 2　急性一氧化碳中毒患者护理的操作流程及评分标准

操作流程	评分标准	分值	扣分理由
准备充分	自身准备规范	1	
	用物备齐	2	
	病情判断内容齐全（口述）	2	
体位	患者体位舒适，便于操作	5	
	根据病情摆放体位正确	5	
鼻导管给氧	给氧方法正确	5	
	操作步骤规范	10	
	氧流量选择正确	5	
测生命体征	测量生命体征部位准确，手法得当	10	
	操作步骤清晰、正确	8	
	数据真实、有效	2	
建立静脉通路	操作规程执行正确	10	
	排气手法正确，一次性排气成功	10	
	穿刺、固定手法正确	10	
	巡视、加药方法正确	5	
对症处理（口述）	根据病情采取必要的措施如物理降温降低脑代谢	3	
	保持呼吸道通畅，定时翻身	2	
整理	患者体位适宜	2	
	用物处理正确，摆放有序	3	

笔记栏

项目三

全身麻醉前患者的护理

（一）实训目的

1. 掌握全身麻醉前患者护理的综合性技能。
2. 学会术前患者的健康教育。

（二）实训前准备

1. 自身准备　衣帽整洁、仪表规范。
2. 用物准备　用物恰当、准备齐全。
3. 患者准备　了解病情、能与患者沟通，取得患者配合。

（三）操作流程及评分标准（实训表 3）

实训表 3　全身麻醉前患者护理的操作流程及评分标准

操作流程	评分标准	分值	扣分理由
准备充分	自身准备规范	1	
	用物备齐	2	
	了解病情充分（口述）	2	
体位	患者体位舒适，便于操作	5	
	根据病情摆放体位正确	5	
麻醉药过敏试验	询问三史	5	
	注射部位正确，手法得当	10	
	消毒液选择正确，消毒方法、范围准确	5	
	正确判断皮试结果	10	
术前用药	正确执行查对及操作流程	10	
	沟通有效，患者积极配合	5	
	操作程序清晰，动作规范	5	
	穿刺部位正确，进针角度准确	10	
健康教育（口述）	术前 8 小时禁食，2 小时禁饮	5	
	术前保证足够睡眠	5	
	使用术前药后不要单独走动，以防晕倒	5	
	心理护理	5	
整理	患者体位适宜	2	
	用物处理正确，摆放有序	3	

笔 记 栏

项目四

全身麻醉后患者的护理

（一）实训目的

1. 掌握全身麻醉后患者护理的综合性技能。
2. 学会对患者的病情观察及对症处理。

（二）实训前准备

1. 自身准备　衣帽整洁、仪表规范。
2. 用物准备　用物恰当、准备齐全。
3. 患者准备　体位正确、安置妥当。

（三）操作流程及评分标准（实训表 4）

实训表 4　全身麻醉后患者护理的操作流程及评分标准

操作流程	评分标准	分值	扣分理由
准备充分	自身准备规范	1	
	用物备齐	2	
	了解病情充分（口述）	2	
体位	患者体位舒适，便于操作	5	
	根据病情摆放体位正确	5	
测生命体征	沟通恰当	5	
	测量生命体征部位准确，手法得当	10	
	操作步骤清晰、正确	5	
	数据真实、有效	5	
保持呼吸道通畅	采取去枕仰卧位，头偏向一侧	5	
	有效清除气道分泌物	10	
鼻导管给氧	操作程序清晰	5	
	带氧插、拔管正确	10	
	动作规范	5	
	氧流量选择正确	5	
对症处理（口述）	防止意外发生	5	
	出现呼吸暂停必要时行气管内插管	5	
	心搏停止需立即行心肺复苏	5	
整理	患者体位适宜	2	
	用物处理正确，摆放有序	3	

笔 记 栏

项目五

昏迷患者的生活护理

（一）实训目的

1. 掌握昏迷患者的生活护理操作技能。
2. 学会预防压疮的按摩方法及漱口溶液的选择。

（二）实训前准备

1. 自身准备　衣帽整洁、规范。
2. 用物准备　用物恰当、齐全。
3. 患者准备　体位正确、安置妥当。

（三）操作流程及评分标准（实训表5）

实训表5　昏迷患者生活护理的操作流程及评分标准

操作流程	评分标准	分值	扣分理由
准备	用物齐备	5	
	自身准备规范	3	
	了解病情充分	2	
体位	患者体位舒适，便于操作	5	
	根据病情摆放体位正确	5	
口腔护理	用物准备充分	5	
	选择合适的漱口溶液	5	
	操作手法规范，力度均匀	5	
	操作程序正确	10	
	动作轻柔，连贯，具有爱伤观念	5	
皮肤护理	建立翻身卡，每2～3小时翻身1次	2	
	翻身动作规范	5	
	翻身时无推、拖动作	5	
	用50%乙醇按摩背部	3	
	按摩手法规范	5	
	按摩程序正确	5	
卧有患者床换单	床单位整齐，被褥平、整、紧，无皱褶	10	
	动作轻稳，保证安全	5	
	符合节力原则	5	
整理	患者体位适宜	3	
	用物处理正确，摆放有序	2	

笔记栏

项目六

急性酒精中毒患者的护理

（一）实训目的

1. 掌握洗胃、建立静脉通路等护理综合性技能。
2. 学会对患者的病情进行判断及紧急处理。

（二）实训前准备

1. 自身准备　目的明确，衣帽整洁、规范。
2. 用物准备　用物恰当、齐全。
3. 患者准备　体位安置正确。

（三）操作流程及评分标准（实训表6）

实训表6　急性酒精中毒患者护理的操作流程及评分标准

操作流程	评分标准	分值	扣分理由
准备充分	自身准备规范	1	
	用物备齐	2	
	病情判断内容齐全（口述）	2	
体位	患者体位舒适，便于操作	4	
	根据病情摆放体位正确	4	
洗胃	用物准备齐全	5	
	选择合适的洗胃液	5	
	插管动作规范	10	
	插管长度准确	5	
	检查胃管在胃内的方法正确	5	
	操作过程有条不紊，无误插误吸	5	
保持呼吸道通畅	采取去枕仰卧位，头偏向一侧	5	
	有效清除口鼻腔呕吐物及分泌物	5	
建立静脉通路	操作规程执行正确	10	
	排气手法正确，一次性排气成功	10	
	穿刺、固定手法正确	10	
	巡视、加药方法正确	5	
健康教育（口述）	宣传大量饮酒的害处	1	
	阐明酒精对机体的危害性	1	
	教育患者爱惜生命	1	
整理	患者体位适宜	2	
	用物处理正确，摆放有序	2	

笔记栏

项目七

免疫力低下患者的静脉输液

（一）实训目的

1. 掌握洗手法、穿隔离衣、戴无菌手套、静脉输液、脱手套、脱隔离衣等护理操作技能。

2. 学会隔离技术。

（二）实训前准备

1. 自身准备　衣帽整洁、规范。

2. 用物准备　用物恰当、齐全。

3. 患者准备　了解病情、隔离种类，能与患者沟通，取得患者配合。

（三）操作流程及评分标准（实训表7）

实训表7　免疫力低下患者静脉输液的操作流程及评分标准

操作流程	评分标准	分值	扣分理由
准备	用物齐备	1	
	自身准备规范	2	
	了解病情充分	2	
洗手	洗手方法正确	5	
	洗手步骤规范	5	
穿隔离衣	穿隔离衣方法正确	10	
	穿隔离衣步骤规范	5	
	穿隔离衣手法熟练	5	
戴无菌手套	取无菌手套方法正确	5	
	戴无菌手套方法正确	10	
静脉输液	操作熟练，符合原则，查对无误	5	
	一次性排气成功	5	
	穿刺一次成功，动作连贯	10	
整理	患者体位适宜	3	
	用物处理正确	2	
脱手套	方法正确	5	
脱隔离衣	脱隔离衣方法正确	5	
	脱隔离衣手法熟练	5	
	脱隔离衣步骤规范	5	
整理	用物处理得当	3	
	污衣处理得当	2	

笔记栏

项目八

大出血患者的紧急处理（医生未到前）

（一）实训目的

1. 掌握止血、测脉搏、血压、给氧及建立静脉通路等护理综合性技能。
2. 学会对患者的病情进行判断及紧急处理。

（二）实训前准备

1. 自身准备　目的明确，衣帽整洁、规范。
2. 用物准备　用物恰当、齐全。
3. 患者准备　体位安置正确。

（三）操作流程及评分标准（实训表8）

实训表8　大出血患者紧急处理（医生未到前）的操作流程及评分标准

操作流程	评分标准	分值	扣分理由
准备充分	自身准备规范	1	
	用物备齐	2	
	病情判断内容齐全（口述）	2	
体位	根据病情取休克卧位	5	
	患者体位舒适，便于操作	5	
止血	止血方法	10	
	措施正确	10	
建立静脉通路	操作规程执行正确	10	
	排气手法正确，一次性排气成功	10	
	穿刺、固定手法正确	10	
	巡视、加药方法正确	5	
鼻导管给氧	给氧方法正确	10	
	给氧步骤规范	8	
	氧流量选择正确	2	
测脉搏和血压	测脉搏、血压用物准备充分	1	
	测脉搏、血压过程规范、步骤准确	2	
	测脉搏、血压手法熟练	2	
整理	患者体位适宜	2	
	用物处理正确，摆放有序	3	

笔记栏

项目九

上消化道出血患者的护理

（一）实训目的

1. 掌握测生命体征及建立静脉通路等护理综合性技能。
2. 学会对患者的病情进行判断及紧急处理。

（二）实训前准备

1. 自身准备　目的明确，衣帽整洁、规范。
2. 用物准备　用物恰当、齐全。
3. 患者准备　体位安置正确。

（三）操作流程及评分标准（实训表 9）

实训表 9　上消化道出血患者护理的操作流程及评分标准

操作流程	评分标准	分值	扣分理由
准备充分	自身准备规范	1	
	用物备齐	2	
	了解病情充分（口述）	2	
体位	患者体位舒适，便于操作	5	
	根据病情摆放体位正确	5	
测生命体征	测量生命体征部位准确，手法得当	5	
	操作步骤清晰、正确	8	
	数据真实、有效	2	
建立静脉通路	操作规程执行正确	10	
	排气手法正确，一次性排气成功	10	
	穿刺、固定手法正确	5	
	巡视、加药方法正确	5	
静脉输血	无菌观念强、查对无误	5	
	操作熟练、符合原则	5	
	排气手法正确，一次性排气成功	5	
	穿刺一次成功，动作连贯	5	
	前后输入生理盐水	5	
对症处理（口述）	发绀者应吸氧	5	
	休克者注意保暖	3	
	精神紧张者给予地西泮	2	
整理	患者体位适宜	2	
	用物处理正确，摆放有序	3	

项目十

急性肾衰竭患者的护理

（一）实训目的

1. 掌握护理急性肾衰竭患者的综合性技能。
2. 学会对患者的病情进行判断及紧急处理。

（二）实训前准备

1. 自身准备　衣帽整洁、仪表规范。
2. 用物准备　用物恰当、准备齐全。
3. 患者准备　体位正确、安置妥当。

（三）操作流程及评分标准（实训表 10）

实训表 10　急性肾衰竭患者护理的操作流程及评分标准

操作流程	评分标准	分值	扣分理由
准备充分	自身准备规范	1	
	用物备齐	2	
	病情判断内容齐全（口述）	2	
体位	患者体位舒适，便于操作	5	
	根据病情摆放体位正确	5	
测生命体征	沟通恰当	5	
	测量生命体征部位准确，手法得当	5	
	操作步骤清晰、正确	5	
	数据真实、有效	5	
建立静脉通路	正确执行查对及操作流程	5	
	沟通有效，患者积极配合	10	
	操作程序清晰，动作规范	5	
	排气手法正确，一次性排气成功	10	
	穿刺手法正确，能一针见血	5	
对症处理（口述）	观察病情	3	
	防治感染	2	
健康教育（口述）	绝对卧床休息	5	
	限制蛋白质摄入	5	
	保证热量供给	5	
	维持水平衡	5	
整理	患者体位适宜	2	
	用物处理正确，摆放有序	3	

项目十一

长期卧床患者的护理

（一）实训目的

1. 掌握护理长期卧床患者的综合性技能。
2. 学会压疮的预防与护理。

（二）实训前准备

1. 自身准备　衣帽整洁、仪表规范。
2. 用物准备　用物恰当、准备齐全。
3. 患者准备　体位正确、安置妥当。

（三）操作流程及评分标准（实训表 11）

实训表 11　长期卧床患者护理的操作流程及评分标准

操作流程	评分标准	分值	扣分理由
准备充分	自身准备规范	1	
	用物备齐	2	
	病情判断内容齐全（口述）	5	
体位	患者体位舒适，便于操作	5	
	根据病情摆放体位正确	2	
口腔护理	口腔护理用物备齐（棉球个数）	5	
	操作过程规范、步骤准确	10	
	爱伤观念	5	
卧有人更换床单	协助患者侧卧	5	
	操作过程规范，力度均匀	10	
	床单平整	5	
压疮的预防	查看压疮易发生部位	5	
	背部按摩	10	
	操作动作轻巧，手法正确	5	
	节力原则	5	
健康教育（口述）	饮食清淡、易消化、多饮水	5	
	注意个人卫生，避免受凉、过度疲劳	5	
	遵医嘱用药	5	
整理	患者体位适宜	2	
	用物处理正确，摆放有序	3	

项目十二

腹部手术后患者的护理

（一）实训目的

1. 掌握腹部手术后患者护理的综合性技能。
2. 学会引流袋更换和换药技术。

（二）实训前准备

1. 自身准备　仪表整洁规范。
2. 用物准备　用物准备齐全。
3. 患者准备　体位安置妥当。

（三）操作流程及评分标准（实训表 12）

实训表 12　腹部手术后患者护理的操作流程及评分标准

操作流程	评分标准	分值	扣分理由
准备充分	自身准备规范	1	
	用物备齐	2	
	病情判断内容齐全	5	
体位	患者体位舒适，便于操作	3	
鼻导管给氧	给氧方法正确	5	
	给氧步骤正确	5	
	氧流量选择正确	5	
测血压	测血压用物准备充分	2	
	测血压过程规范、步骤准确	5	
	测血压手法熟练	5	
胃肠减压	保持胃肠减压持续通畅	10	
	常规记录引流量，注意及时倾倒	5	
	观察胃肠减压引流液的颜色和量	5	
引流袋的更换	检查管道有无脱落	5	
	固定、闭合管道上端	5	
	更换手法轻柔	5	
换药	检查切口敷料情况	5	
	生理盐水清洗切口	10	
	纱布敷料覆盖切口并固定	5	
整理	患者取舒适体位	5	
	用物处理	2	

笔记栏

项目十三

妊娠中晚期孕妇的护理

（一）实训目的

1. 掌握妊娠中晚期孕妇护理的综合性技能。
2. 学会四步触诊法。

（二）实训前准备

1. 自身准备　仪表整洁规范。
2. 用物准备　用物准备齐全。
3. 患者准备　体位安置妥当。

（三）操作流程及评分标准（实训表 13）

实训表 13　妊娠中晚期孕妇护理的操作流程及评分标准

操作流程	评分标准	分值	扣分理由
准备充分	自身准备规范	1	
	用物备齐	2	
检查体位	孕妇采用检查正确体位	5	
四步触诊法	操作规范，手法轻巧，动作连贯	5	
	判断胎位	20	
胎心音	听诊部位准确	10	
	区分胎心音与其他杂音	20	
乳房护理	操作规范，手法轻柔	5	
	乳头内陷，做牵拉训练	10	
外阴消毒法	消毒液的选择	5	
	消毒顺序	5	
	操作连贯，手法轻柔	5	
整理	孕妇采取舒适体位	5	
	用物分类处理	2	

笔记栏

项目十四

上呼吸道感染患者的护理

（一）实训目的

1. 掌握护理上呼吸道感染患者的综合性技能。
2. 学会对患者的病情进行判断及紧急处理。

（二）实训前准备

1. 自身准备　衣帽整洁、仪表规范。
2. 用物准备　用物恰当、准备齐全。
3. 患者准备　体位正确、安置妥当。

（三）操作流程及评分标准（实训表14）

实训表14　上呼吸道感染患者护理的操作流程及评分标准

操作流程	评分标准	分值	扣分理由
准备充分	自身准备规范	1	
	用物备齐	2	
	病情判断内容齐全（口述）	2	
体位	患者体位舒适，便于操作	5	
	根据病情摆放体位正确	5	
测生命体征	沟通恰当	5	
	测量生命体征部位准确，手法得当	5	
	操作步骤清晰、正确	5	
	数据真实、有效	5	
建立静脉通路	正确执行查对及操作流程	10	
	沟通有效，患者积极配合	5	
	操作程序清晰，动作规范	10	
	穿刺手法正确，能一针见血	5	
	巡视观察的要点表述正确	5	
对症处理（口述）	根据病情采取必要的措施，如降温	3	
	观察病情	2	
健康教育（口述）	饮食清淡、易消化、多饮水	5	
	注意个人卫生，平时多锻炼	5	
	避免受凉、过度疲劳等诱发因素	5	
	遵医嘱用药	5	
整理	患者体位适宜	2	
	用物处理正确，摆放有序	3	

笔 记 栏

项目十五 危重症患者的紧急处理（医生未到前）

（一）实训目的

1. 掌握测血压、给氧及建立静脉通路等护理综合性技能。
2. 学会对患者的病情进行判断及紧急处理。

（二）实训前准备

1. 自身准备　目的明确，衣帽整洁、规范。
2. 用物准备　用物恰当、齐全。
3. 患者准备　体位安置正确。

（三）操作流程及评分标准（实训表 15）

实训表 15　危重症患者的紧急处理（医生未到前）的操作流程及评分标准

操作流程	评分标准	分值	扣分理由
准备充分	自身准备规范	1	
	用物备齐	2	
	病情判断内容齐全（口述）	2	
体位	患者体位舒适，便于操作	5	
	根据病情摆放体位正确	5	
测血压	测血压用物准备充分	5	
	测血压过程规范、步骤准确	10	
	测血压手法熟练	5	
鼻导管给氧	给氧方法正确	10	
	给氧步骤规范	8	
	氧流量选择正确	2	
建立静脉通路	操作规程执行正确	10	
	排气手法正确，一次性排气成功	10	
	穿刺、固定手法正确	10	
	巡视、加药方法正确	5	
对症处理（口述）	根据病情采取必要的措施如止血、心肺复苏	3	
	观察病情，等待医生到来配合抢救	2	
整理	患者体位适宜	2	
	用物处理正确，摆放有序	3	

笔记栏

项目十六

传染病患者的口腔护理

（一）实训目的

1. 掌握洗手法、穿隔离衣、戴无菌手套、口腔护理、脱手套、脱隔离衣等护理操作技能。

2. 学会隔离技术。

（二）实训前准备

1. 自身准备　衣帽整洁、规范。

2. 用物准备　用物恰当、齐全。

3. 患者准备　了解病情、隔离种类，能与患者沟通，取得患者配合。

（三）操作流程及评分标准（实训表16）

实训表16　传染病患者口腔护理的操作流程及评分标准

操作流程	评分标准	分值	扣分理由
准备	用物齐备	1	
	自身准备规范	2	
	了解病情充分	2	
洗手	洗手方法正确	5	
	洗手步骤规范	5	
穿隔离衣	穿隔离衣方法正确	10	
	穿隔离衣步骤规范	5	
	穿隔离衣手法熟练	5	
戴无菌手套	取无菌手套方法正确	5	
	戴无菌手套方法正确	10	
口腔护理	操作规程执行正确	5	
	擦洗顺序正确	10	
	操作手法轻柔、熟练	5	
整理	患者体位适宜	3	
	用物处理正确	2	
脱手套	方法正确	5	
脱隔离衣	穿隔离衣方法正确	5	
	穿隔离衣手法熟练	5	
	穿隔离衣步骤规范	5	
整理	用物处理得当	3	
	污衣处理得当	2	

笔记栏

项目十七

长期卧床患者的排泄护理

（一）实训目的

1. 掌握大量不保留灌肠、导尿术、无菌持物钳的使用、戴脱无菌手套、开无菌导尿包等的护理操作技能。

2. 学会无菌技术。

（二）实训前准备

1. 自身准备　衣帽整洁、规范。
2. 用物准备　用物恰当、齐全。
3. 患者准备　了解病情，能与患者沟通，取得患者配合。

（三）操作流程及评分标准（实训表 17）

实训表 17　长期卧床患者排泄护理的操作流程及评分标准

操作流程	评分标准	分值	扣分理由
准备	用物齐备	5	
	自身准备规范	3	
	了解病情充分	2	
大量不保留灌肠	患者体位安置正确	5	
	方法正确、步骤规范	15	
	手法熟练	5	
测血压	测血压用物准备充分	5	
	测血压过程规范、步骤准确	10	
	测血压手法熟练	5	
导尿	患者体位安置正确	5	
	方法正确、步骤规范	20	
	无菌观念强	10	
	无菌持物钳的使用方法正确	5	
	开无菌导尿包方法正确	5	
	戴脱无菌手套方法正确	10	
	操作手法轻柔、熟练	5	
整理	患者体位适宜	3	
	用物处理正确，摆放有序	2	

项目十八

心搏骤停患者的救护

（一）实训目的

1. 掌握救护心搏骤停患者的综合性技能。
2. 学会对心搏骤停患者的病情进行评估。

（二）实训前准备

1. 自身准备　仪表整洁规范。
2. 用物准备　用物准备齐全。
3. 患者准备　体位安置妥当。

（三）操作流程及评分标准（实训表 18）

实训表 18　心搏骤停患者救护的操作流程及评分标准

操作流程	评分标准	分值	扣分理由
操作前准备	衣帽整洁、仪表端庄	3	
	用物准备齐全	5	
病情评估	重喊轻拍、呼唤患者	5	
	触摸颈动脉	5	
	观察呼吸	5	
安置体位	呼救、使患者去枕仰卧于硬板床上	5	
	解开上衣、松裤	3	
	沉着冷静，动作敏捷	3	
胸外心脏按压	部位准确	5	
	方法得当	8	
	频率正确	5	
开放气道	有效清除气道分泌物	3	
	开放气道方法正确	5	
人工呼吸	方法正确	5	
	频率得当	5	
观察有效指征	观察要点表述准确（面色、瞳孔、意识、自主呼吸、大动脉搏动、收缩压等）	5	
管道给氧	操作程序清晰	5	
	带氧插、拔管正确	6	
	动作规范	5	
记录、整理	记录及时、正确	5	
	用物处理正确，摆放有序	4	

笔记栏

项目十八

休克抢救后苏醒患者的救护

（一）实训目的

1. 掌握心电监测、生命体征的综合性技能。
2. 学会绘制体温单。

（二）实训前准备

1. 自身准备　仪表整洁规范。
2. 用物准备　用物准备齐全。
3. 患者准备　体位安置妥当。

（三）操作流程及评分标准（实训表19）

实训表 19　休克抢救后苏醒患者救护的操作流程及评分标准

操作流程	评分标准	分值	扣分理由
准备充分	自身准备规范	1	
	用物备齐	2	
	病情判断内容齐全	5	
体位	患者体位舒适，便于操作	5	
心电监护	评估患者病情、意识状态、心前区皮肤	5	
	连接电源，打开主机电源开关，检查监护仪	5	
	是否正常	8	
	暴露胸部，正确定位，清洁皮肤；五导联电极片放置位置正确	7	
	将 SpO_2 传感器安放在患者中指上	5	
	在护理记录单上记录心率、血压及 SpO_2 值	5	
测生命体征	测量生命体征部位准确，手法得当	5	
	操作步骤清晰、正确	5	
体温单的绘制	数据真实，有效	5	
	内容完整，页面清晰，数值准确	10	
	符号运用正确	10	
	在规定的时间内按时完成	10	
整理	患者采取舒适体位休息	2	
	用物处理正确，摆放有序	5	

笔记栏

项目二十

洗手护士上手术台的操作流程

（一）实训目的

1. 掌握洗手护士的综合性技能。
2. 学会无菌技术。

（二）实训前准备

1. 自身准备　仪表整洁规范。
2. 用物准备　用物准备齐全。

（三）操作流程及评分标准（实训表 20）

实训表 20　洗手护士上手术台的操作流程及评分标准

操作流程	评分标准	分值	扣分理由
准备充分	自身准备规范	1	
	用物备齐	5	
外科洗手	注意刷洗顺序	5	
	刷洗完毕手掌朝上	5	
穿无菌手术衣	穿衣程序正确	5	
	无污染，无菌观念强	5	
	动作连贯，着装整齐	5	
带无菌手套	区分无菌区与有菌区	15	
	操作熟练，动作准确	4	
铺巾及器械台的管理	无菌布的摆放（无潮湿，无破损）	10	
	手术器械摆放有序，数量核对无误	20	
脱手术衣及手套	污衣处理得当	10	
整理	物品归类摆放	5	
	污物处理，记录	5	

笔记栏

附　　录

附录一

护理操作口诀及简易流程

【护理操作口诀】

护士基本姿态

一、站　　姿

头正颈直肩外展，挺胸收腹提臀部，
两臂下垂双腿并，两脚前后稍偏移。

二、坐　　姿

捋平裙摆轻落座，上身端直微前倾，
手置双膝肩平正，双腿并拢小腿收。

三、走　　姿

身体挺立两腿迈，节奏交替直线行，
两侧双臂自然摆，步幅适中韵轻快。

铺　　床

一、备　用　床

备物有序移桌椅，轻稳节力要牢记，
翻垫铺褥再铺单，角紧面平中线齐，
套入棉胎要平整，叠放方式按规定。
两边内折与床齐，被头平床内折尾，
枕角充实口背门，移回桌椅归原位。

二、暂空床与麻醉床

暂空床铺有不同，酌情加铺橡中单，
棉被三折至床尾，使用方便外观美，
若是要铺麻醉床，莫忘加铺橡中单，
棉被 S 形叠对侧，枕头背门须横立，
对侧床尾置坐椅，方便安全又整齐。

六项无菌技术

一、使用无菌包

着装洗手取包来，核对标签解系带，
左右两角朝外开，内层无菌莫污染。

二、使用无菌持物钳

掌心朝下手持钳，取放钳端闭合严，
翻转触碰是污染，就地取物即放还。

三、铺 无 菌 盘

铺前清洁治疗盘，取巾打开找边缘，
手捏外角折扇形，放入物品折三边。

四、使用无菌容器

无菌容器需盖严，开盖内面要朝天，

笔 记 栏

手持外面托底部，触内、横跨均污染。

五、使用无菌溶液

核签检盖观溶液，开启瓶塞消毒严，
握签倒液冲瓶口，按需取液标时间。

六、戴无菌手套

核签开袋擦滑粉，慎持手套防污染，
对准五指轻巧戴，腕边翻压袖口外。

穿、脱隔离衣

穿

一左二右三举袖，四扣领子五扣袖，
六拉左来七拉右，两边对齐向后拉，
左手压后右手折，带子结在腰前面。

脱

先解腰带前面来，二解袖扣松开袖，
拉高袖子洗双手，消毒手后解领扣，
先脱左袖后脱右，对齐领子挂钩上。

口腔护理

备物解释摆体位，铺巾置盘润双唇，
若有义齿需取下，洗净放入冷水杯，
观察黏膜再漱口，合齿纵擦牙齿外，
张口擦内和咬合，颊部弧形擦洗轻，
一次仅夹一棉球，先左后右顺序明，
横擦硬腭与舌面，漱口涂药再护唇。

预防压疮法

备物解释给便器，移开桌椅取体位，
热水擦背加按摩，全背、脊柱和局部，
每次三至五分钟，按摩方法要正确，
骨突部位细观察，选用器具防受压，
床褥干燥又平紧，定时翻身作记录。

测量生命体征

一、测　体　温

（一）口腔测温法

备物核对作解释，测前甩下水银柱，
口表斜置舌下窝，闭唇三分钟后取。

（二）腋下测温法

测前甩表擦腋汗，前端紧贴腋窝处，
屈臂过胸十分钟，取表擦净看读数。

（三）肛门测温法

选择体位露肛门，润滑前端轻插入，
守护测试三分钟，取表擦拭记读数。

二、测　脉　搏

平静状态取体位，测脉示中无名指，
辨脉测数三十秒，如遇异常一分钟。

三、测　呼　吸

测时保持诊脉状，细心观察胸腹起，
一起一伏为一次，测数时间一分钟。

四、测　血　压

用前检查血压计，肘窝上端袖带系，
松紧合适容一指，胸件置放脉动处，
关闭气门缓充气，双眼注视水银柱，
轻开气门慢放气，辨别声音听仔细，
第一声为收缩压，舒张压是消音时，
边听边看边记数，测毕理物作记录。

笔记栏

鼻饲法

一、插管

备物解释取体位，颌下铺巾洁鼻孔，
开包润管再测量，长度发际至剑突，
轻稳插管观反应，插至咽部嘱吞咽，
顺势插入再证实，固定胃管注温水，
再注流食或药液，最后冲管莫忘记，
末端反折固枕旁，整理用物再记录。

二、拔管

放置弯盘揭胶布，纱布包管先松动，
拔至咽喉需快速，整床理物作记录。

大量不保留灌肠法

备物解释后遮挡，排尿屈膝左侧躺，
脱裤垫巾弯盘放，挂筒上架距离当，
润管排气再夹紧，分肛插管要轻稳，
若有便意深呼吸，观察病情与流量，
拔管先夹后擦肛，整理记录不能忘。

女患者导尿术

备物解释后遮挡，仰卧屈膝双腿分，
脱裤垫巾置弯盘，戴上手套擦外阴，
一个棉球用一次，外内上下顺序清，
开包倒液戴手套，铺好洞巾润导管，
消毒过程要严格，内外上下再到内，
插管准确又轻稳，长度四至六公分，
见尿扶管引入盘，酌情留取尿标本，
尿毕夹管再拔出，取下洞巾擦会阴，
脱去手套撤用物，穿裤整床作记录。

药物抽吸法（安瓿内抽药）

衣帽整洁查对严，无菌操作记心间，
指弹安瓿聚药液，消毒瓿颈和砂轮，
环锯颈部再消毒，折瓿取出注射器，
针头斜面对刻度，加固针栓莫忘记，
斜面置入药液内，抽动活塞准药量，
吸完药液排空气，套上空瓿防污染。

注射法

备齐用物解释清，三查七对严执行，
体位舒适部位准，消毒范围按规定，
抽吸药液防污染，注射流程要无菌，
排气绷皮再穿刺，进针角度各不一，
缓慢推药观察细，快速拔针按压轻。

青霉素皮试液的配制

备物查对启封瓶，生理盐水作溶媒，
抽液配药要摇匀，抽三弃二要记清。
先抽原药零点一，加入溶媒零点九，
摇匀弃九剩下一，再加溶媒零点九，
再摇弃九剩下一，最后配成一毫升。

密闭式静脉输液

遵医备药查对严，罩上瓶套启铝盖，
常规消毒再加药，插入装置排空气，
先选静脉后扎带，消毒皮肤嘱握拳，
穿刺之前再排气，进针角度约二十，
见血三松莫忘记，胶布固定调滴速，
作好记录常巡视，换瓶拔针及时去。

笔记栏

酒精擦浴

遮挡松被置二袋，脱衣垫巾擦上肢，
离心擦循二路径，再擦背腰穿上衣，
脱裤擦拭两下肢，擦循路径有三条，
全程时间二十分，穿裤取下热水袋，
试温酌情取冰袋，观察整理作记录。

基础生命支持术（心肺复苏术）

一、胸外心脏按压

术者酌情跪或立，选准部位莫偏离，
胸骨中下交界处，左掌根部压于此，
右手掌置左手背，十指翘起或握持，
两臂垂直向下压，胸骨约陷四公分，
迅即放松掌莫移，胸廓自行复原位，
反复进行此节奏，人工呼吸相配合，
两者比例要牢记，观察效果要留意。

二、开放气道

摇肩触脉辨呼吸，确认骤停呼救急，
去枕平卧硬板床，松衣双手两侧放，
先清气道分泌物，再置左手压前额，
右手抬颏头后仰，开放气道保通畅。

三、口对口人工呼吸

压额二指捏鼻孔，术者深吸一口气，
双唇紧贴患者嘴，向内吹气观胸起，
吹气完毕莫捏鼻，术者抬头转换气，
再观胸廓复原状，频率气量要适宜。

鼻导管给氧

一、供氧

备物解释核对详，检查装置和氧量，
取位置盘洁鼻腔，接管调量查通畅，
湿润管端比长度，带氧插管要记牢，
胶布固定轻又巧，整理记录多观望。

二、停氧

先置弯盘揭胶布，带氧拔管放入盘，
停氧先关大开关，放完余氧关小关，
整床理物作记录，供氧装置放稳妥。

漏斗胃管洗胃法

备物取位围橡裙，弯盘二桶放置定，
开包取管比长度，轻稳插管观反应，
管端达胃斗倒置，捏球抽液莫忘记，
举斗过头缓倒液，液量切莫超半升，
倒置漏斗低于胃，捏球抽液要流尽，
观察排液及病情，周而复始液澄清，
末端反折拔胃管，整理记录要抓紧。

吸痰法

备物核对作解释，检查仪器调压力，
观察口鼻取义齿，患者头侧向护士，
接管试通润前端，末端反折镊把持，
插入口咽松末端，吸完口咽吸气道，
深入浅出旋转提，观察病情及痰液，
时间不过十五秒，抽吸盐水来冲洗，
术毕关机拭痰渍，理物洗手作记录。

笔记栏

尸体护理

着装备物填尸卡，劝开家属屏风挡，
放平尸体头垫枕，洗脸闭睑装假牙，
梳发绷带托下颌，脱去衣裤塞孔道，
擦净尸身和胶痕，若有伤口换敷料，
更换衣裤腕系卡，尸单包裹腰别卡，
三带固定胸腰踝，移尸平车盖大单，
送往尸房屉挂卡，终末消毒莫拉下。

【护理操作简易流程】

说明：操作前需例行评估患者及环境、护士着装规范、洗手、戴口罩、解释、核对等，故关键词中未含上述内容。

护士基本姿态

一、站　姿

头正→颈直→肩展→挺胸→收腹→提臀→臂垂→腿并

二、坐　姿

捋裙→落座→坐直→正肩→收腿

三、走　姿

挺立→迈腿→直行→摆臂→步适

铺　床

一、备 用 床

备用物→移桌椅→放用物→翻床垫→铺床褥→铺大单→套被套→铺被筒→套枕套→枕放平→还桌椅→整用物

二、暂 空 床

备用物→移桌椅→放用物→翻床垫→铺床褥→铺大单→铺胶单→铺中单→套被套→铺被筒→折盖被→套枕套→放枕头→还桌椅→整用物

笔记栏

三、麻 醉 床

拆污单→洗双手→备用物→移桌椅→放用物→翻床垫→铺床褥→铺大单→铺胶单→铺中单→套被套→铺被筒→折盖被→套枕套→枕横立→移回桌→放椅子→置麻盘→整用物

六项无菌技术

一、使用无菌包

查签→解带→开包→取物→包回→注明

二、使用无菌持物钳

开盖→取钳→不碰→不倒→闭合→取物→放回

三、铺 无 菌 盘

洁盘→开包→取巾→持巾→铺盘→放物→折巾→记录

四、使用无菌容器

开盖→放妥→取物→盖严→手持→托底

五、使用无菌溶液

四查→启盖→消毒→开塞→冲口→倒液→消毒→盖塞→标注

六、戴无菌手套

查对→开包→擦粉→取套→戴套→洗手→脱套

穿、脱隔离衣

穿

取→持→穿→系→扣→拉→折→扎

脱

松→结→解→塞→刷→解→脱→对→挂

笔 记 栏

口腔护理

备用物→选漱液→解释清→取体位→铺方巾→置弯盘→润口唇→观口腔→取义齿→漱温水→擦牙外→擦牙内→擦面颊→擦硬腭→擦舌面→漱温水→查口腔→酌涂药→酌护唇→清用物→整理床

预防压疮法

备用物→作解释→给便器→移桌椅→取体位→热擦背→施按摩→细观察→选器具→勤翻身→作记录

测量生命体征

一、测　体　温

（一）口腔测温法

备物→核对→解释→甩表→斜置→闭唇→取表→读数→记录

（二）腋下测温法

备物→核对→解释→甩表→擦腋→放表→夹紧→取表→读数→记录

（三）肛门测温法

备物→核对→解释→甩表→润滑→露肛→插表→扶持→取表→擦拭→读数→记录

二、测　脉　搏

备物→核对→解释→体位→测脉→辨脉→计数→记录

三、测　呼　吸

备物→核对→解释→体位→观察→测数→记录

四、测　血　压

备用物→查器具→核对好→解释清→取体位→露上臂→缠袖带→触肱脉→置胸件→关气门→缓充气→观汞柱→开气门→慢放气→辨声音→听仔细→记读数→整用物

笔记栏

鼻饲法

一、插管

备物→核对→解释→取位→铺巾→置盘→洁鼻→开包→润管→测长→标记→插管→观察→证实→固定→注水→注食→注药→冲管→折管→固定→整理→记录

二、拔管

备物→解释→置盘→揭胶→包管→拔管→整床→理物→记录

大量不保留灌肠法

备物→核对→解释→遮挡→排尿→取位→脱裤→垫巾→置盘→挂筒→润管→排气→夹紧→分肛→插管→灌液→观察→拔管→擦肛→嘱咐→整理→记录

女患者导尿术

备物→核对→解释→遮挡→取位→垫巾→置盘→消毒→开包→倒液→戴套→铺巾→润管→消毒→插管→扶管→留尿→倒尿→夹管→拔管→撤巾→脱套→撤物→穿裤→整床→理物→记录

药物抽吸法（安瓿内抽药）

备物→查对→弹药→消毒→环锯→消毒→折瓿→抽药→排气→套瓿→备用

注射法

（一）皮内注射

询问→备物→核对→解释→备药→选位→消毒→绷皮→刺入→注药→拔针→嘱咐→理物→观察→记录

（二）皮下注射

备物→核对→解释→备药→选位→消毒→再核→排气→绷皮→进针→固定→回抽→注药→拔针→按压→再核→理物→观察→记录

笔记栏

（三）肌内注射

备物→核对→解释→备药→体位→定位→消毒→再核→排气→绷皮→进针→固定→回抽→注药→拔针→按压→再核→理物→观察→记录

（四）静脉注射

备物→核对→解释→备药→体位→选位→扎带→消毒→再核→排气→握拳→绷皮→进针→回血→二松→固定→推药→拔针→按压→再核→理物→观察→记录

青霉素皮试液的配制

备物→查对→抽液→配药→摇匀→抽三→弃二→套瓿→备用

密闭式静脉输液

备物→填卡→核对→解释→罩套→启盖→消毒→加药→插管→备胶→挂瓶→排气→体位→垫枕→选脉→扎带→消毒→排气→握拳→绷皮→进针→回血→三松→固定→调速→记录→挂卡→交代→整床→理物

酒 精 擦 浴

备用物→遮屏风→松被尾→置二袋→脱上衣→垫浴巾→擦上肢→擦背腰→穿上衣→脱裤子→擦下肢→穿裤子→取热袋→勤观察→整理床→清用物→作记录→再测温→酌取冰

基础生命支持术（心肺复苏术）

一、胸外心脏按压

跪或立→选部位→左掌压→右掌置→十指翘→两臂直→向下压→胸骨陷→四公分→放松掌→胸廓起→周而复→观效果

二、开 放 气 道

摇动肩→触颈脉→辨呼吸→确认停→呼救急→去枕卧→松衣裤→清气道→掌压额→指抬颏→畅气道

笔 记 栏

三、口对口人工呼吸

压前额→捏鼻翼→深呼吸→紧包嘴→内吹气→观胸起→头偏移→利换气→再复吹

鼻导管给氧

一、供　　氧

备物→解释→核对→检查→取位→置盘→洁鼻→接管→调量→查畅→润管→比长→插管→固定→整理→记录

二、停　　氧

置盘→揭胶→拔管→入盘→停氧→整理→记录

漏斗胃管洗胃法

备物→取位→围裙→放盘→置桶→开包→取管→比长→插管→观察→捏球→抽液→举斗→过头→倒液→捏球→抽液→观察→排液→反复→澄清→反折→拔管→整理→记录

吸　痰　法

备物→核对→解释→检查→调压→观察→取齿→取位→接管→试通→润管→反折→插管→吸痰→深入→浅出→旋转→观察→抽水→冲洗→关机→拭渍→理物→洗手→记录

尸　体　护　理

备物→填卡→劝慰→遮挡→尸平→垫枕→洗脸→闭睑→装牙→梳发→托颌→脱裤→塞孔→擦尸→换敷→换衣→系卡→裹尸→别卡→固带→移尸→盖单→送尸→挂卡→消毒

笔记栏

附录二

临床护理人文关怀示例

案例 2-1　此时无声胜有声

【案例资料】

患儿，男性，5 岁，因车祸住院治疗。患儿病情较重，身上有吸氧管、引流管、导尿管、输液管。孩子躺在床上，不停地哭泣，家长在旁不知所措。

护士巡回时发现上述情况，心中充满怜爱，立即俯身，一手搂着孩子的头，一手抚摸着孩子的小手，把脸轻轻地贴在孩子的脸上……之后孩子慢慢安静下来。

【案例分析】

皮肤接触是护理患儿的一项重要措施，也是和患儿交流的一种有效方式。研究表明：皮肤接触可以让患儿感受的是心灵的抚慰，对预防和治疗某些疾病以及培养孩子丰富的情感大有裨益。临床护理工作中，如病情允许，护士应拥抱患儿，抚摸其背、头、肢体等部位，让其感受到关怀和爱抚，避免皮肤饥饿。

此例护士通过运用非语言沟通技巧，让患儿情绪稳定，感到舒适和放松，践行了护理工作中的人文关怀。

案例 2-2　用无声的语言增添患者自信

【案例资料】

一位准备接受阑尾切除手术的患者，护士在手术前已为他做了较全面的知识宣教工作，但是上手术台前，患者还是紧张得手直发抖。护士见状走过去，握住患者的双手，对他说："您别紧张，我会一直陪您到手术结束，好吗？"患者看着护士真诚的目光后，情绪渐渐稳定下来，在开始进行麻醉前，护士向患者做了一个"V"动作，患者脸上露出了笑容，也同样举起手向护士做了一个"V"动作。

【案例分析】

面临特殊治疗的患者往往心里特别脆弱，更需要人文关怀。在与患者沟通交流的过程中，不要只是简单地说教，多用"无声的语言"与患者心灵贴近。

笔记栏

案例 2-3 营造“人性化”环境

【案例资料】

患者，男性，35 岁，车祸患者。晚班护士小李去给患者做治疗时发现患者家属正在病床旁用自带的电饭煲加热饭菜，家属看见小李进来神色慌乱，小李没有马上指责患者违背医院规章制度私用电器，而是先询问患者家属情况。得知家属担心食堂饭菜营养不够从家里带来饭菜，但天气冷带到医院时饭菜已凉了，于是自带电饭煲加热。小李晓之以理，动之以情地告知在病房私用电器的危险性，并且将家属带至护士站旁边配膳室电磁炉旁，随之示教使用方法。家属很高兴地将电饭煲给小李收起代为保管，并一再表示一定遵守医院的规章制度。

【案例分析】

积极营造“人性化”环境，是人文关怀的根本。病房环境设施布置尽量体现人性化。营造舒心的住院环境，病房内设有微波炉、冰箱、电视机、电话、沙发、浴室等，给患者提供生活便利，根据患者的喜好在病房内可摆上自带的鲜花或其他植物。设立病房便民角，备有针线包、纸、信封、笔等，供患者随时取用。

当发现患者有违反医院规章制度的行为时不能只知道指责和教育，而应积极地为患者解决实际问题，满足患者的需要，体现人文关怀。

案例 2-4 保护隐私，体现真情

【案例资料】

患者，女性，18 岁，在校学生。因青春期月经紊乱在医院注射黄体酮，注射前护士发现患者神色不安，眼睛紧盯门口过往人群，手拉着裤子不肯脱下，当有人经过时更是紧张。护士会心一笑，把患者引至屏风后进行注射，患者神情不再慌张，护士顺利完成注射。

【案例分析】

人文关怀要落到实处，要充分考虑患者的感受，设身处地地为患者着想。在毫无遮掩的环境中进行臀部肌内注射，患者会感觉尴尬、紧张、浑身不自在，严重时甚至会损害患者的自尊心，也不利于护理工作的进行。所以护士为患者创造一个较为隐蔽的环境，让患者感觉到安全、舒适，让人文关怀落实到每一个细节之处。

笔记栏

案例 2-5　"换位思考"显爱心

【案例资料】

清晨，晚班护士小王正在整理病房，准备清洁交班。7 床是一个刚急诊入院的急性胃肠炎患者，呕吐频繁，护士刚给她铺好干净的床单，套好干净的被套，可还没等走回办公室家属就过来说患者吐了一床，需要更换床单、被套。护士有些无奈，但没有责备患者，依旧很细心地换好了床单、被套。患者和家属都觉得很过意不去，一脸歉意。护士交给患者几个塑料袋，嘱咐患者想吐时吐在痰盂或塑料袋里面，嘱咐及时漱口，并表示会随时来看望患者，不要太紧张，患者和家属感激不尽，直说这里的护士真好。

【案例分析】

辛辛苦苦刚铺好的洁净床单位，立刻就被污染而又要重换，很多护士这时可能都会抱怨。这时不妨"换位思考"，要想到患者所为是疾病所致，无心快语可能引发争执，无情之词可能折损生命，适时温语可能消弭压力，而关爱之声可能治愈心灵。有位哲人说过："爱在左，同情在右，走在生命的两旁，随时撒种，随时开花，将这一径长途，点缀得花香弥漫，使穿杖拂叶的行人，踏着荆棘，不觉得痛苦，有泪可落，不觉得凄凉。"

案例 2-6　因人施护，给患者生活的信心

【案例资料】

患者，男性，27 岁，钢铁厂工人。因工伤导致右下肢高位截肢，现处于假肢装配前康复训练阶段，患者自开始训练就不主动，康复治疗师认为他屡教不改。护士与其深入交谈后方知患者对装配假肢后的未来十分迷茫，只关心自己究竟可以评定为什么等级的残疾，因为残疾程度决定其获赔金额。于是与康复治疗师一道找来以前因为成功装配假肢又重新找到工作的高位截肢患者现身说教，并不断给患者以生活的自信。患者对医护人员的诚意十分感激，同时意识到有些东西是花多少钱也买不来的，从此积极配合康复锻炼，成功装配假肢，重返社会。

【案例分析】

康复治疗是一项漫长、艰巨的工作，特别强调患者参与的积极性和主动性。但是因为残疾，患者在治疗过程中承受着巨大的心理和生理的压力。护士决不能把康复对象看成单纯的患者，护士要尊重他们，把他们视为朋友和亲人，尤其要因人施护，要向患者及家属说明康复治疗的长期性和重要性，讲解以往成功的病例以增强患者战胜疾病的信心。在康复治疗过程中护士要细心观察病情变化以及患者对治疗

笔记栏

的反应，如发现患者不能完成治疗任务或有些康复动作患者不能达标时，应及时反映给医师或治疗师以便调整治疗方案。

案例 2–7 护理需从心开始

【案例资料】

患者，女性，45 岁。一年前摔跤致腕骨骨折，石膏固定 1 个月后骨折复位良好，但腕关节功能障碍，尤其以屈伸活动障碍明显，现在医院从事物理治疗。患者疼痛阈值比较低，每次手法扳动还没有触及关节粘连处就开始叫疼，影响了操作者继续用力，治疗效果不明显。后来护师通过与患者细致交流，讲解操作中引起疼痛的原因和配合治疗的重要性，患者表示完全理解并给予积极配合，取得了较理想的治疗效果。

【案例分析】

患者在进行某些康复治疗时会出现疼痛，甚至有时是难以忍受的，这在临床上屡见不鲜。例如，进行关节松动术时，患者因为疼痛会出现情绪激动、喊叫、挣扎等情况，此时护士要表示理解和同情，可以采用与患者交谈、听音乐等方法转移患者的注意力。我们要认识到：护理人员的同情、安慰能消除或减轻患者的恐惧心理，体贴的行动和鼓励的语言能使患者树立战胜病痛的信心，并以友好的行动获得患者的信任和配合，从而减轻其心理压力，进而提高痛阈，达到顺利完成治疗护理工作的目的。

案例 2–8 护理人性化与康复治疗

【案例资料】

患者，男性，53 岁。脑卒中偏瘫康复期患者，偏瘫步态，日常生活活动能力下降，护士发现患者训练时很被动，神情忧郁，家属反映患者病前病后性情有了很大变化，以前很开朗、很健谈。护士坚持对患者进行“一对一”的心理护理和康复训练，尤其对患者的微小进步给予肯定，多给积极性语言，患者康复训练配合得很好，自信心不断增强。

【案例分析】

脑卒中偏瘫大多数患者虽然行动不便或卧床不起，但是他们的思维清醒。我们在为患者做好基础护理、生活护理的同时，把“以人为本”的人文护理理念渗透其中，使患者更感受到特别的关爱，自信心不断增强，康复训练由被动接受变为主动参与。另外还要做好患者家属的宣教，增强家属对患者康复治疗的信心，更积极地配合各项治疗护理工作，可以缩短患者的住院时间，减少致残率，提高康复率，增强生活自理能力，改善或提高生活质量。

笔记栏

案例 2–9 关心患者的个性需求

【案例资料】

有一位初产妇，即将分娩，心里既兴奋又紧张，她担心医院助产技术是否过硬及产时的疼痛是否能忍受，因而不时在医生办公室门口东张西望。责任护士在巡视病房时看到这一情况后，就主动迎上去询问，并向患者介绍科室的设备、医生的技能和整个分娩的过程，并让她看到一个个顺利分娩后产妇脸上露出的幸福和满意的笑容。这位初产妇的眉角慢慢地就舒展开来了，并于当晚积极地配合助产士，顺利地娩出一个男婴，出院前产妇及家属再三向护士表示感谢。

【案例分析】

在产科这个特殊的护理岗位中，产妇是一个特殊群体。人文关怀的核心是关心患者的个性需求，尊重患者的生命价值、尊严与权利，护士在护理中要善于“察言观色”，换位思考，善于与患者沟通，给予患者体贴入微的关爱，才能真正做到“一切以患者为中心”。

案例 2–10 平凡工作 显露真情

【案例资料】

患者，女性，39 岁。因慢性阑尾炎急性发作被家属搀扶走入外科病房，痛苦面容。只见护士小王快步迎上去，轻轻点了点头，说：“您好，请跟我来，我带您到病室。”然后与患者家属共同搀扶患者来到病室安排好床位。患者勉强露出笑容，说：“谢谢。”接着护士扶助患者躺在病床上，帮患者脱掉鞋子，并帮患者盖好被子后，介绍了医院的一些基本情况。

【案例分析】

面对痛苦中的患者，护士小王运用多种沟通技巧表示出对患者的关心、体贴和同情，如搀扶、脱鞋等。这种关心、同情是护士内心情感的真实流露，它胜过很多良药，患者从中感受到温情和尊重。

案例 2–11 痛患者之所痛

【案例资料】

护士在为一名严重烧伤患者插鼻导管给氧时，发现患者双眉紧锁，表情痛苦，头偏向对侧，拒绝吸氧，于是仔细检查发现患者有呼吸道烧伤，因鼻导管刺激鼻黏膜，感到不适与疼痛，通过面部表情表现出来了。于是，护士立即以关爱的口吻与

笔记栏

患者进行沟通，对患者表示理解和同情，晓之以理，动之以情地告知吸氧治疗的重要性，并以十分轻稳的动作顺利完成了鼻塞给氧的操作。

【案例分析】

在临床护理中，护士通过观察患者的表情、动作、手势等了解患者的心理需求及痛楚，将心比心地站在患者角度施以同情和关爱。

案例 2-12　急患者之所急

【案例资料】

李先生今天感觉胃部很不舒服，即来到医院就诊。医院挂号大厅的人很多，李先生皱着眉头，脸上显露痛苦的表情，用手捂着腹部来到分诊台。导诊护士看到他这种情况，马上迎上前，热情礼貌地接待李先生，认真询问病情后及时帮助李先生挂号，并扶患者来到医生诊疗室就诊，使患者得到及时的诊治。

【案例分析】

门诊是医院面向社会的窗口，导诊护士以良好的语言礼仪和娴熟的业务知识赢得李先生的信任，既使李先生满意，又树立了医院的形象，做了一名导诊护士应该做的事情。

案例 2-13　沉默策略的运用

【案例资料】

患者，30 岁，诊断为肺癌晚期。当护士进病房时，患者正在哭泣。护士询问有何不适，需要什么帮助，但患者都说不用，此时护士没有再追问，而是默默地坐下陪伴在患者身边，递给患者擦泪的毛巾，拉起患者的手，轻拍手背。患者感受到护士这种无声的安慰，过了一会，停止了哭泣说："谢谢你，护士小姐，我一定会坚强起来，积极地配合治疗。"

【案例分析】

患者为癌症晚期，自己知道了病情的严重性，在病房伤心哭泣。护士沉默本身也是一种无声的安慰，这样做所起的作用比不停地用语言安慰效果会更好，此时护士的沉默，表达了对患者的同情和理解，也缓解了患者的情绪反应。

案例 2-14　注重患者的价值观念

【案例资料】

笔记栏

一位来华访问的美国学者，因肺炎入院，住院后静脉输液。在输液期间患者需要排尿，由于患者不习惯床上排尿，护士帮助其入厕一次，可随后几次她却谢绝护士的帮助。

【案例分析】

患者是一位美国人，由于东西方价值观念的不同，美国人不像中国人把扶人上车或得到别人协助视为美德，反而认为那样会给自己带来不快，伤害了他们独立的自尊心，即使生病也不愿依赖他人。护士针对这种情况，应表示理解，并尊重患者的习俗，还可通过加强巡视，保持与患者的良好沟通，主动观察和尽早发现问题来保证护理质量。

案例 2-15　平凡之中见真情

【案例资料】

有一次下着大雪，民警将一位冻烂双脚的盲人送到医院，他的袜子和伤口粘在一起，流着脓血。护士打来温水，一点一点地帮他洗净，上好药，患者感激涕零之余，表露出对护士由衷的敬意。

【案例分析】

要使护理职业赢得社会的理解和尊重，护士首先应尊重服务对象，并以真诚的关爱和热情服务于患者，这种关爱应体现在平凡之中。

案例 2-16　锲而不舍　以情感人

【案例资料】

患者，男性，23 岁。确诊为再生障碍性贫血入院治疗，患者认为是不治之症而拒绝所有治疗措施，甚至摔碎物品。护士始终保持积极、耐心、和蔼的态度，反复开导，讲解有关知识，陈述接受治疗对疾病转归的重要性，同时给予精心治疗与护理，赢得了患者信任，树立其生活的信心。终于使患者主动配合治疗，并且与护士建立了良好的人际关系。

【案例分析】

医护人员对患者要真诚和负责，将患者的健康看得高于一切。患者由于种种原因对疾病认识不足，应有足够的耐心及和蔼的态度对患者进行介绍，多对患者或家属解释，及时掌握患者的情况，给患者生命的荒漠中撑开一片绿洲。

案例 2-17　坚持原则　一丝不苟

【案例资料】

某医院的手术室里，正在给一位产妇崔某做剖宫产手术。术毕关腹时，洗手护

笔记栏

士认真查对后发现少了一块纱布，主刀医生矢口否认在腹腔留有物品，要求缝合。此时护士却坚持不能缝合，医生生气地说："到底谁是医生？谁听谁的？"但这位护士仍坚持要查找纱布。在护士的坚持下，果然在产妇腹部找到那块遗留的纱布，避免了不良的后果。

【案例分析】

在手术过程中，手术切口缝合前必须清点器械、敷料等物品，防止异物遗留在患者体内。这位护士在医生不配合的情况下，仍能坚持原则，严格遵守操作规程和查对制度。这是本着对患者的负责态度，用心在关爱患者。

案例 2–18　术前访视体现关爱情怀

【案例资料】

患者，女性，65 岁。因患急性阑尾炎并伴有急腹症的体征需立即行手术治疗，因子女都在外地，只有老伴许大爷陪在旁边。听说要做手术，许大爷担心老伴年龄大手术难以成功，非常焦虑和紧张，不敢在手术单上签字同意做手术。

巡回护士术前访视患者，发现上述情况，心中充满同情，立即搀扶患者家属到办公室坐下，握住许大爷的手说："我和您孙女差不多大吧，我可以叫您爷爷吗？这个时候您千万不要紧张，您儿女又在外地，现在只有您能做主。听我给您解释，其实奶奶这个手术不是大手术，不会有多大的危险，我们几乎每天都要做这样的手术，而且还有比奶奶年龄大的，我现在就带您到隔壁房间去看 10 床的王大妈，她和奶奶是一样的病，手术已经好几天了，术后恢复得很好，明天就要出院了。像奶奶这种情况，早做手术，就可以早日康复，否则病情还会有变化的。"听完这番话，许大爷频频点头，立即拿起笔签好字。患者及时得到了手术治疗。

【案例分析】

急症手术，需要在最短的时间内进行必要准备后迅速实施手术，而术前与家属的解释、沟通是确保迅速进行手术的一个重要环节。同时为家属提供心理支持，增加安全、信任感，确保手术顺利进行。

此例通过护士运用语言沟通技巧，在让患者家属知情同意的同时，让其情绪稳定，感受到一种亲情，增强了信心，增加了安全感。充分体现了护士的关爱情怀。

案例 2–19　为家属提供心理支持

【案例资料】

患者，男性，45 岁。因患慢性胃溃疡十几年，入院后进行择期手术。术前已完善了各项检查，宜如期手术。术前一天患者坐在病床上，其家属不时从病房来到

笔记栏

医生办公室门口东张西望，表现出一种忐忑不安、欲言又止的样子，一只手一直放在口袋中，好像生怕掉了什么似的。

巡回发现上述情况，一下就明白了，患者与家属担心的就是手术安全性，对医护人员的信任度不高，他们想给医生送红包但又不好意思。护士马上上前热情主动地与患者及家属打招呼："您是不是想找主管医生，是不是对手术还有什么不清楚的要咨询？"然后请主管医生到病房再一次向患者及家属做解释工作。医生走后，护士拿出一些患者出院后给这位医生的表扬信和患者对医护人员的满意度测评表给患者看，并带着家属去看患者赠送的各式各样的锦旗。护士一边陪同家属到病房一边微笑着对他们说："请放心，我们会尽最大努力争取手术的成功。"这时家属紧紧握住护士的手说："谢谢你，我没有选错你们医院。"

【案例分析】

此例通过护士敏锐的观察能力，从极细微处了解患者及家属的心理变化，运用良好的沟通技巧，对待患者胜似亲人，为家属提供心理支持，增加安全感，降低焦虑。让患者充满信心地迎接手术治疗。用实际行动践行了"以人为本"的护理理念。

案例 2-20 体现无声关爱情怀

【案例资料】

患者，男性，65 岁。因患结肠肿瘤，已行肿瘤切除术。患者病情较重，身上有腹腔引流管、导尿管、输液管。患者躺在床上烦躁不安，不停地痛苦呻吟，但又不愿与家人说话，家属在旁不知所措。

护士巡回时发现上述情况，先尊称患者，然后握握患者的手，俯身帮助患者整理床铺，结果发现患者床铺湿了，忙说道，床单是湿的呀，睡得会不舒服的，我来帮您换。接着轻稳、快捷地帮助患者换上清洁衣裤和床单……不一会，患者显露出平静的表情，慢慢入睡了。

【案例分析】

触摸与交流结合是护理老年患者的一项重要措施，也是和患者交流的一种有效方式。研究表明：触摸可以表达关怀和支持，使情绪不佳的患者平静下来。另外，急患者所急地换上洁净的床单，更让患者感到温暖和慰藉，对防止并发症的发生起到积极作用。

此例通过护士运用良好沟通技巧和无声的关爱，让患者健康问题得到解决，使患者情绪稳定，感到舒适和放松。

笔 记 栏

附录三

常用护理工作礼仪

一、服务引导用语

（一）称谓

称谓，是指护理人员在日常工作中对患者的称呼语。选择正确、适当的称谓，是建立和谐护患关系的基础。称谓分为通称（先生、小姐、女士）、敬称（您、贵、令）、职业称（老师、医生）、职衔称（局长、主任）、姓氏称（小张、张老）、亲属称（爷爷、奶奶）等。如何选择称谓，应充分尊重患者的意愿，与患者协商一致。例如，×× 先生、×× 大爷、×× 主任、×× 老师等。

（二）问候语

问候语是交谈中的第一道程序，即在交谈之前的开场白，能接近双方的距离，为进一步的沟通交流打下良好的基础，使对方感到自己受到礼遇。诸如“您好”、“早安”、“晚上好”、“新年好”等。例如：

1. 您好，欢迎您来我科就医。
2. 早上好，今天你感觉怎么样？昨天晚上睡得好吗？
3. 晚上好。我是今晚当班的护士，您有什么事可以呼我。

（三）询问语

询问语用于询问患者及家属，有何需求，以便提供及时的帮助。例如：

1. 请问您有什么事？
2. 请问您要挂哪个科？
3. 对不起，您找的人不在，需要我转告吗？
4. 您是来输液的吗？

笔记栏

（四）提示语

及时提醒、告知患者和家属下一步的检查、治疗方案、手术进展、检查时间、注意事项等，提供便捷、有效的服务。例如：

1. 您要找的 ×× 科在 ×× 楼 ×× 号，请这边走。
2. 请您穿好衣服，小心着凉。
3. 我们先抢救患者，请您到 ×× 处补挂急诊号。
4. ×× 先生，您亲人的手术正在进行，是阑尾切除术，请不要担心。
5. 您好，为了您和其他患者的健康，请不要在病房内吸烟。
6. 您需要一个清洁、安静、舒适的环境，请不要一次来这么多人看望。
7. 个人物品请妥善保管，贵重财物请您随身携带或寄存。

（五）鼓励与赞美语

鼓励或赞美，可帮助患者调整心态，使他处于接受治疗护理的最佳身心状态，帮助患者树立战胜疾病的信心。例如：

1. 您真勇敢！
2. 您恢复得真好！
3. 您配合得太好了！
4. 太愉快了，和您说话的感觉真好。
5. 我很欣赏您能勇敢地把心里的话说出来。

（六）祝贺语

用于对患者治疗、手术成功等的祝贺。例如：

1. 祝贺您手术成功！
2. 恭喜您添了一个健康漂亮的宝宝！

（七）安慰语

用于患者及家属情绪不稳定、病情变化、遇到困难等情况。例如：

1. 您要找 ×× 科，别着急，我带您去。
2. 请放心，医师对您的疾病治疗会进行认真研究，确定最佳的治疗方案。
3. 您的困难，我一定会尽力解决，请放心。
4. 您不要为生病烦恼、着急，我们会尽全力帮助您的，您安心养病吧，争取早日康复。
5. 请您不要着急，用药后有一个过程才会有效果，希望您要有信心。

笔记栏

6. ××先生，冷静一点，您的心情我们都能理解，过度的伤心对身体不好，还请您节哀，保重自己。

（八）致谢语

在治疗护理过程中得到患者支持、配合要致谢。例如：

1. 治疗结束了，谢谢您的配合！
2. 谢谢您提出意见。
3. 感谢您对我们的理解和支持。

（九）致歉语

由于工作条件有限或工作疏忽未能满足患者需要或给患者带来麻烦时要致歉，要询问患者或要求患者配合时也要先致歉。例如：

1. 对不起，给您增加痛苦了，我另请一位有经验的护士来为您注射。
2. 很抱歉，我下次一定注意。
3. 您反映的情况暂时不能解决，请您原谅。
4. 对不起，这是我们工作中的不足，今后我们一定改正。

（十）送别语

用于患者出院时。例如：

1. 您的病治好了，今天要出院了，真为您高兴，请多保重。
2. ××女士，您多保重啊，再见！

二、护理服务忌语

1. 我们的规定就是这样的。
2. 不可能……
3. 我们从不这样做……
4. 我们不必如此……
5. 我们就是这样做的。
6. 我们已经尽力了。
7. 这不是我们的工作。
8. 你到底想要什么？
9. 你应该（必须）……
10. 那是你的错。

笔记栏

11. 这已经是最好的了。
12. 等着吧，现在正忙着呢。
13. 没看我正忙着吗，着什么急。
14. 这可得付钱。
15. 上面写着呢，不识字吗？

三、开门、关门礼仪

进入病房前，要轻声敲门三下，最好在得到允许后或等待2～3秒后，轻轻推开门，进门后随即将门轻轻关上，不可使劲关门，更不能使门发出大的声响。如陪伴来访者时，如果是外开型的门，应把门向自己的方向拉开，请来访者先进，如果是内开型的门，应把门推开，自己先进，并扶住门，用手指指引来访者进入，一般站在哪侧则使用哪侧的手做手势。

四、交接班礼仪

（一）上岗前

提前15分钟到岗，按着装要求更换衣裤、鞋袜，仪表仪容规范，着淡妆，面带微笑。

（二）交接时

问候对方，“××老师，你好！辛苦了！我来接班了”。交接时，交班者在前，接班者在后，按开、关门礼仪进病房，接班问候患者，自我介绍，如“大家好！我是×××，现在进行交接班啦”、“接下来由我值班，有事请找我”。晨、午间集体交接班时，由责任护士问候患者，其他人员点头微笑致意。出病房时，按关门礼仪关门。

（三）交接后

交接完毕，双方再次确认相关信息并道别，如“我已经全部交完了，你还有什么不清楚的吗？”、“你忙吧，再见”。

五、查房礼仪

查房前应向患者或家属做好解释，取得患者的配合。查房时物品准备齐全，查

笔记栏

房人员站立位置正确，即病床右侧：从床头依次为主查人（便于检查患者）、护士长（推车放于身边）；病床左侧：从床头依次为责任护士（便于配合）、护理部领导，其余护士按职称依次排列站立左侧及床尾。查房过程中体现人性化关怀，双手清洁、温暖，注意保暖，尽可能减少暴露，保护患者隐私。

六、护理操作礼仪

（一）操作前

1. 着装礼仪　在进行护理操作前，着装要规范，衣帽整洁，大小合适，着淡妆。行走时动作轻快敏捷，推治疗车（或端治疗盘）动作要规范美观，符合礼仪要求，进出病房按开、关门礼仪执行。

2. 礼貌用语　操作前应先问候患者和家属，并确认身份，自我介绍，解释操作的目的和意义，尊重患者，取得患者的配合。

（二）操作中

1. 操作礼仪

（1）双手清洁、温暖。

（2）技术娴熟，动作轻柔、优美，操作尽可能一次成功，减少患者痛苦。

（3）注意保暖，尽可能减少暴露，保护患者隐私。

（4）随时关注患者的感受，耐心指导患者配合操作。

2. 人文关怀　操作中护士要以亲切的态度、温和的语言、友善的表情、得体的举止等传递对患者的关怀。治疗操作的同时注意与患者的沟通，解释操作的方法和意义，询问患者的感受，随时为患者解除困难和疑惑，并适时给予安慰。消除患者对治疗操作的恐惧和神秘感。

（三）操作后

1. 礼仪修养　当患者配合护士完成工作后，护士应当对患者的合作表示感谢，应该把患者的配合理解为对护理工作的支持，是对护士的理解和尊重，同时也让患者知道，他们的配合更有利于自身健康的恢复。向患者致谢也是护士良好的礼仪修养和高尚职业道德的具体体现。

2. 嘱咐用语　操作后要根据病情给予亲切的嘱咐和安慰。嘱咐是指操作后再次进行核对，询问患者的感觉，观察了解预期效果，交代相关注意事项等，安慰则是对治疗操作给患者带来的不适和顾虑给予安慰。

笔记栏

附录四

护患沟通实例分析

案例 4-1　医护之间的冲突

【案例资料】

某心血管内科病房，10 床患者，张女士，是一个心肌梗死患者。由于受到刺激，心肌梗死再次发作，非常危险。医生已经修改了治疗方案，必须尽快执行医嘱。这时责任护士小王却找不到 10 床患者张女士的病历本了，她很着急，当她经过医生值班室时，发现实习医生小杨正拿着一个病历本，往本子上抄写着什么。小王护士走过去一看，正是要找的张女士的病历本。她很生气地对小张说："原来 10 床的病历本在你这里，快给我，我要马上去处理医嘱。"小杨医生却说："等一会儿，这个病例比较典型，我要抄点资料作为学习参考。"

小王护士："现在是我们处理医嘱的时间，你怎么可以随便把病历本拿走呢？快给我！"（边说边抢病历本）

小杨医生："你别动！我就要抄完了。"（用手紧紧捂着病历本不让拿走）

小王护士："你抄录病例资料根本不用着急，我们处理医嘱才是最要紧的事。快给我！"（抢过病历本就走）

【案例分析】

小王护士与实习医生小杨之间发生了冲突。

要处理这次冲突，需要护士小王和医生小杨双方的互相理解。作为责任护士，首先要调适自己的情绪，冷静地想到小张作为实习医生，拿走病历抄录病情资料，是为了自己的学习，并不是有意要影响护士的工作，只是对护士的工作程序不了解，应该予以谅解。只要告知小杨急于拿到病历本的原因，小杨一定会马上交还病历本，并表示歉意的，双方就不会发生这次冲突。

案例 4–2 迟到的解释

【案例资料】

患者陈某，因车祸致颅脑外伤，现是术后第五天，仍昏迷不醒，病情危重，他的儿子一直陪伴在身边。当液体快输完时，陈某的儿子来到护士办公室对护士说："液体快输完了。"

值班护士立即起身准备去换液体。因为陈某接下来的液体中要加入先锋霉素，所以她没有马上去病房，而是先到治疗室去配制药液。这时陈某的儿子又一次来到办公室，很不耐烦地提高嗓门说："怎么搞的，等了那么长时间还不来换液体？患者的病情这么严重，我们都急坏了，你们倒好，总是慢吞吞的不着急！"

护士："我正在给液体瓶里加先锋霉素，要加好了药才能来换瓶。你吵什么？我又没有闲着。"

【案例分析】

在本案例中，患者亲属与护士发生了冲突。

引起冲突有两个原因：一是患者亲属不了解护士的工作程序，这是产生争执的重要原因；二是护士考虑不周，如果护士预先考虑到该患者要换液体瓶，提前把药液配制好，一旦患者需要，马上换瓶，就不会发生这场争执。

患者病情严重，亲属因担忧而产生了急躁情绪，此时护士更要注意冷静地处理问题。要理解患者亲属当时的处境和心情，调整好自己的情绪，心平气和地解释耽搁时间的原因，取得患者亲属的理解，这样才能化解冲突。

案例 4–3 真心地理解他人

【案例资料】

一天上午，外科病房护士小赵发现一病室内的床旁呼叫器都坏了，即打电话通知后勤科，要求派人来修理。这时后勤科唯一的电工小郑恰好去B超室检修电路了，忙了好一阵子才忙完。由于病室呼叫器坏了，患者意见比较大。

电工小郑修好了B超室的电路，急忙赶到外科。当小郑见到护士小赵时，小赵生气地对小郑说："刚上班就通知你们来修呼叫器，怎么过了这么久才来？现在患者都有意见了，你自己去跟患者解释清楚。"电工小郑委屈地嚷道："你以为我去玩了，怎么这么凶！"

【案例分析】

在本案例中，护士与后勤人员发生了关系冲突。

笔记栏

护士小赵在没弄清楚电工小郑并不是故意拖延时间，而是正在其他部门紧张工作的情况下，一味地指责他，这是不对的。

如果护士小赵能暂时避开患者的意见，以平缓的态度平等地与电工交换意见，并说一声："您辛苦了！谢谢您能尽快赶来为我们修理呼叫器。"然后再与电工小郑一道去病房向患者解释，取得患者的理解，同时协助电工修好呼叫器，就不会出现这场冲突，也能及时消除患者的意见。

案例 4–4　细心的观察

【案例资料】

外科护士小林在为一名严重烧伤患者插鼻导管时，发现患者双眉紧锁，表情痛苦，头偏向外侧，拒绝给氧，于是及时报告医生，经检查发现患者有呼吸道烧伤，因鼻导管刺激鼻黏膜，感到不适与疼痛，通过面部表情表现出来了。

【案例分析】

在临床护理中，护士可通过观察患者的表情、动作、手势等了解患者的心理需求及病情变化。在本案例中，由于护士的细心，通过观察患者的面部表情，及时明确了诊断，使患者得到及时的治疗，避免了病情的延误。

案例 4–5　与听力障碍患者的沟通

【案例资料】

患者庄某，75 岁，被诊断为肺源性心脏病，已住院多日。庄某耳朵背，说话唠叨，今天护士小李来为他抽血。

庄某大声说："是小李啊，你说我这病到底能不能好哇？我都住院这么多天了，怎么这病就不见好呢？是不是……"

没等庄某说完，小李就说："啥是不是的，你这病是慢性病，你年龄又那么大，能那么快就好吗？"

庄某瞪大了眼睛："你说什么？你的意思是我的病治不好了？"

护士小李（低着头开始操作）："跟你说你也不懂，你的病又不是一天两天了，哪能说好就好。"

患者："连你都这么说，看来我的病是治不好了！我也没必要抽血……"（说着往外抽手，拒绝抽血检查）

护士小李："哎哎，你别动，你这人怎么这样！"

庄某生气地说："你哪像个护士，都不让人说话，你快走！我不想见到你！不用你给我抽血！"

护士小李："哼，走就走，没见过你这样的患者啰哩啰嗦，还说别人的不是。"

笔记栏

【案例分析】

面对年龄比较大、耳朵背、说话絮絮叨叨的患者庄某，护士小李表现出了不耐烦的态度，曾多次没有礼貌地打断庄某的话，而且低着头操作，没有礼貌用语，表现了对患者的不尊重。同时对其病情过早地进行个人判断、匆忙地做出结论，没有认识到自己的话在患者心目中的重要性，忽略了患者的需求，导致庄某极不满意，最终护患交谈不欢而散。

案例 4-6 “幸运”的患者

【案例资料】

业务员许先生，45 岁。因生意的需要于今日来到某市准备晚上签合同，今天有空他顺便到市郊一个风景点游玩，不慎从一个比较偏僻的山坡上滑下来，导致右脚严重扭伤，头部和其他部位还有多处擦伤和青肿，眼镜被摔得粉碎。被送到医院紧急处理后，医生为了防止发生意外，嘱其留院观察。考虑到晚上还要签合同，许先生不同意住院，为了安全起见，医生还是让护士送他到病房住下。一到病房，许先生将包往床上一扔，怒气冲冲地说：“喂！护士同志，我晚上还要签合同，我不要住院！我的眼镜摔破了，我什么都看不清，手机也坏了，真是倒霉透了，我的头好痛！你们这种医院住院有用吗？我要马上离开这个倒霉的地方！”

护士：“你嚷什么？自己贪玩摔伤了能怪谁？你能及时被人送到这里治疗，算是幸运。我们医院的条件算是不错的了，要你在这里观察两天，完全是为你好，你还乱发脾气，真是不知好歹。”说完，转身走了。

【案例分析】

在本案例中，护士过分计较患者的态度和语言方式，并明确地加以指责。患者已经遭受不幸了，护士还要说他“幸运”，表现了护士对患者缺乏应有的同情和理解。患者当时最难过并感到内疚的，应该是因游玩摔伤耽误公事，而护士偏要揭他这个伤疤，这是很伤人自尊的，同时显示出护士的尖刻和缺乏教养。这种不负责任刻薄的态度，只会引起患者更强烈的反感和对抗，后果严重。

对于这种情况，护士首先要移情地理解患者当时的处境和心情，调整好自己的情绪，并设法满足患者的迫切需求，对患者给予同情和安慰，这样消除许先生的对抗情绪并不难。

案例 4-7 尊重个人的价值观念

【案例资料】

笔记栏

一位来华访问的美国学者，因肺部感染住院，住院后给予静脉输液抗炎治疗。

在输液期间患者需要排尿，由于患者不习惯床上排尿，在自行带着输液瓶入厕而不方便的情况下，护士提供了一次帮助，可随后几次她却谢绝了护士的帮助。

【案例分析】

在本案例中，患者是一位美国人，由于东西方价值观念的不同，美国人不像中国人把扶人上车或得到别人的协助视为美德，反倒认为那样会给自己带来不快，伤害了他们要独立的自尊心，妨碍了他们要独立的愿望。这位患者病情比较严重，而且还在输液期间，不便入厕排尿，仍表示出很强的自我意识，不愿依赖他人，她认为自己能行。护士针对这种情况，可以加强巡视，善于主动观察和尽早发现问题，从而保证护理质量。

案例 4-8　无声胜有声

【案例资料】

患者罗女士，51 岁，因急性上呼吸道感染收入呼吸内科病区。在此之前，护士小徐已接到住院处的电话通知，提前为患者准备好了病床。当患者罗女士由其丈夫搀扶着走进病房时，正在整理护理文件的护士小徐便微笑着站起身迎上前说："您好，我是护士小徐。您是罗 ×× 吧？我已为您准备好了病床，请您跟我到病房。"说着接过入院病历，搀扶罗女士来到病床旁，帮助她躺下后并为她盖好被子。罗女士微笑地看着小徐，感激地说："谢谢你！"小徐微笑着摇摇头，俯下身用手轻轻抚摸了一下罗女士的额头，关切地说："您有些发热，先喝点水，我马上通知您的主治医生来给你做体格检查。"说着接过罗女士丈夫带来的杯子，为她倒了一杯温开水，并向患者简单地介绍了病区的基本情况后离开了病室。

请问：护士小徐在接待患者的过程中应用的哪些非语言沟通方式？

【案例分析】

护士小李在接待患者的过程中应用的非语言沟通方式有：

1. 提前为患者准备好了病床。
2. 微笑着站起身迎上前。
3. 搀扶患者来到病床旁。
4. 帮助患者躺下后并为患者盖好被子。
5. 微笑着摇摇头，俯下身用手轻轻抚摸了一下患者的额头，关切地说。
6. 为患者倒了一杯温开水。

笔记栏

附录五

护理专业团队设计性实训项目

护理专业团队设计性实训项目一

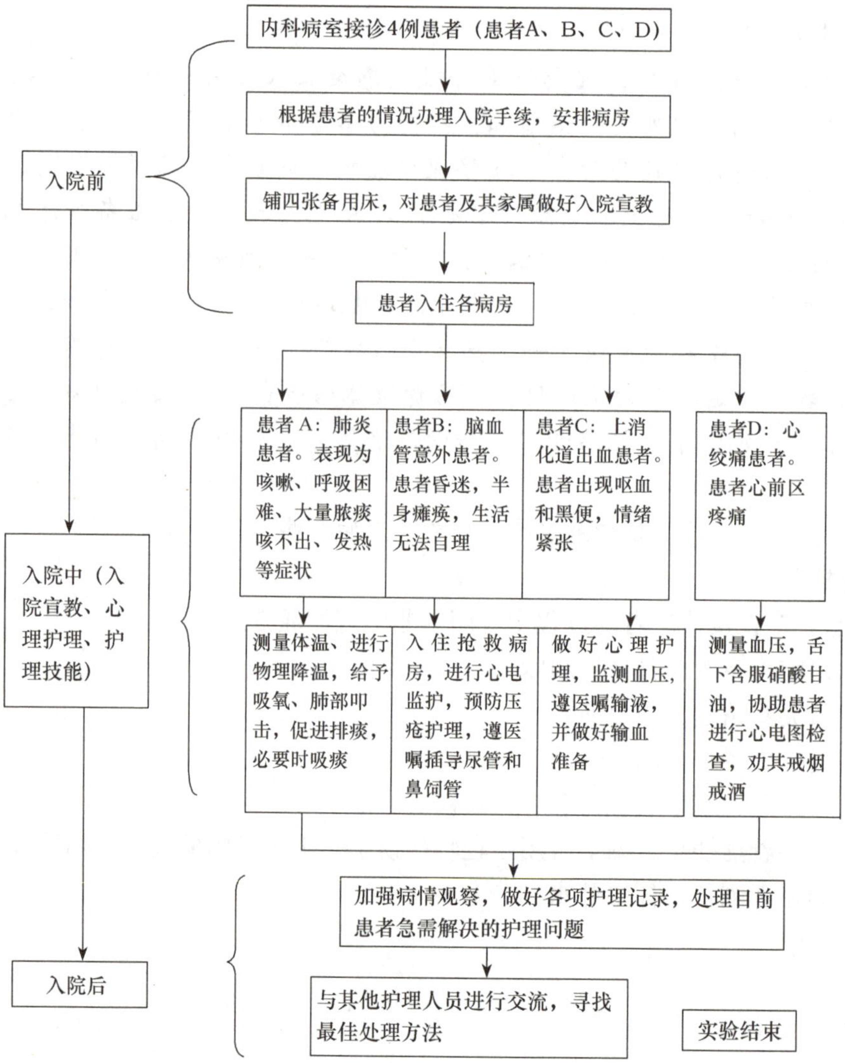

笔记栏

护理专业团队设计性实训项目二

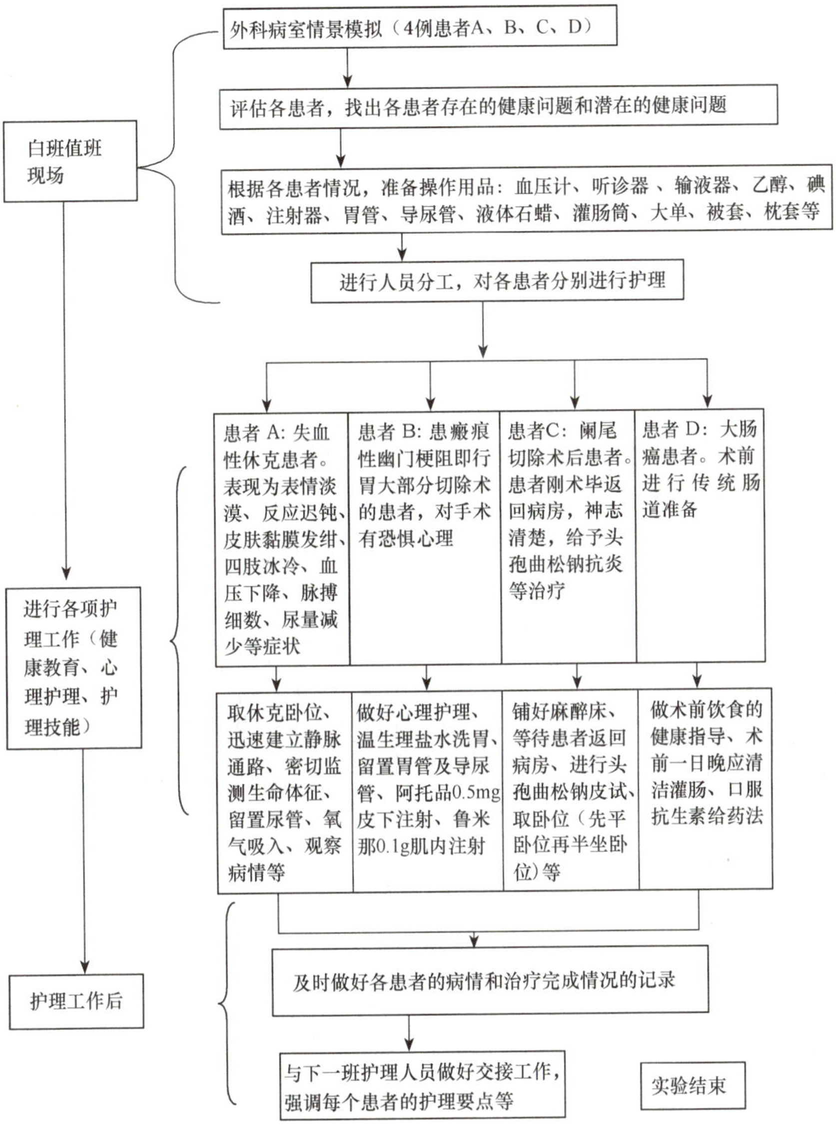

笔 记 栏

护理专业团队设计性实训项目三

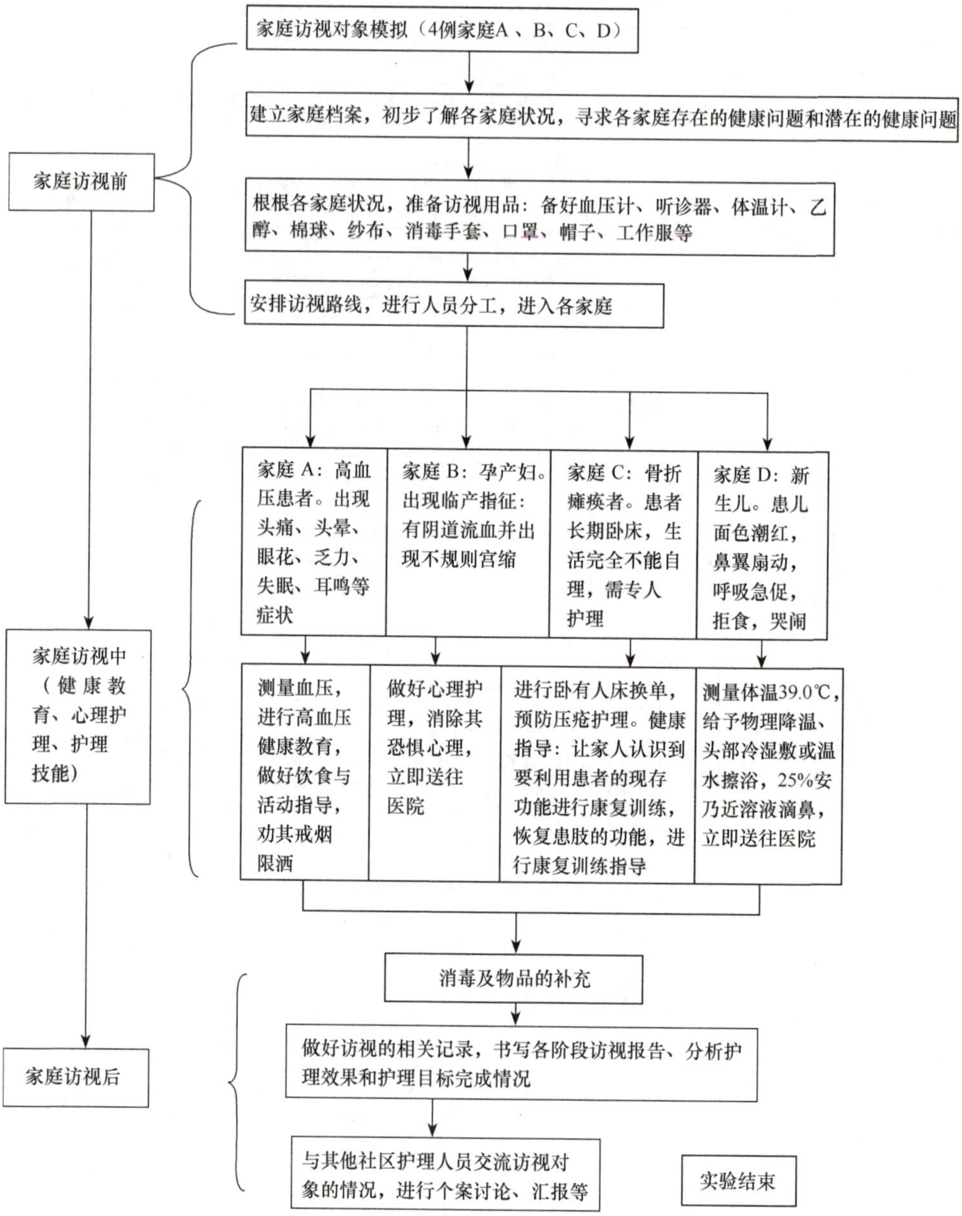